Ostéopathie viscérale

Principes et techniques

Chez le même éditeur

Camirand N., *Dysfonctions glandulaires et nerveuses.*
Hebgen E., Richter P., *Points gâchettes et chaînes fonctionnelles en ostéopathie et en thérapie manuelle.*
Heimann D., *Guide de thérapie manuelle.*
Huteau B., Le Bourdais F., Usureau O., *Diagnostic ostéopathique* :
- *tome 1 : Rachis et squelette appendiculaire* ;
- *tome 2 : Crâne.*

Collection « Cahiers d'ostéopathie »
Chantepie A., Pérot J.-F., Toussirot Ph.
- *n° 1 : Concept ostéopathique de la posture* ;
- *n° 2 : Ostéopathie clinique et pratique,* 2e édition ;
- *n° 3 : Ostéopathie du sport* ;
- *n° 4 : Techniques myotensives rachidiennes* ;
- *n° 5 : Techniques structurelles rachidiennes* ;
- *n° 6 : Traitement ostéopathique des lombosciatalgies* ;
- *n° 7 : Traitement ostéopathique des céphalées et migraines* ;
- *n° 8 : Le diagnostic ostéopathique différentiel dans les situations d'urgence.*

Collection « Checklist en ostéopathie »
Liem T., *Ostéopathie crânienne.*
Hebgen E., *Ostéopathie viscérale.*

Kapandji A.I., *Anatomie fonctionnelle* :
- *tome 1 : Membre supérieur,* 6e édition ;
- *tome 2 : Membre inférieur,* 6e édition ;
- *tome 3 : Tête et rachis,* 6e édition.

Ostéopathie viscérale

Principes et techniques

Eric HEBGEN

Traduit de la 2e édition corrigée allemande
par Manuel Boghossian

3e tirage

MALOINE
2011

À mes fils – Joshua et Joel

L'auteur

Eric Hebgen D.O. M.R.O., né en 1966.

1987-1990 Études de médecine humaine (1er examen d'État), à Bonn.
1990-1992 Formation en gymnastique médicale à l'École Eva Hüser de Bad Rothenfeld, en Basse-Saxe.
1995-2000 Formation en ostéopathie à l'Institut d'ostéopathie appliquée (Institut für angewandte Osteopathie – IFAO) de Düsseldorf.
2000-2001 Thèse d'ostéopathie sanctionnée en septembre 2001 par le titre de DO.
2002 Diplôme de praticien de santé.

Activité professionnelle :

1992-1993 Exerce à l'hôpital Saint-Joseph de Coblence.
1993-1997 Enseigne à l'École de kinésithérapie de l'hôpital Saint-Joseph.
1993-2000 Possède son propre cabinet de gymnastique médicale à Dierdorf, en Rhénanie-Palatinat (formation continue en thérapie manuelle après obtention du diplôme de la Société allemande de médecine manuelle [Deutsche Gesellschaft für Manuelle Medizine – DGMM], applique la méthode Brügger selon le concept de Murnau).

Exerce depuis 2000 à Königswinter-Vinxel, près de Bonn, et enseigne l'ostéopathie viscérale à l'Institut d'ostéopathie appliquée (IFAO) de Düsseldorf, Leipzig, Wittlich, Berlin et Mutterstadt.

Crédits

Schémas des pages 20 et 21 : d'après K. G. Weber, M. Wiese : *Lehrbuch der Ortho-Bionomy.* Sonntag Verlag, Stuttgart, 2001.

Pour l'édition originale allemande parue sous le titre : *Viszeralosteopathie – Grundlagen und Techniken* © 2005 Hippokrates Verlag in MVS Medizinverlage GmbH & Co. KG, Stuttgart, Allemagne. ISBN 3-8304-5317-5

Pour l'édition française :
© 2005, Éditions Maloine, 23, rue de l'École-de-Médecine, 75006 Paris – France.
Dépôt légal : décembre 2005
ISBN 978 2 224 02897 8
Photocomposition : **SCM**, Toulouse
Secrétaire d'édition : Laetitia Herin

Imprimé en Slovénie

Table des matières

Liste des abréviations

a.	=	artère
aa.	=	artères
AINS	=	anti-inflammatoires non stéroïdiens
ARR	=	arrière
art.	=	articulation
AV	=	avant
C	=	vertèbre cervicale
D	=	duodénum
DD	=	dedans
DH	=	dehors
dr.	=	droit
EIAS	=	épine iliaque antéro-supérieure
EIC	=	espace intercostal
g.	=	gauche
inf.	=	inférieur
L	=	vertèbre lombaire
lat.	=	latéral
lig.	=	ligament
ligg.	=	ligaments
m.	=	muscle
mm.	=	muscles
n.	=	nerf
nn.	=	nerfs
pl.	=	plexus
sup.	=	supérieur
T	=	vertèbre thoracique
Th.	=	segment thoracique
v.	=	veine
VS	=	vitesse de sédimentation
vv.	=	veines

Avant-propos

Lorsqu'un professeur souhaite offrir à ses étudiants un enseignement de qualité, il se doit de leur présenter le sujet abordé – en l'occurrence l'ostéopathie viscérale – sous le plus grand nombre de facettes possibles. Cela l'oblige à consulter différentes sources, après quoi il sélectionne, sur la base de son expérience et de ses préférences personnelles, celles qui présentent le plus grand intérêt du point de vue de la pratique. Aussi, au fil du temps, ai-je amassé une grande quantité de matériau exploitable qu'il m'a fallu classer et structurer. Le présent ouvrage est le résultat de ce travail. Mon but n'étant pas de réinventer la roue, mais de contribuer à la faire tourner, je me suis efforcé de livrer un tableau synoptique de quatre grands concepts thérapeutiques propres à l'ostéopathie viscérale.

Mentionnons tout d'abord le concept de Jean-Pierre Barral, qui constitue certainement l'approche viscéro-ostéopathique actuellement la plus courante en Europe. Cet auteur envisage les organes comme formant entre eux des articulations viscérales, comparables à des articulations squelettiques, avec deux membres, des surfaces de glissement et des axes et plans de mouvement définis. Cette conception permet au thérapeute d'aborder aisément et de manière structurée le traitement des organes internes.

Finet et *Williame* ont mis au point une méthode originale de traitement viscéral. Je me suis borné ici à présenter les dysfonctions en expiration car, le diaphragme étant à mon avis le principal moteur du mouvement des organes, la dysfonction en expiration, du fait de l'implication du mouvement diaphragmatique, est la plus propre à rendre compte de ce rôle prépondérant.

Dans l'approche viscérale américaine, très inspirée des travaux de A. T. Still, la problématique de la circulation se trouve au centre de la thérapeutique, le but étant d'influer sur la fonction et la structure de l'organe perturbé par l'intermédiaire de ses structures circulatoires – système vasculaire sanguin, système lymphatique et système nerveux autonome.

Kuchera et *Kuchera* ont proposé des éléments de réponse en partant de la notion de cercle fonctionnel et en définissant plusieurs grandes catégories, telles que dysfonction abdominale haute ou dysfonction abdominale basse. J'ai essayé de transposer ce mode de traitement aux organes pris séparément de manière à pouvoir reprendre systématiquement dans chaque chapitre les quatre concepts présentés ici.

J'ai toutefois tenu compte du fait que les structures circulatoires de l'abdomen sont disposées de telle façon qu'il est impossible d'influer sur un seul organe à la fois : le tronc cœliaque alimente en effet en sang artériel l'ensemble des organes de la partie supérieure de l'abdomen, dont l'innervation végétative est assurée par le plexus solaire. Il m'a néanmoins paru justifié d'évoquer dans chaque chapitre, et quel que soit l'organe concerné, cette méthode thérapeutique issue de la théorie des cercles fonctionnels.

Ce parti pris facilite à mon sens la compréhension de la méthode, après quoi l'ostéopathe, à mesure qu'il acquiert de l'expérience, pourra se détacher des schémas préconçus.

Les points réflexes selon *Chapman*, quatrième concept thérapeutique, viennent compléter les techniques viscérales. Ils constituent d'une part un outil diagnostique précieux et permettent, d'autre part, un traitement supplémentaire et différent des organes internes.

La description que je propose ici des techniques reflète mon expérience personnelle. Il me semble très important de souligner que ce qui compte dans une technique n'est pas tant la manœuvre employée que le but recherché. Se tenir coûte que coûte à une manœuvre déterminée me semble trop dogmatique, avec le risque de stagnation que cela représente. De fait, je plaide pour plus de créativité afin que l'ostéopathie reste en continuelle évolution.

Au cours de mes années d'enseignement à l'Institut d'ostéopathie appliquée j'ai été frappé de l'absence quasi-générale, dans les manuels d'ostéopathie viscérale disponibles, de descriptions théoriques dignes de ce nom, notamment anatomiques et topographiques, pourtant primordiales pour l'application des techniques décrites. En cas d'incertitude, il fallait jusqu'à maintenant rechercher l'information voulue dans différents ouvrages spécialisés.

Aussi, sans prétendre à l'exhaustivité, je me suis proposé de présenter dans cet ouvrage l'anatomie macroscopique et la topographie de chacun des organes abordés, et cela toujours dans l'optique ostéopathique.

C'est également le principe que j'ai choisi de suivre pour l'exposé physiologique. Il y aurait bien sûr beaucoup d'autres choses à dire à ce sujet concernant chacun des organes, mais les connaissances de bases proposées ici me semblent suffisantes pour l'exercice quotidien.

La rubrique *Pathologie*, que l'on retrouvera dans chaque chapitre, nécessite quelque explication. La description des différentes affections est très succincte car il s'agit simplement d'aider le thérapeute à identifier les symptômes qui peuvent laisser suspecter des maladies ne répondant pas au traitement ostéopathique. Connaître ses propres limites et ne pas chercher à les dépasser étant l'un des premiers devoirs du thérapeute, il est indispensable de travailler en étroite collaboration avec les médecins.

Pour finir, je tiens à exprimer toute ma gratitude aux amis et collègues qui, par leur influence, leur soutien et leurs conseils, ont contribué à la genèse de cet ouvrage :

Je remercie tout d'abord les ostéopathes Werner Langer, Philippe Richter, Josef Potaznik et Philippe Misslin pour avoir su éveiller en moi un intérêt indéfectible pour leur discipline et de qui j'ai beaucoup appris.

Je remercie également du fond du cœur mes chers collègues Jutta Martin et Dieter Burkhardt pour l'aide précieuse qu'ils m'ont apportée dans l'établissement de cette édition.

Merci enfin à ma femme et à mes enfants pour la patience dont ils ont fait preuve une année durant, absorbé que j'étais dans mes travaux.

Vinxel, octobre 2003
Eric Hebgen D.O. M.R.O

Préface

En 150 ans d'histoire ostéopathique, de multiples approches ont été proposées.
Andrew Taylor Still, le fondateur de l'ostéopathie, était très en avance sur son temps. Certaines des pensées qu'il a formulées n'ont rien perdu de leur pertinence, que ce soit du point de vue de l'ostéopathie ou de celui de la médecine de manière générale. Soucieux de mettre en garde les médecins contre une spécialisation et une mécanisation par trop radicales, il se fit le héraut d'une conception holistique et individuelle de la médecine.
Il était selon lui crucial que le patient reste au centre de la pratique. Pour lui, l'idéal médical était de tout faire pour activer les forces autorégulatrices de l'organisme. Dans cette optique, on ne doit recourir à l'allopathie que lorsque les limites de l'autorégulation sont atteintes. Le mouvement, au sens le plus large, était selon lui le principal critère permettant de juger du bon fonctionnement de l'organisme humain.
Eric Hebgen, auteur du présent ouvrage, et son maître Josi Potaznik ont parfaitement compris ce credo. Étant donné la multiplicité des sources de stimulations et d'irritations auxquelles l'homme moderne est continuellement exposé, on comprend pourquoi la place accordée au patient par l'ostéopathie suscite un intérêt grandissant. L'approche viscérale est à ce titre particulièrement intéressante. Aussi, la nécessité d'écrire ce livre s'est-elle imposée tout naturellement à son auteur. Eric Hebgen, qui s'est beaucoup penché sur la littérature, livre ici une vue d'ensemble des travaux accomplis par ses prédécesseurs. Ce manuel doit beaucoup à l'enseignement de Josi Potaznik, docteur en ostéopathie, qui a longtemps œuvré au développement de l'École viscérale au sein de l'Institut d'ostéopathie appliquée.
Cet ouvrage n'est pas seulement un traité général d'ostéopathie viscérale, mais aussi un guide et un manuel d'apprentissage décrivant les organes du point de vue ostéopathique dans leurs mouvements physiologiques, définissant les troubles du mouvement et présentant les conséquences pathologiques de ceux-ci.

Werner Langer D.O.
Institut d'ostéopathie appliquée

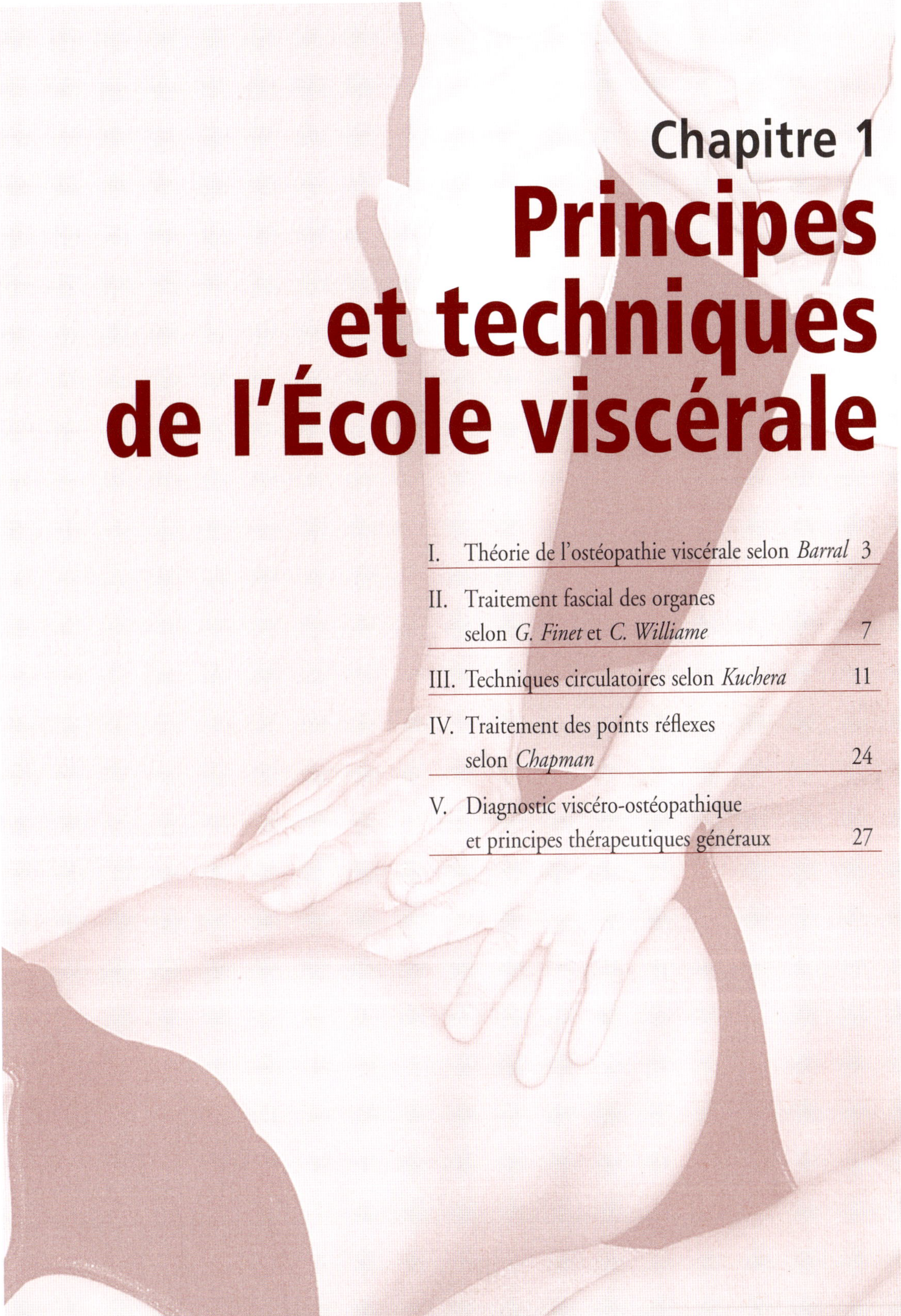

Chapitre 1
Principes et techniques de l'École viscérale

I. Théorie de l'ostéopathie viscérale selon *Barral*

La physiologie des mouvements organiques

On distingue pour les organes internes trois types de mouvements : la motricité, la mobilité et la motilité.

Motricité

On entend par motricité le déplacement passif des organes sous l'action des mouvements volontaires de l'appareil locomoteur.

Lorsqu'on incline le buste vers la droite, les organes abdominaux sont comprimés du côté droit, tandis que, du côté gauche, la paroi du tronc s'étire, une traction s'exerce sur les moyens de fixité et l'espace disponible s'agrandit.

Si l'on incline le buste vers l'avant, les organes intra-péritonéaux se déportent vers l'avant en raison de la force de gravité et de leur importante capacité de mouvement.

En cas de position assise prolongée, on observe une compression de l'intestin grêle et du côlon s'accompagnant d'une diminution du péristaltisme. L'élévation des deux bras en flexion dorsale maximale provoque l'extension de la colonne thoracique et le passage des côtes en position inspiratoire. Comme la plèvre pariétale suit ce mouvement du thorax et que l'expansion des poumons est liée au mouvement de la cage thoracique, ce mouvement volontaire entraîne une augmentation du volume pulmonaire sans qu'aucun travail respiratoire supplémentaire ne soit nécessaire.

Mobilité

En ostéopathie viscérale, on entend par mobilité le mouvement entre deux organes ou entre un organe et la paroi du tronc, le diaphragme ou autre structure appartenant au système musculo-squelettal.
Ce mouvement est créé par la motricité ou différents « automatismes ».
On entend par automatisme un mouvement involontaire de la musculature striée ou lisse. On peut en outre faire la distinction entre les automatismes qui se produisent de manière ininterrompue et les mouvements organiques qui présentent un caractère périodique.
Les automatismes comprennent notamment :

Le mouvement respiratoire diaphragmatique
À raison de 12-14 cycles respiratoires par minute en moyenne, le diaphragme se contracte environ 20 000 fois par jour. Il se comporte en cela comme un piston qui va et vient à l'intérieur d'un cylindre. Lors de l'inspiration, le diaphragme s'abaisse – le volume thoracique augmente et les organes abdominaux sont poussés vers le bas. Du fait de l'extensibilité de la paroi musculaire abdominale, les organes abdominaux peuvent se déporter vers l'avant, si bien que le volume de l'abdomen ne varie quasiment pas sur l'inspiration.
Lors de l'inspiration, on observe le phénomène inverse.

L'action cardiaque
À raison de 70 battements par minute en moyenne, le cœur se contracte environ 100 000 fois par jour. Ces actions agissent comme des

vibrations sur les organes médiastinaux et, via le diaphragme, également sur les organes abdominaux.

Le péristaltisme des organes creux du tractus gastro-intestinal

Motilité

La motilité se définit comme un mouvement organique intrinsèque à fréquence lente et de faible amplitude.
Perceptible par le thérapeute bien formé, elle est l'expression des mouvements des tissus organiques. Durant le développement embryonnaire, les organes en devenir accomplissent des mouvements de croissance ou des migrations dont le trajet reste inscrit dans chacune des cellules organiques et forment comme une sorte de mémoire. La motilité est une répétition rythmique de ces mouvements embryonnaires, oscillant entre le lieu d'origine et la position postnatale secondaire.
Bien que la fréquence ne soit pas la même, un lien avec le rythme cranio-sacré n'est pas à exclure.
On distingue une phase d'expir, c'est-à-dire un mouvement du dehors vers la ligne médiane, et une phase d'inspir, c'est-à-dire le mouvement inverse, de la ligne médiane vers le dehors. La fréquence est de 7 ou 8 cycles par minute. Chaque cycle se compose d'une phase d'expir et d'une phase d'inspir.

L'articulation viscérale

Motricité, automatismes et mobilité provoquent des changements dans les rapports topographiques des organes. Ce mouvement se produit selon un axe et une amplitude définis.
Les organes ayant un rapport structurel entre eux se comportent à cet égard comme les articulations de l'appareil locomoteur.
L'articulation viscérale se compose de deux parties, soit deux organes (foie-rein), soit un organe et une paroi musculaire (foie – diaphragme).
Chacune des deux parties de l'articulation possède une surface articulaire, séparées l'une de l'autre par un interligne capillaire. Les surfaces articulaires sont lisses et souvent recouvertes d'un film liquide. Les membranes séreuses, plèvre, péritoine, péricarde et méninges/gaines nerveuses périphériques, constituent la majorité des surfaces articulaires.
Les deux parties de l'articulation sont fixées l'une à l'autre : chaque organe possède une série de moyens d'union qui déterminent en partie l'axe du mouvement.

Système du double feuillet

Partout où l'on trouve le film liquide (péritoine, plèvre, péricarde), les deux organes articulés sont à la fois séparés et réunis par ce liquide. Ils se comportent comme deux plaques de verre entre lesquelles se serait glissée une goutte d'eau : elles glissent l'une contre l'autre, mais la force d'adhérence est telle qu'il est difficile de les séparer.

Système ligamentaire

En ostéopathie viscérale, les ligaments sont des plis pleuraux ou péritonéaux qui relient un organe à la paroi du tronc ou deux organes entre eux. Généralement, aucun vaisseau sanguin n'y chemine, mais ils bénéficient d'une bonne innervation sensitive.
Ils permettent aux organes de résister à la force de gravité.

Effet turgor et pression intracavitaire

L'effet turgor ou pression intraviscérale désigne la propension d'un organe à occuper le plus de place possible. Les raisons de cette tendance sont l'élasticité, les effets vasculaires (diminution ou aug-

mentation de l'irrigation) et la présence de gaz dans les organes creux.
La pression intracavitaire est la somme de toutes les pressions intraviscérales et de la pression régnant entre les organes.
Les organes sont ainsi comprimés les uns contre les autres et fixés les uns aux autres. Il règne dans l'abdomen une surpression importante, compensée par la sous-pression régnant dans le thorax. Dans ce rapport de pression, le diaphragme constitue la frontière. Les organes qui se trouvent à proximité du diaphragme sont particulièrement soumis aux pressions. Ainsi, une hernie hiatale entraîne toujours la pénétration partielle de certains organes abdominaux dans le thorax, contre la force de gravité. Cela montre le pouvoir de ces jeux de pressions sur la fixité des organes.

Mésentères

Il s'agit de replis du péritoine dont le rôle fixateur est relativement peu important, mais dans lesquels cheminent les vaisseaux qui irriguent les organes.

Épiploons

Il s'agit de replis péritonéaux qui relient deux organes entre eux.
Leur rôle fixateur est plutôt secondaire, mais leur fonction vasculo-nerveuse n'en est que plus importante.

À noter

Les organes sont fixés par :
- le système du double feuillet ;
- le système ligamentaire ;
- l'effet turgor et la pression intracavitaire ;
- les mésentères ;
- les épiploons.

Pathologie du mouvement organique

Les organes se meuvent selon des axes déterminés et une amplitude définie.
Tout changement d'axe ou d'amplitude entraîne une déviance par rapport à la mobilité ou à la motricité physiologique.

Ces altérations sont à l'origine de :
- pathologies locales d'abord asymptomatiques, puis accompagnées de symptômes ;
- pathologies locales récidivantes ;
- pathologies qui intéressent des régions viscérales ou pariétales communiquant entre elles par des chaînes ostéopathiques topographiques, vasculaires, nerveuses ou fasciales.

On distingue principalement deux types de troubles : les troubles de la mobilité et les troubles de la motilité.

Troubles de la mobilité

Un organe perd tout ou partie de sa mobilité sous l'effet de :

Restrictions articulaires

Cette dysfonction peut conduire à des troubles de la mobilité et de la motilité. Lorsque seule la motilité est touchée, on parle d'« adhérences ». Si en revanche, les deux types de mouvements sont entravés, il est alors question de « fixations ».
En cas de fixation, il peut y avoir altération aussi bien de l'axe du mouvement que de son amplitude.

Causes :
- Infections.
- Inflammations.
- Cures chirurgicales.
- Traumatismes fermés.

Restrictions musculaires (viscéro-spasme)
Seuls les organes creux (par ex. estomac, intestin ou uretère) peuvent être atteints de viscéro-spasme. Une irritation de l'organe peut entraîner une contraction antiphysiologique des muscles lisses et provoquer, par voie de conséquence, des troubles fonctionnels.
On perçoit dans ce cas une altération de la motilité, notamment en ce qui concerne l'amplitude. Il n'y a altération de la mobilité que si les moyens d'union de l'organe se trouvent affectés par le viscéro-spasme.

Causes d'irritation :
- Inflammations.
- Défaut d'innervation végétative.
- Réactions allergiques.
- Influences psychosomatiques.

Perte d'élasticité ligamentaire (ptose)
Du fait de la perte d'élasticité des moyens conjonctifs de fixités, plusieurs organes, comme par ex. le côlon transverse, les reins ou la vessie, descendent sous l'effet de la force de gravité.
Il en découle une altération des axes et de l'amplitude des mouvements de mobilité comme des mouvements de motilité.

Causes :
- Suites de synéchies.
- Type constitutionnel asthénique.
- Anorexie ou toute autre perte rapide de poids.
- Perte d'élasticité liée à l'âge.
- Dépression avec diminution du tonus général.
- Laxité généralisée en fin de grossesse ou après l'accouchement.
- Accouchement par ventouse.
- Multiparité.

À noter
Causes des troubles de la mobilité :
- Adhérences/fixations.
- Viscéro-spasme.
- Ptose.

Troubles de la motilité

Les mouvements de motilité peuvent être entravés dans leur amplitude, celle-ci pouvant être réduite dans un seul sens ou dans les deux.
En cas de trouble, on observe également un changement de rythme :
La phase de repos entre expir et inspir peut être plus longue qu'à la normale.
Le thérapeute perçoit un mouvement arythmique.
La fréquence est réduite.

Causes :
- Perte de vitalité générale de l'organe comme signe avant-coureur d'une pathologie.
- Restriction articulaire.
- Ptose.
- Viscéro-spasme.

II. Traitement fascial des organes selon G. *Finet* et C. *Williame*

Principes

Les fascias du corps, composés de tissu conjonctif, forment un continuum. On peut bien sûr distinguer fascias superficiels, fascias moyens et fascias profonds, mais tous sont liés les uns aux autres et forment une unité aussi bien dans l'axe cranio-caudal que dans l'axe ventro-dorsal.

Si la dynamique fasciale est perturbée à un endroit donné, tous les fascias du corps finiront tôt ou tard par réagir. Il découle de cette observation que toute dysfonction touchant les couches fasciales profondes peut être perçue au niveau des tissus superficiels.

À noter
- Les fascias du corps relient les différents tissus entre eux.
- Ils réagissent aux facteurs perturbateurs de manière unitaire.
- Une traction fasciale pathologique s'exerçant sur les couches profondes peut également être perçue au niveau des tissus superficiels sous forme de troubles.

Les troubles de la dynamique fasciale peuvent être dus à :
- des synéchies (secondaires à une cure chirurgicale, à une inflammation ou à un traumatisme fermé);
- des ptoses;
- un viscéro-spasme;
- des dysfonctions squelettiques;
- des dysfonctions cranio-sacrées.

Tout trouble de la dynamique fasciale retentit sur l'innervation végétative et l'hémodynamique de l'organe.
Pour parvenir jusqu'à l'organe, les canaux de circulation perforent les fascias. Naît ainsi un cercle vicieux : lorsque le trophisme d'un organe est entravée par une perturbation fasciale, on observe au niveau de cet organe la survenue de troubles fonctionnels, auxquels les fascias réagissent à leur tour de manière anti-physiologique.
Les tractions anti-physiologiques exercées par les fascias sur les tissus gênent également la mobilité et la motilité de l'organe, ce qui peut engendrer des troubles fonctionnels ou des symptômes pariétaux.
Prenons l'exemple de synéchies dans la région de l'intestin grêle secondaires à une chirurgie abdominale : les anses grêles adhèrent à la paroi abdominale ou les unes aux autres, ce qui peut entraîner des troubles digestifs et/ou des douleurs lombaires.

À noter
Toute perturbation de la dynamique fasciale a des conséquences neurovégétatives et hémodynamiques sur différents organes, dont la mobilité et la motilité peuvent également se trouver altérées.

Principe du diagnostic

Les fascias superficiels réagissent aux dysfonctions des couches fasciales profondes par une modification des tractions exercées sur les tissus.

Le principe du diagnostic viscéral est d'évaluer l'état des organes internes en recherchant les tractions exercées par les fascias sur les tissus superficiels (test d'induction) et en étudiant les réactions neurovégétatives (test hémodynamique).
L'examen attentif des fascias superficiels de la paroi abdominale permet d'identifier l'organe perturbé.

Principe du traitement fascial des organes

Le mouvement fascial des organes abdominaux est créé par le diaphragme. Le déplacement de ces organes vers le bas lors de l'inspiration s'accompagne d'un mouvement fascial abdominal descendant. Parallèlement à ce mouvement d'ensemble, chacun des organes accomplit en outre une rotation.
Pour le traitement, le mouvement respiratoire est utilisé comme élément mobilisateur.
L'objectif de la normalisation est de rétablir la dynamique fasciale physiologique de l'organe par une mobilisation des fascias abdominaux superficiels. Le sens de la mobilisation, propre à chaque organe, sera décrit dans les chapitres afférents.

Principe des techniques utilisées pour les dysfonctions en expiration

Toutes les techniques fasciales selon Finet et Williame évoquées dans cet ouvrage servent au traitement des dysfonctions en expiration.
Le thérapeute place sa main sur la zone diagnostique de l'organe et enfonce ses doigts vers l'arrière jusqu'à ce qu'il perçoive le plan fascial.
Le bon niveau est atteint lorsque les doigts se trouvent à proximité immédiate de l'organe, sans le toucher. Pour faciliter les choses au début, rien n'empêche d'enfoncer les doigts profondément dans l'abdomen de manière à entrer en contact avec l'organe recherché, puis de diminuer ensuite légèrement la pression afin de rompre le contact.
Lors de l'inspiration, le thérapeute pousse les deux mains simultanément vers le bas et, le cas échéant, dans le sens de rotation de l'organe. Durant l'expiration, il maintient la position ainsi atteinte, puis il recommence l'opération jusqu'à ce que l'amplitude fasciale maximale soit atteinte. Il relâche alors la traction sur une expiration.
L'opération doit être répétée 4 ou 5 fois.

Contre-indications

- Abdomen aigu.
- Cancer.
- Calculs biliaires.
- Anévrisme aortique.

Le test hémodynamique

Position de départ
Le patient est couché sur le dos, jambes tendues. Le thérapeute se tient debout latéralement au patient.

Départ du test
D'une main, le thérapeute prend le pouls radial du patient. L'autre main vient se placer sur la zone diagnostique de l'organe à investiguer et appuie légèrement vers l'arrière.

Déroulement du test
La réaction normale du pouls est de ralentir brièvement lorsque le thérapeute appuie sur l'abdomen – le test est alors négatif, l'organe n'est pas perturbé. Il peut aussi arriver que le pouls ne

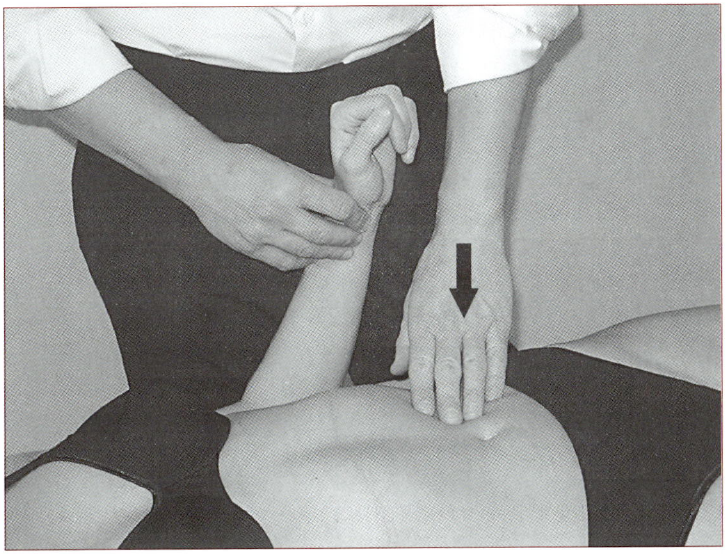

ralentisse pas et qu'il s'accélère au contraire brièvement lorsque le thérapeute relâche la pression. Dans un cas comme dans l'autre, la réaction doit être interprétée comme physiologique.
Si en revanche, le pouls ne réagit par aucun changement de rythme ni à la pression ni au relâchement de la pression, c'est que le test est positif – l'organe est perturbé.

Pour expliquer le principe de ce test, on invoque des réflexes neurovégétatifs.

Le test d'induction fasciale

Position de départ
Le patient est couché sur le dos, jambes tendues. Le thérapeute se tient debout latéralement au patient.

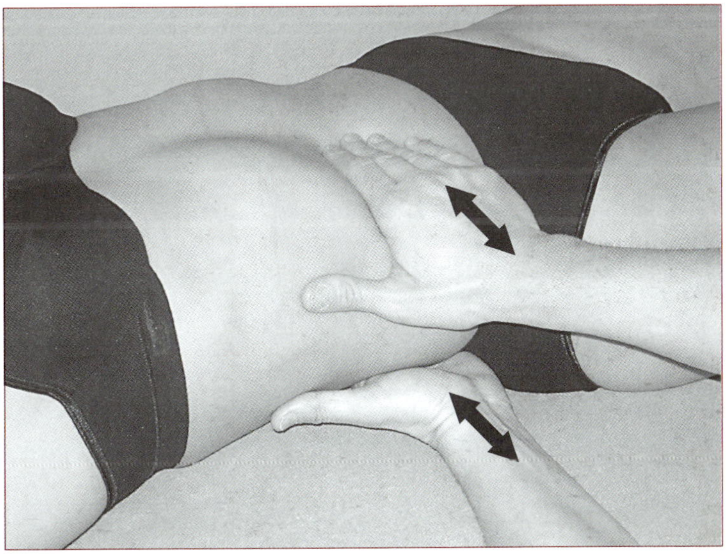

Départ du test
Le thérapeute pose ses mains comme suit sur l'abdomen.

Mouvement manuel transversal
Le thérapeute pose une main ventralement à la zone diagnostique de l'organe. L'autre main vient se placer côté dorsal à la même hauteur.

Induction antéro-postérieure
Le thérapeute superpose ses deux mains sur la zone diagnostique de l'organe.

Déroulement du test
Pour le mouvement manuel transversal, les deux mains déplacent les fascias superficiels transversalement. Pour l'induction antéro-postérieure, elles appliquent une légère pression dans la couche fasciale superficielle.
Le thérapeute évalue la tension et la dynamique des fascias : normalement, la tension doit être uniforme et le mouvement libre et harmonieux.
Dans un second temps, le thérapeute relâche subitement la pression sans rompre totalement le contact avec les tissus. Il peut ainsi juger de la qualité du retour des fascias en direction latérale ou vers l'avant, selon le cas : si l'organe n'est pas perturbé, les fascias doivent rebondir tel un trampoline bien tendu.
Si, lors de ce test, on perçoit des tensions élevées sur le parcours, un mouvement inharmonieux (saccadé, entrecoupé, restrictif) ou un retour lent des fascias (comme un trampoline mal tendu), c'est que l'organe est perturbé.

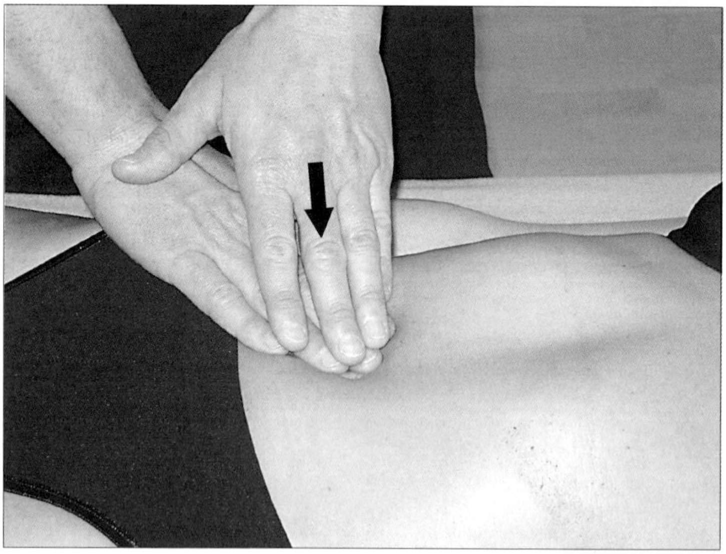

III. Techniques circulatoires selon *Kuchera*

Objectifs

Il est possible d'influer sur un organe par le biais de sa circulation, c'est-à-dire le système vasculaire sanguin, le système lymphatique et le système nerveux autonome.

Le recours à ces techniques thérapeutiques permet d'influer sur le trophisme de l'organe, ce qui peut s'avérer très utile en cas de pathologie organique, par ex. gastrite.

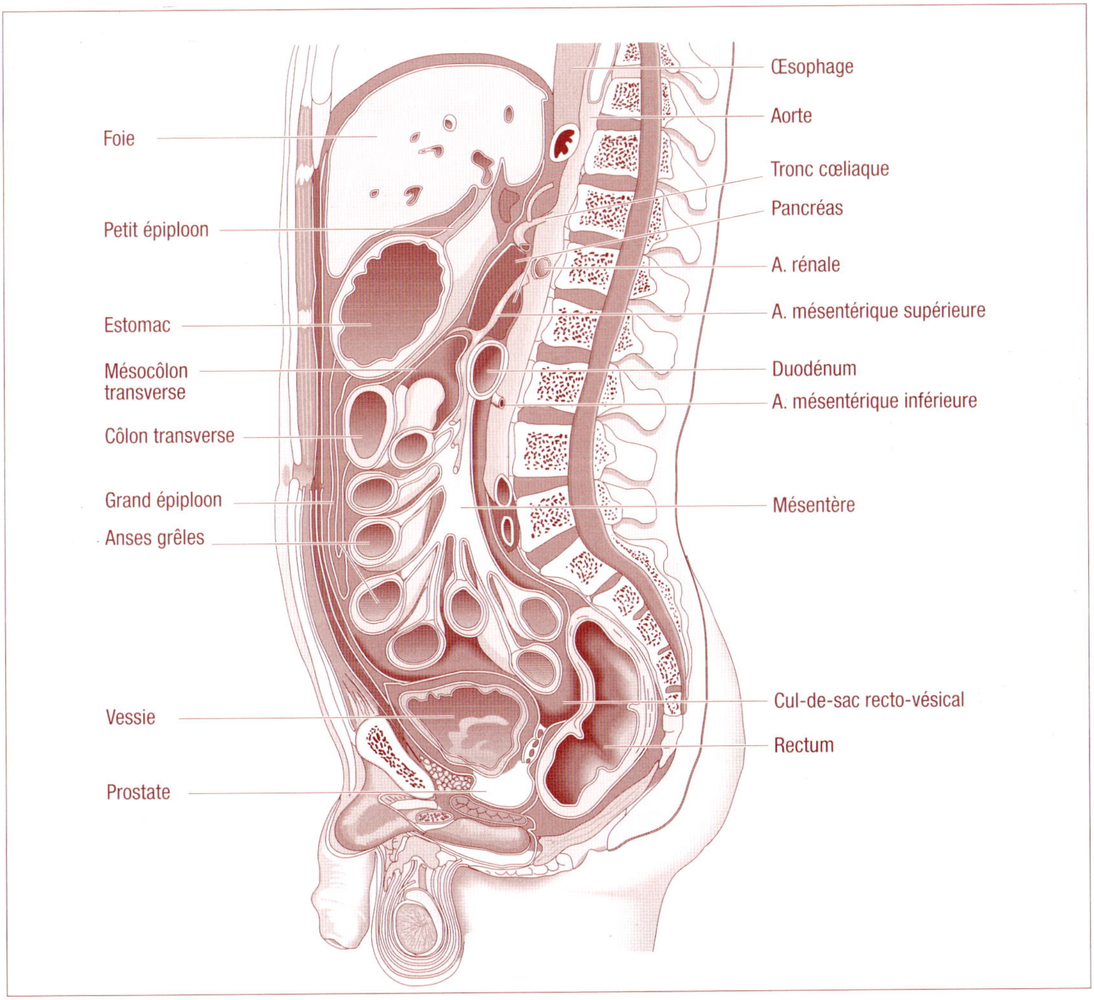

L'emploi de ces techniques présuppose une connaissance exacte de l'anatomie circulatoire de l'organe traité. Il en sera question dans chacun des chapitres.

Principe des techniques

Stimulation artérielle

Les grands troncs vasculaires alimentant la cavité abdominale sont situés en avant de l'aorte abdominale, donc en avant du rachis. Aussi, tout traitement de la colonne vertébrale (manipulation, mobilisation, etc.) au niveau correspondant stimule-t-il l'alimentation artérielle des organes rattachés.

À noter
Le tronc cœliaque alimente les organes de l'étage supérieur de l'abdomen : foie, vésicule biliaire, estomac, rate, pancréas et partie initiale du duodénum. On la trouve approximativement au niveau T12/L1.

À noter
L'a. mésentérique supérieure alimente le duodénum, le jéjunum, l'iléum, le cæcum et le côlon jusqu'à la jonction entre 2ᵉ et 3ᵉ tiers de l'intestin grêle (point de Cannon-Böhm). On la trouve approximativement au niveau L1/L2.

À noter
L'a. mésentérique inférieure alimente le côlon à partir du point de Cannon-Böhm et jusqu'à la partie supérieure du rectum. On la trouve approximativement au niveau de L3/L4.

Stimulation veineuse

Le sang provenant des organes du tractus gastro-intestinal est drainé dans la v. porte, puis s'écoule dans la v. cave inférieure après avoir traversé le foie. Les techniques qui agissent sur la v. porte, le foie ou le diaphragme améliorent l'écoulement veineux hors du tractus gastro-intestinal.

Stimulation lymphatique

Toutes les techniques qui favorisent l'écoulement de la lymphe, comme les techniques diaphragmatiques ou la grande manœuvre, améliorent la situation trophique de l'organe.

Régulation du système nerveux autonome

Parasympathique
Les techniques qui stimulent le nerf vague ou le système parasympathique sacré, telles que les techniques cranio-sacrées, le traitement laryngien ou les techniques médiastinales, ont également un effet régulateur sur les organes internes.

Sympathique
Certaines techniques de stimulation, comme le rib-raising, les techniques diaphragmatiques ou la stimulation des ganglions paravertébraux, ont un effet régulateur sur le système sympathique. Elles présupposent une connaissance exacte du parcours des nerfs sympathiques innervant l'organe ainsi que de l'emplacement des plexus.

Techniques

Régulation du système nerveux autonome

Technique du rib-raising

Position de départ
Le patient est couché sur le dos, jambes tendues, bras le long du corps.

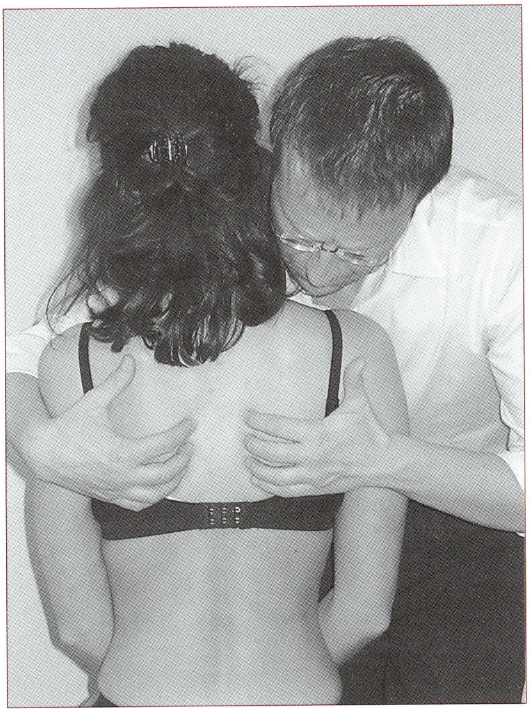

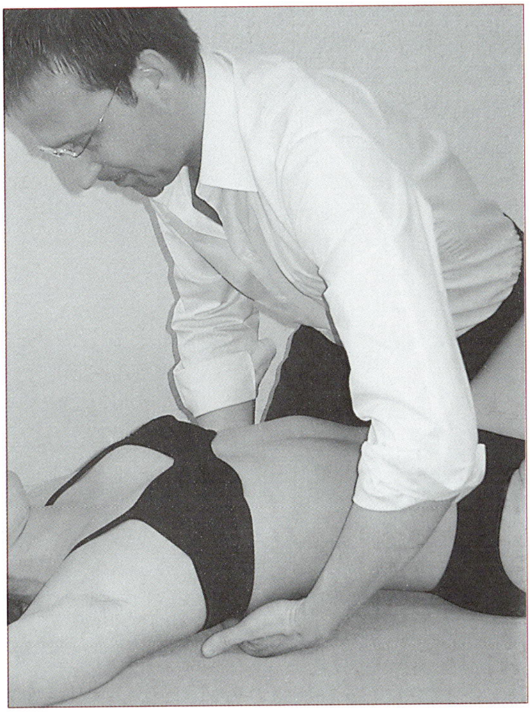

Départ du traitement
Le thérapeute place les doigts de ses deux mains de part et d'autre du rachis sur la région cutanée située latéralement aux processus transverses, sur les côtes.
Il plie les doigts de manière à ce que le thorax du patient se décolle passivement de la table de traitement.

Traitement
Le thérapeute maintient cette position jusqu'à ce qu'un relâchement fascial devienne perceptible.
Il ballotte alors rythmiquement le thorax du patient 8 à 10 fois avec ses doigts pliés de manière à stimuler le système nerveux sympathique.

À noter
Le tronc sympathique et ses ganglions se trouvent en avant des têtes costales.

Traitement des plexus pré-aortiques

Position de départ
Le patient est couché sur le dos.
Le thérapeute se tient debout latéralement au patient.

Départ du traitement
Le thérapeute place l'extrémité des doigts de ses deux mains au niveau de la projection abdominale des plexus aortiques, sur la ligne médiane, puis il enfonce ses doigts dans l'abdomen. Il arrive qu'il faille s'arrêter à plusieurs reprises en chemin et attendre que les tensions fasciales se relâchent.

Traitement
Une fois arrivé au plexus, le thérapeute maintient la pression jusqu'à ce qu'un relâchement fascial devienne perceptible, après quoi il peut stimuler les plexus pré-aortiques en effectuant plusieurs rebonds.

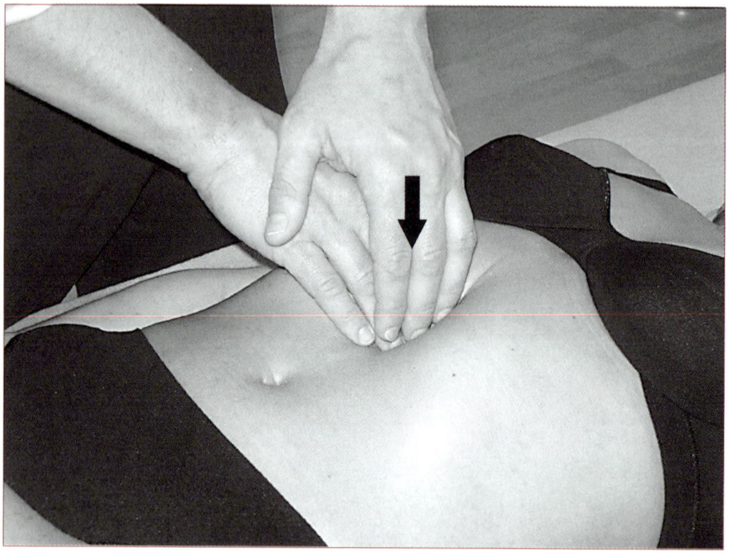

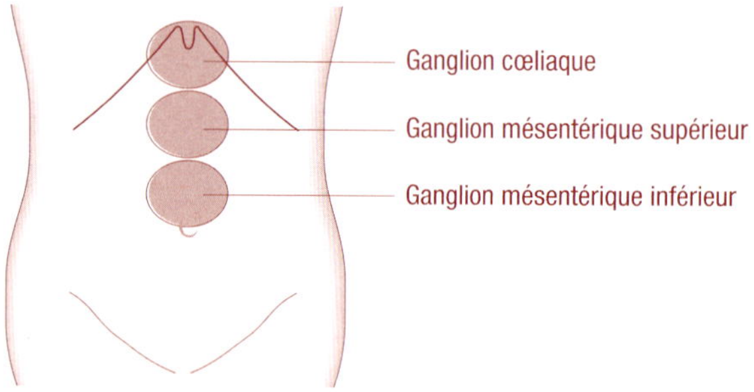

Traitement de la fosse ischio-rectale

Position de départ

Le patient est en décubitus latéral – hanches et genoux fléchis à 90 °, partie à traiter vers le haut. Le thérapeute se tient debout derrière le patient.

Départ du traitement

Le thérapeute place les doigts de sa main caudale du côté latéral du coccyx, à proximité de la tubérosité ischiatique – paume dirigée vers le haut. De sa main crâniale, il saisit la crête iliaque pardevant, à proximité de l'EIAS.

Traitement

De sa main caudale, le thérapeute applique une pression prudente vers le haut et l'avant (plus ou moins en direction de la main crâniale). Une fois la tension fasciale relâchée, il augmente la pression. La pression exercée par la main caudale s'oriente vers la zone où règne la plus forte tension fasciale. La main crâniale exerce une contre-pression. Des vibrations prudentes peuvent être effectuées.

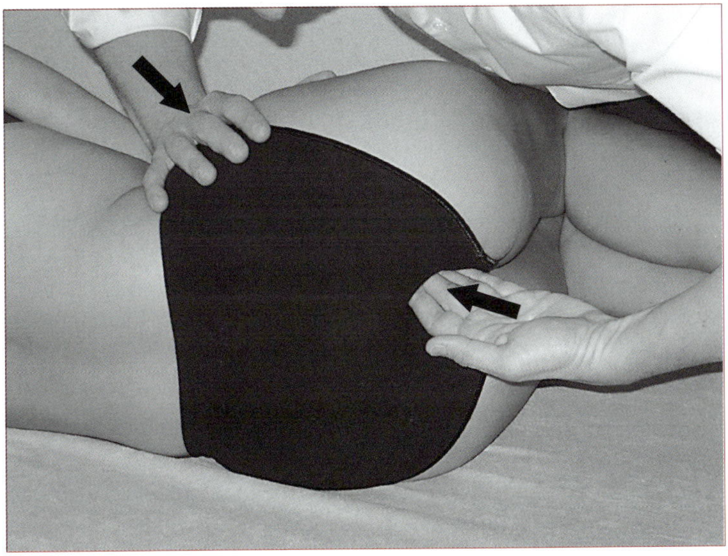

À noter

La fosse ischio-rectale/ischio-anale abrite le conduit pudendal (canal d'Alcock), dans lequel cheminent les vaisseaux pudendaux internes, le nerf pudendal et le nerf dorsal de la verge/du clitoris.

Mobilisation du larynx

Position de départ

Le patient est couché sur le dos.
Le thérapeute se tient debout latéralement au patient.

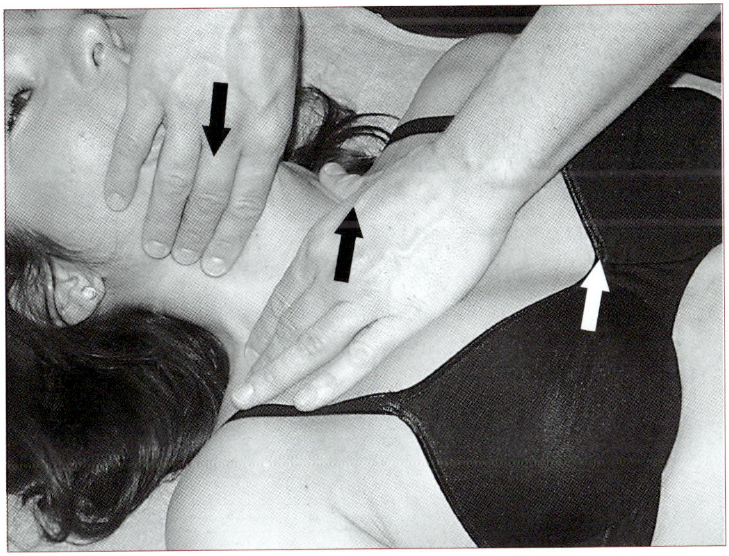

Départ du traitement

De sa main crâniale, le thérapeute fixe la mandibule avec le pouce, l'index et le médius. Le pouce, l'index et le médius de la main caudale reposent sur le plancher buccal.

Traitement

De sa main caudale, le thérapeute mobilise le plancher buccal par des déplacements en translation tout en fixant de sa main crâniale la mandibule. Une fois les muscles et les fascias relâchés, il déplace un peu ses deux mains vers le bas et répète l'opération de la même manière. Au lieu de fixer, la main crâniale peut aussi mobiliser en alternance avec la main caudale.

Une fois les deux mains arrivées sur le cou, il faut tenir celui-ci sans violence mais en appliquant une pression suffisante pour que la mobilisation du larynx et des fascias cervicaux profonds soit effective. Cette manœuvre a un effet positif sur l'ensemble vasculo-nerveux, dont le n. vague.

Mobilisation du médiastin selon *Barral*

Position de départ

Le patient est en décubitus latéral.

Le thérapeute se tient debout derrière le patient.

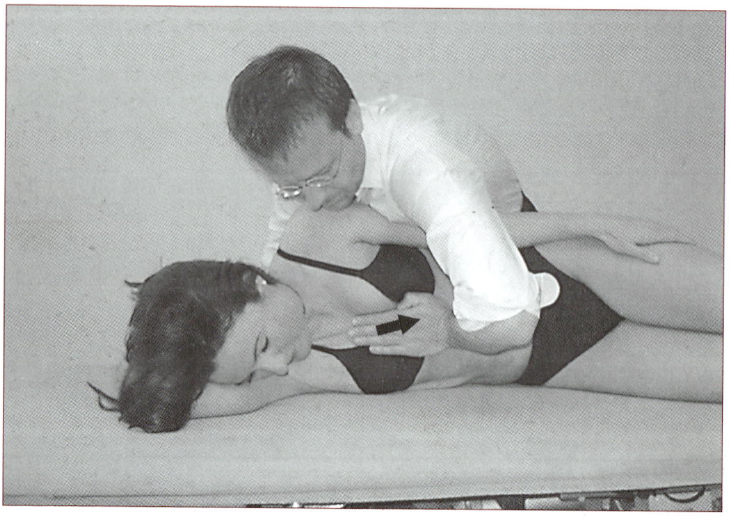

Départ du traitement

Le thérapeute pose sa main ventrale sur le tiers inférieur du sternum, bout des doigts dirigé vers le haut. La main dorsale vient se placer sur la colonne vertébrale à l'aplomb du manubrium, bout des doigts également dirigé vers le haut.

Traitement

De sa main dorsale, le thérapeute applique une pression vers le bas et l'avant, tandis que la main ventrale appuie vers le haut et l'arrière, après quoi il relâche ensuite la pression subitement et simultanément (rebond). L'opération doit être répétée 8 à 10 fois d'affilée.

Il déplace ensuite ses mains de manière à ce que celle de devant se trouve sur le manubrium et celle de derrière sur la colonne vertébrale à l'aplomb du tiers inférieur du sternum. La pression exercée par la main ventrale s'applique cette fois vers le haut et l'arrière, tandis que la pression exercée par la main ventrale est dirigée vers le bas et l'avant.

À noter

Le médiastin renferme plusieurs structures importantes du point de vue circulatoire pour les organes thoraciques et abdominaux :

- Tronc sympathique.
- N. vague.
- Aorte.
- Conduit thoracique.

Oscillations sur le sacrum

Position de départ

Le patient est couché sur le ventre.

Le thérapeute se tient debout latéralement au patient.

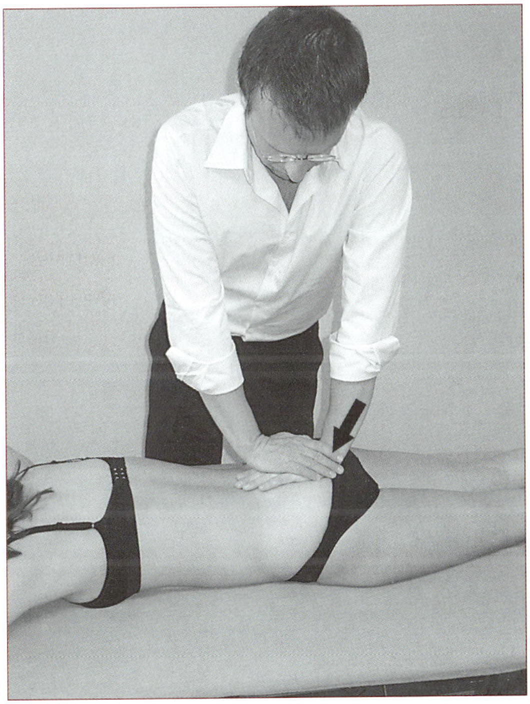

Départ du traitement

Le thérapeute superpose ses deux mains sur le tiers inférieur du sacrum et applique une pression vers le haut et l'avant.

Traitement

Le thérapeute relâche et réapplique la pression rythmiquement de manière à soumettre le sacrum à des oscillations d'une fréquence de 150-180/min. L'opération doit durer environ 2 minutes.

À noter

La région située en avant du sacrum est le siège de ganglions végétatifs, de plexus et de nerfs. Elle est en outre parcourue par les artères et les veines irriguant les organes pelviens.

Technique intra-osseuse sur le sacrum

Position de départ

Le patient est couché sur le ventre.

Le thérapeute se tient debout latéralement au patient.

Départ du traitement

Le thérapeute pose ses deux mains sur le sacrum, éminences thénars face à face avec au milieu une zone de jonction entre deux segments sacrés.

Traitement

Des deux mains, le thérapeute exerce une pression intermittente sur le sacrum de manière à produire une tension d'arc intra-osseuse. L'opération doit durer 1 à 2 minutes.

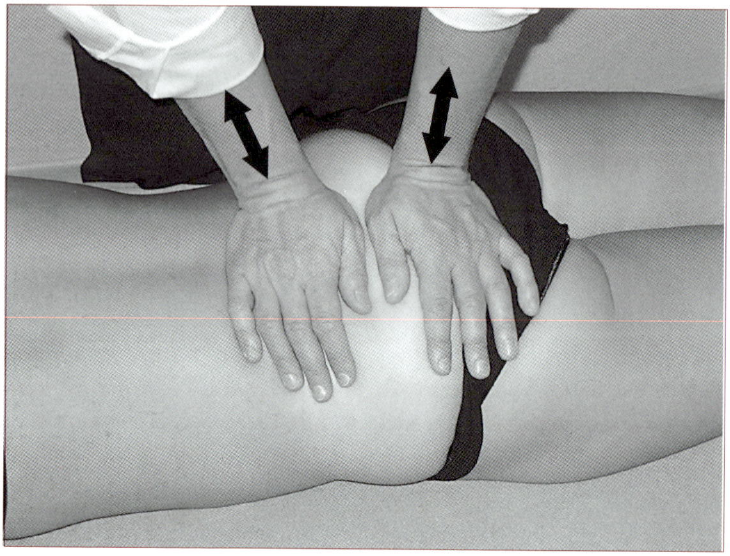

Stimulation lymphatique

Pompage sternal et recoïl sur le sternum

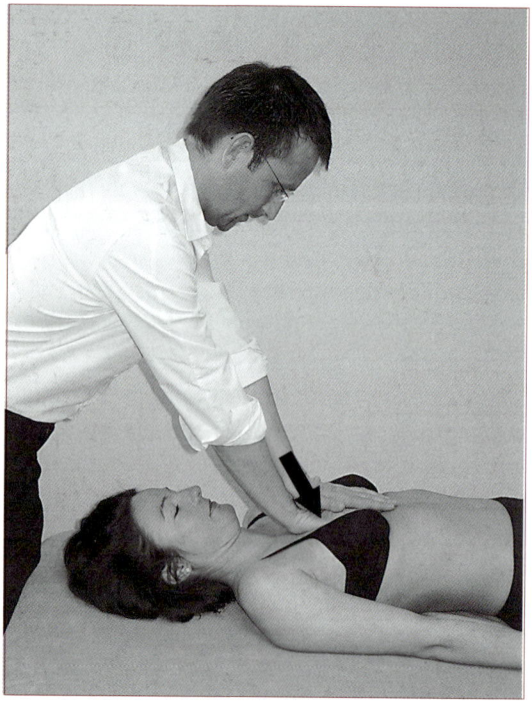

Position de départ
Le patient est couché sur le dos.
Le thérapeute se tient debout derrière le patient.

Départ du traitement
Le thérapeute superpose ses deux mains sur le sternum, éminence thénar en contact avec l'angle de Louis.

Traitement
Le thérapeute demande au patient d'inspirer profondément, puis applique lors de l'expiration une pression vers le bas et l'arrière. Il relâche la pression sur l'inspiration suivante et répète l'opération 5 ou 6 fois.
Le pompage peut se terminer par un recoïl.

Oscillations sur le sternum

Position de départ
Le patient est couché sur le dos.
Le thérapeute se tient debout latéralement au patient.

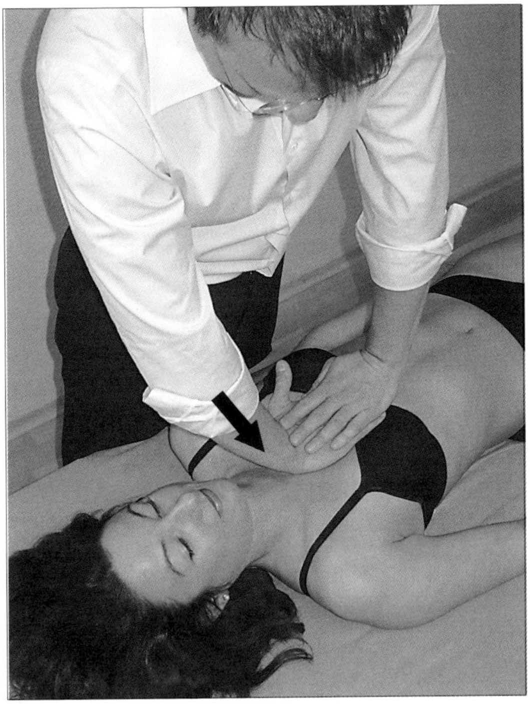

Départ du traitement
Le thérapeute superpose ses deux mains sur le sternum, éminence thénar sur l'angle de Louis.

Traitement
Des deux mains, le thérapeute exerce une pression rythmique sur le sternum vers le bas et l'arrière selon une fréquence de 150-180/min. L'opération doit durer environ 2 minutes.

Vibrations abdominales

Position de départ
Le patient est couché sur le dos.
Le thérapeute se tient debout devant le patient.

Départ du traitement
Le thérapeute saisit les pieds du patient côté plantaire au niveau des orteils et des têtes métatarsiennes, puis il les mobilise en flexion dorsale maximale.

Traitement
Une fois dans cette position, il effectue des impulsions rythmiques en direction crâniale (dans le sens de la flexion) selon une fréquence de 150-180/mn, et cela pendant environ 2 minutes Les vibrations doivent être suffisamment fortes pour

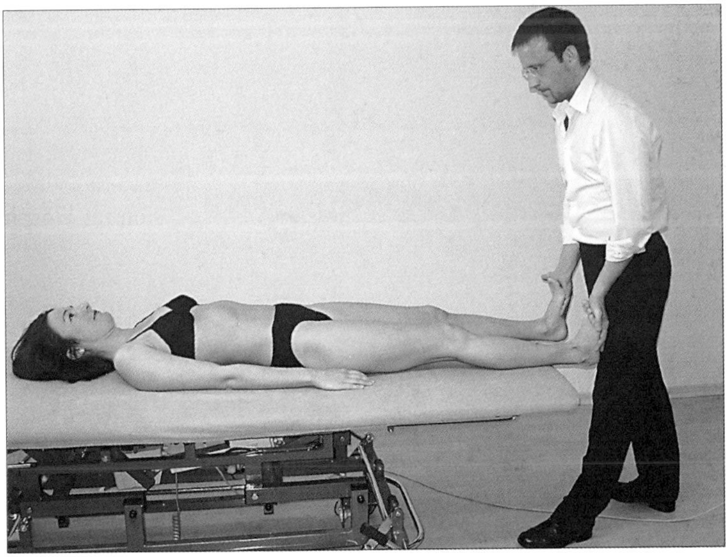

pouvoir être perçues par le thérapeute au niveau de la tête du patient.

Grande manœuvre

Position de départ
Le patient est couché sur le dos.
Le thérapeute se tient debout latéralement au patient.

Départ du traitement
Le thérapeute saisit l'abdomen du patient des deux mains médialement aux fosses iliaques internes de manière à enserrer l'ensemble des anses intestinales.

Traitement
Le thérapeute demande au patient d'inspirer profondément, puis pousse lors de l'expiration l'ensemble des anses intestinales vers le haut, contre le diaphragme. Il relâche la pression sur l'inspiration suivante et répète l'opération 5 ou 6 fois.
Dans un deuxième temps, le thérapeute ne relâche plus la pression lors de l'inspiration, mais maintient au contraire la position atteinte et l'accentue lors de l'expiration suivante. Ce cycle d'accentuation doit être répété 2 ou 3 fois, puis la pression est subitement relâchée au début d'une expiration.

Stimulation veineuse

Oscillations sur le foie

Position de départ
Le patient est couché sur le dos.
Le thérapeute se tient debout du côté droit du patient.

Départ du traitement
Le thérapeute superpose ses deux mains sur l'hémithorax droit, dans la région du foie.

Traitement
Le thérapeute effectue des impulsions rythmiques en direction médiale selon une fréquence de 150-180/min, et cela pendant environ 2 minutes.

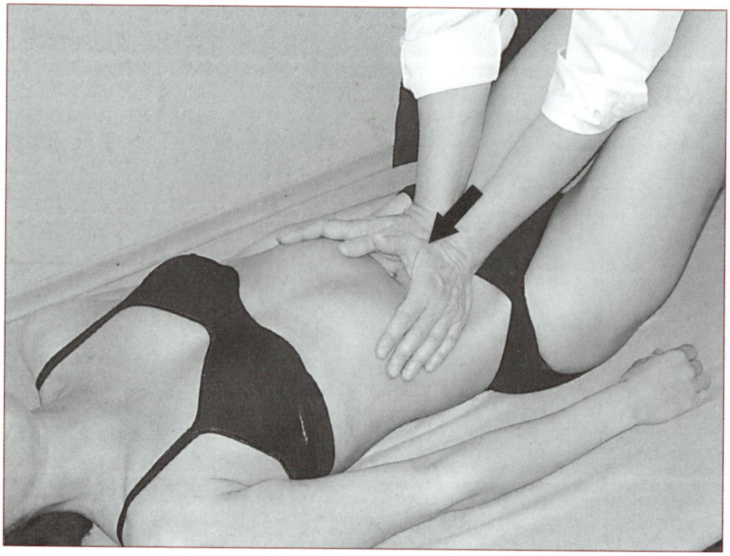

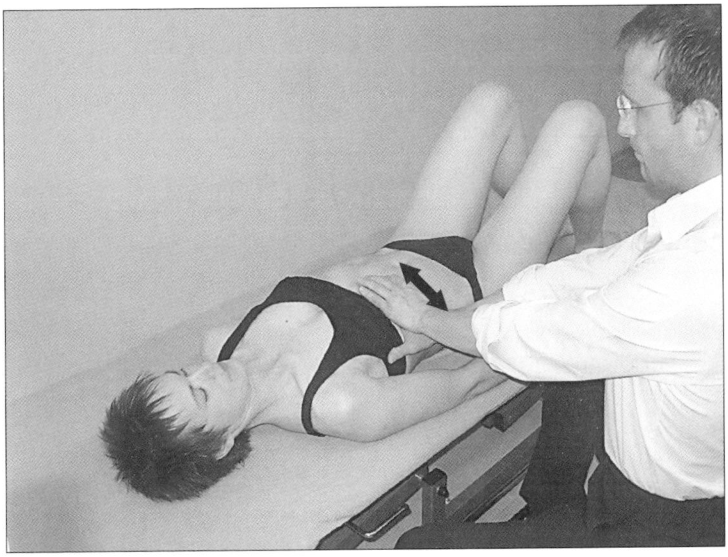

Étirement du lig. hépato-duodénal

Position de départ
Le patient est couché sur le dos.
Le thérapeute se tient debout du côté droit du patient.

Départ du traitement
De sa main crâniale, le thérapeute saisit le bord inférieur du gril costal droit avec un crédit de peau. Il pose son avant-bras sur le thorax, coude dirigé vers l'épaule droite du patient. La main caudale vient se placer sur l'abdomen à environ cinq travers

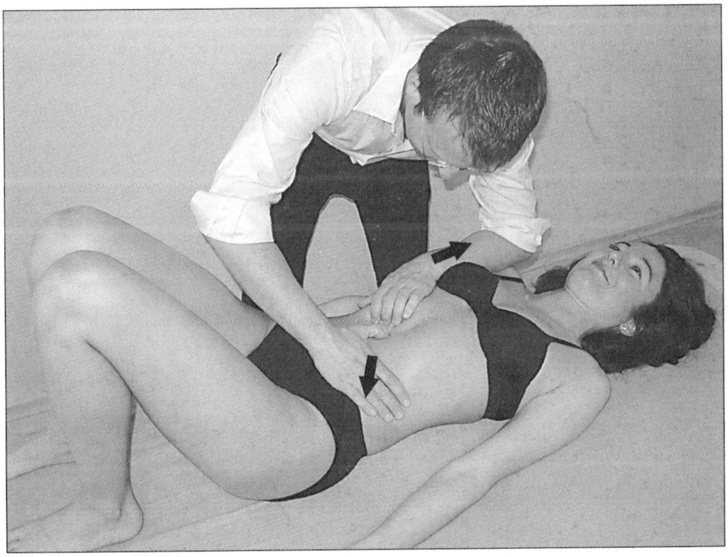

de doigt (doigt du patient) au-dessus de l'ombilic et à environ deux travers de doigt à droite de la ligne médiane. La main caudale s'insinue lentement dans les couches profondes de l'abdomen.

Traitement
Le thérapeute écarte ses deux mains l'une de l'autre en diagonale : la main crâniale en direction de l'épaule et la main caudale en direction de l'ombilic.

À noter
Trois structures circulatoires importantes cheminent dans le lig. hépato-duodénal :
- V. porte.
- A. hépatique propre.
- Conduit cholédoque.

Techniques diaphragmatiques

Mobilisation des côtes inférieures en translation

Position de départ
Le patient est couché sur le dos.
Le thérapeute se tient debout latéralement au patient.

Départ du traitement
Le thérapeute saisit les deux grils costaux, mains à plat, au niveau des côtes inférieures.

Traitement
Il applique sur le thorax une pression mobilisatrice en translation, alternativement de droite à gauche.
L'opération doit durer au moins une minute.

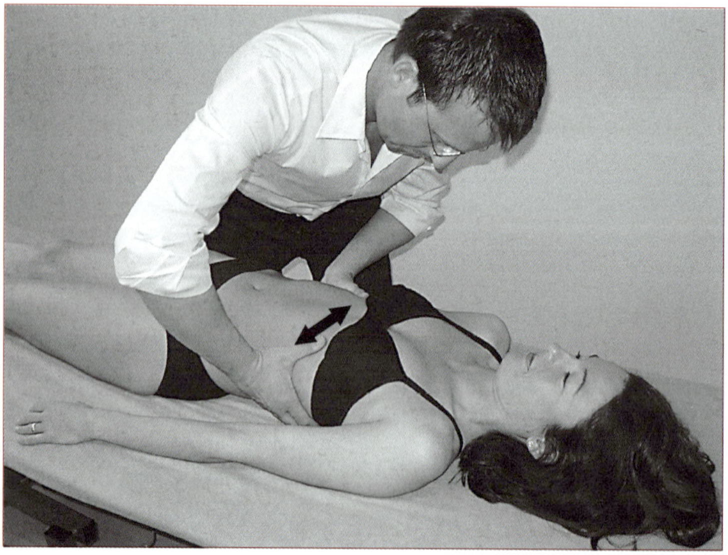

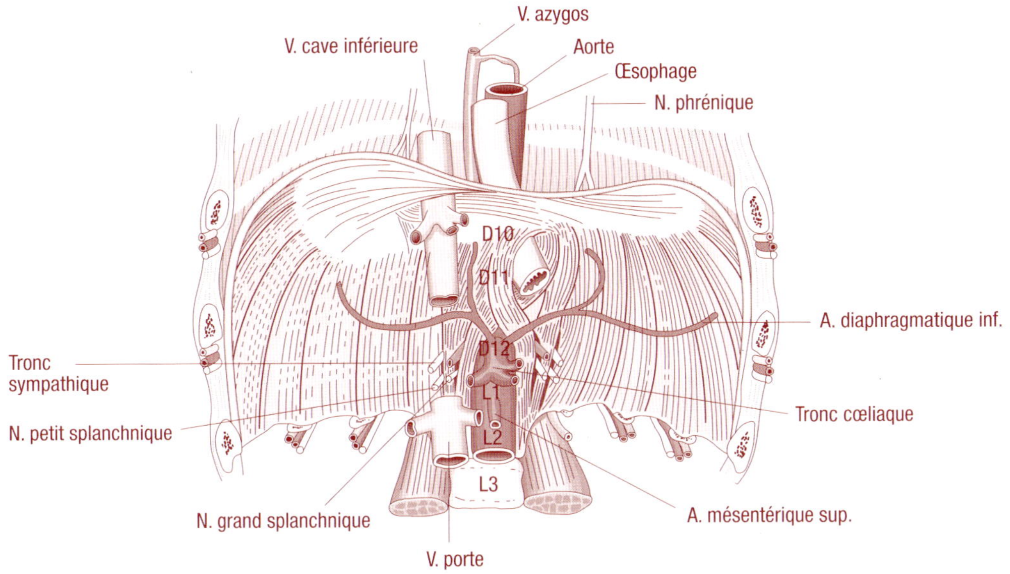
V. azygos
V. cave inférieure
Aorte
Œsophage
N. phrénique
D10
D11
A. diaphragmatique inf.
D12
Tronc
sympathique
L1
Tronc cœliaque
N. petit splanchnique
L2
L3
A. mésentérique sup.
N. grand splanchnique
V. porte

IV. Traitement des points réflexes selon *Chapman*

Définition

Les points réflexes de Chapman sont des « contractions gangliformes » logées au fond des fascias. Ils peuvent être décrits comme des petites altérations du tissu fascial.
Leur topographie est relativement constante et ils sont associés aux organes internes.
Leur emplacement et leur corrélation spécifique avec un organe donné sont reproductibles. Leur existence a été mise en évidence par les travaux empiriques de F. Chapman et C. Owens.

Emplacement et forme

Les points réflexes antérieurs se trouvent dans les espaces intercostaux, à proximité du sternum. C'est là que l'on trouve habituellement les contractions gangliformes : leur taille est environ moitié inférieure à celle d'un plomb ou à peu près équivalente à celle d'un gros haricot sec.
Dans la région pelvienne, certains points réflexes ont une forme plutôt allongée, tandis que d'autres sont informes.
Les points réflexes postérieurs sont situés le long de la colonne vertébrale, entre les processus épineux et l'extrémité des processus transverses. Ils sont moins durs que les points réflexes antérieurs, plus œdémateux, et sont perçus à la palpation des couches profondes comme plus allongés.
À chaque organe correspondent des points antérieurs et des points postérieurs, souvent bilatéraux.

Principe du traitement

Le thérapeute pose un doigt tout doucement sur le point réflexe, puis applique une légère pression. Les points réflexes sont souvent très sensibles. C'est pourquoi il convient de procéder avec la plus grande délicatesse.
Le doigt reste en contact avec le point et effectue des petits mouvements circulaires.

Les points de la face antérieure doivent toujours être traités en premier. On ne passe au point suivant qu'une fois la sensibilité et/ou la consistance du point traité normalisées.

Pour finir, le thérapeute contrôle une dernière fois les points ventraux. Si la normalisation n'a pas tenu ce peut-être l'indice que la pathologie organique est trop prononcée pour qu'il soit possible d'agir dessus à court terme par voie réflexe ou qu'il existe d'autres dysfonctions nécessitant d'être préalablement traitées.

Importance des points réflexes

Les points réflexes de Chapman constituent tout d'abord un outil diagnostique. Leur mode d'action s'expliquerait par l'influence qu'ils exercent sur le mouvement de la lymphe.

Leur influence sur les organes internes dépendrait du système nerveux autonome.

À noter

Les points réflexes de *Chapman* :
- sont un outil diagnostique ;
- influent sur la circulation lymphatique ;
- influent sur les organes internes par voie neurovégétative.

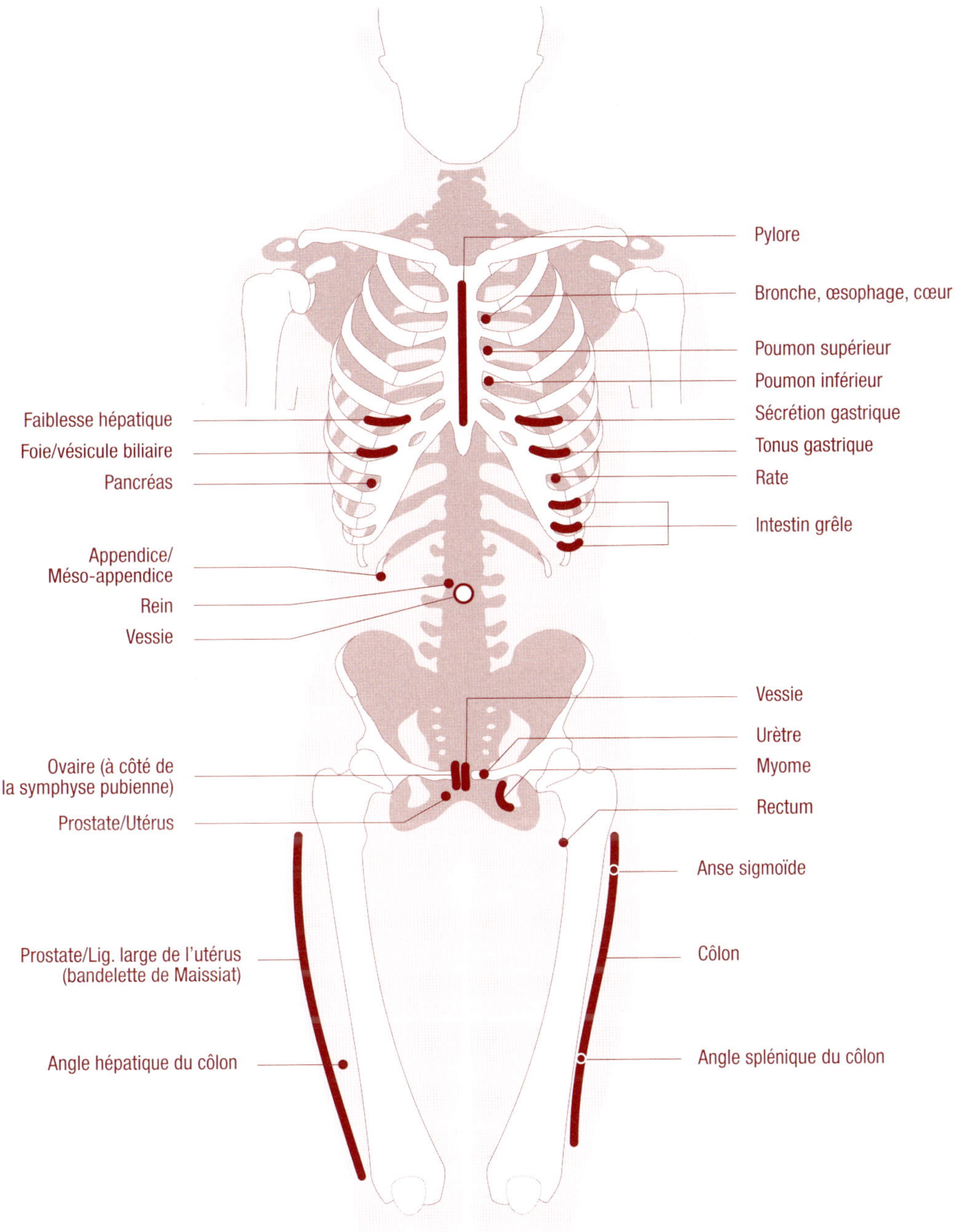

D'après K. G. Weber, M. Wiese, *Lehrbuch der Ortho-Bionomy.* Sonntag Verlag. Stuttgart. 2001.

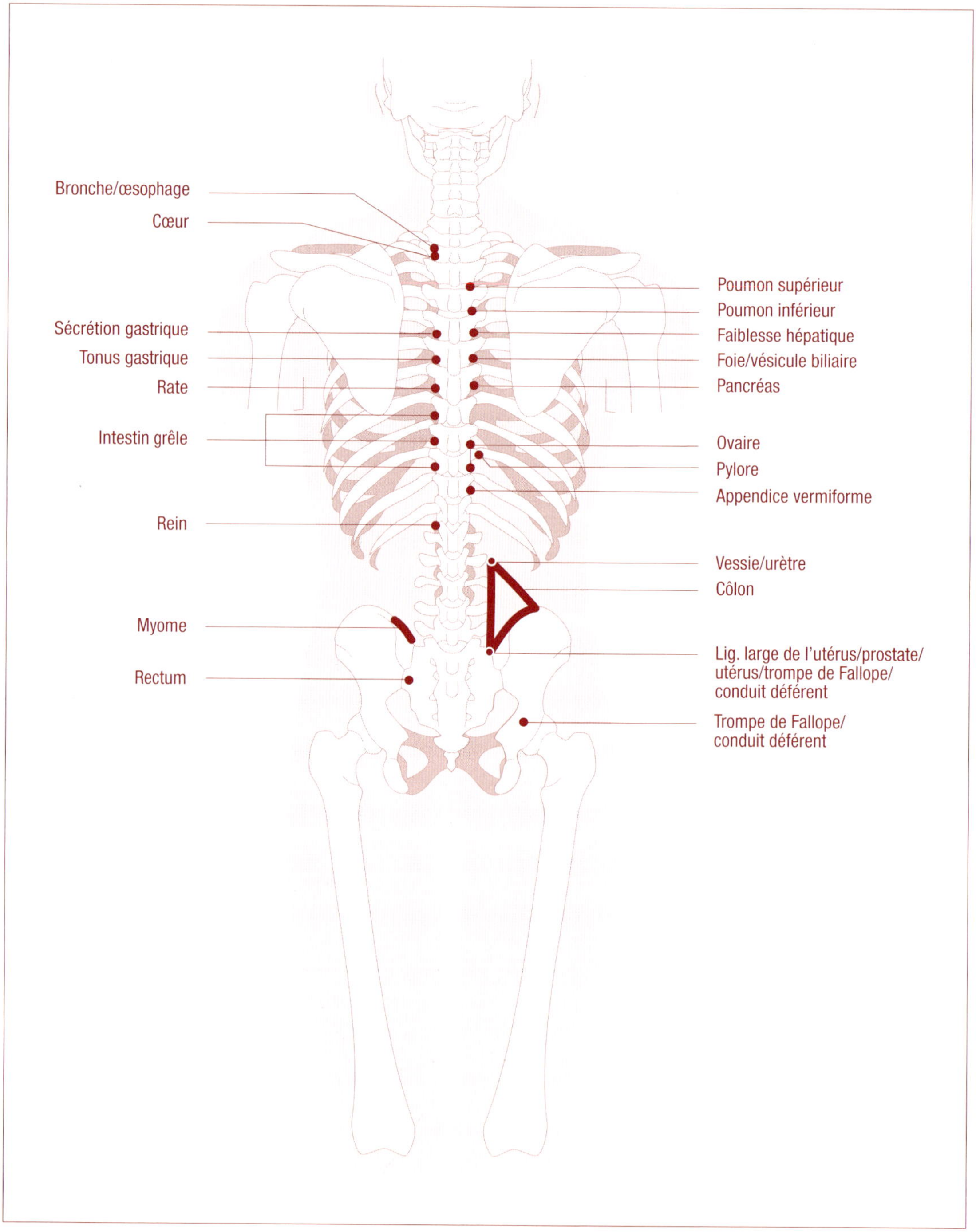

D'après K. G. Weber, M. Wiese, *Lehrbuch der Ortho-Bionomy.* Sonntag Verlag. Stuttgart. 2001.

V. Diagnostic viscéro-ostéopathique et principes thérapeutiques généraux

Interrogatoire

L'interrogatoire du patient doit permettre de collecter des informations sur les thèmes suivants.

Motivation de la visite
Histoire de la maladie sous forme d'inventaire chronologique avec mention, par ex. :
- des accidents ;
- des opérations chirurgicales ;
- des facteurs de risque (antécédents médicaux, anamnèse familiale) ;
- de l'anamnèse digestive et alimentaire ;
- des constipations ;
- des diarrhées ;
- des traitements médicamenteux.

Anamnèse gynécologique pour les femmes, par ex. :
- Irrégularité du cycle.
- Douleurs menstruelles.
- Port d'un stérilet ou prise de pilule contraceptive.

Anamnèse urologique pour l'homme :
- Examens subis à ce jour.
- Traitements suivis à ce jour.

À noter

L'interrogatoire sert à mettre le thérapeute sur la bonne piste.
Les contre-indications au traitement ostéopathique doivent pouvoir être identifiées dès ce stade.

Inspection

Lors de l'inspection ostéopathique en position debout, le thérapeute prête une attention toute particulière aux points suivants :
- Asymétrie des plis (par ex. pli fessier) entre côté gauche et côté droit.
- Déformations tridimensionnelles de la colonne vertébrale.
- Cicatrices.
- Scoliose de la paroi abdominale.
- Haut de l'abdomen bombé au niveau de l'angle épigastrique.
- Bas de l'abdomen bombé.
- État trophique de la peau (par ex. couleur, irrigation, éruptions).
- Malpositions des extrémités.
- Troubles de la posture, par ex. :
  - pieds plats, pieds étalés, pieds valgus ;
  - genu valgum ou varum ;
  - malposition coxale ;
  - asymétries du bassin ;
  - malpositions costales ;
  - thorax en entonnoir ;
  - thorax en carène ;
  - scapula alata ;
  - port élevé des épaules ;
  - torticolis ;
  - hyperlordose ;
  - hypercyphose ;
  - position vicieuse de la tête ;
  - thorax en tonneau.

Cette liste, pourtant longue, n'est pas exhaustive. Pour finir l'inspection, le thérapeute recherche des signes qui pourraient le guider vers l'organe dysfonctionnel ou la zone diagnostique.
En ostéopathie viscérale, on interprète par exemple les convexités comme étant créées par le corps pour faire de la place aux organes et les concavités comme un moyen de protéger les structures sous-jacentes.

Exemple de convexité

Un abdomen bombé au niveau de l'angle épigastrique indique une dysfonction des organes de l'étage supérieur de l'abdomen. Ceux-ci ont besoin de place et font saillie vers l'avant. Lorsqu'on palpe cette région, on constate souvent que certains organes sont anormalement sensibles, comme par exemple l'estomac, ou bien la palpation déclenche des symptômes tels que des nausées.

Exemple de concavité

Une scoliose sinistro-convexe dont le sommet de la concavité se trouve au niveau de la partie inférieure du gril costal droit peut indiquer une dysfonction du foie ou de la vésicule biliaire. La compression des organes du fait de la concavité réduit la mobilité et favorise les positions antalgiques. Ce mécanisme est comparable à une articulation squelettique qui ne fait pas souffrir à partir du moment où on ne la bouge pas.

Palpation

La palpation du thorax consiste à effectuer des tests d'élasticités sur les côtes et le sternum, en différents points, afin de se faire une idée de la tension fasciale régnant dans la cage thoracique.
La palpation de l'abdomen s'effectue en deux étapes.

Palpation superficielle

La palpation superficielle de l'abdomen consiste à palper des deux mains différentes régions abdominales (épigastre, hypochondre, etc.). Cette couche à expertiser comprend les fascias des muscles abdominaux, le grand épiploon et le péritoine pariétal antérieur. Pour les atteindre, le thérapeute enfonce ses mains dans l'abdomen jusqu'à ce que l'organe devienne perceptible, puis il diminue la pression juste assez pour que le contact avec l'organe s'interrompe. L'opération consiste à évaluer les différences de tension d'un côté par rapport à l'autre, la sensibilité des fascias à la palpation ainsi que la tension et la sensibilité des éventuelles cicatrices.

Palpation profonde

La palpation profonde consiste à palper les organes eux-mêmes.

Elle permet d'évaluer :
- la sensibilité ;
- les différences de tension ;
- la situation de l'organe ;
- le tonus de l'organe.

Il convient de prêter une attention toute particulière à la survenue, durant la palpation, de symptômes pariétaux, comme par exemple une lombalgie. Il pourrait y avoir un lien de causalité avec l'organe palpé.

Il faut également être attentif aux symptômes neurovégétatifs déclenchés par l'examen :
- Nausées et vomissements.
- Sudation.
- Tachycardie.
- Tendance au collapsus.
- Vertiges.
- Fortes douleurs générant une défense active contre la palpation.

Ces symptômes peuvent représenter des indices d'affection aiguë (par ex. cholécystite) constituant des contre-indications au traitement ostéopathique.

Attention !
Si la palpation ou le traitement viscéral provoque des réactions neurovégétatives, il faut interrompre immédiatement l'opération et, le cas échéant, adresser le patient à un médecin pour examen plus approfondi.

Test d'écoute selon *Barral*

Test d'écoute en position debout

Position de départ
Le patient est debout, jambes écartées de la largeur du bassin, bras relâchés le long du corps et yeux fermés. Le thérapeute se tient debout latéralement

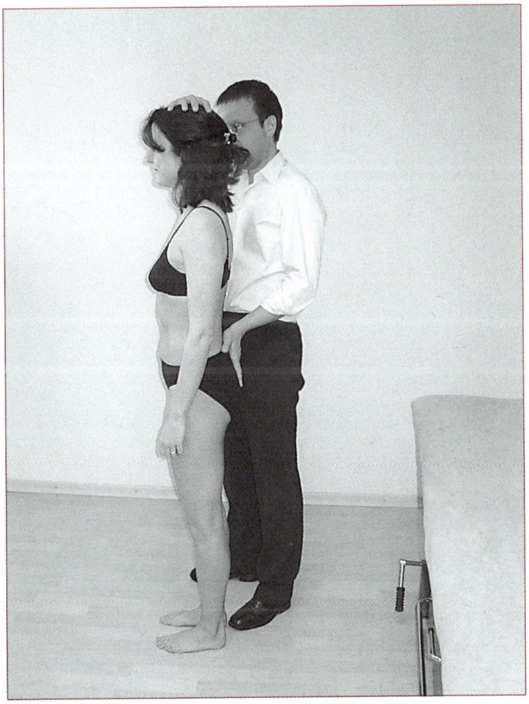

au patient et pose une main sur la tête de celui-ci sans exercer de pression. L'autre main vient se placer sur le sacrum, sans exercer non plus de pression. Les mains du thérapeute sont là uniquement pour parer.

Procédure
Le thérapeute demande au patient de « se laisser pendre », de ne pas chercher à se fixer dans une position en contractant certains muscles, mais de se laisser au contraire aller à une position « de relâchement fascial » en cédant à ses propres tensions. Le thérapeute doit veiller à ne pas faciliter le patient dans une position plutôt qu'une autre.

Évaluation
La zone de concavité maximale correspond à la zone diagnostique. On peut supposer qu'elle constitue le siège d'une dysfonction.

Test d'écoute en position assise

Position de départ
Le patient est assis, pieds décollés du sol.
Le thérapeute se tient debout latéralement au patient.

Procédure
Comme pour le test d'écoute en position debout.

Évaluation
Les jambes sont ici « déconnectées », ce qui veut dire que le test en position assise sert uniquement à l'examen du haut du corps à partir du bassin.

Test d'écoute en décubitus dorsal

« Traction des jambes »

Position de départ
Le patient est couché sur le dos, jambes tendues.
Le thérapeute se tient debout devant le patient.

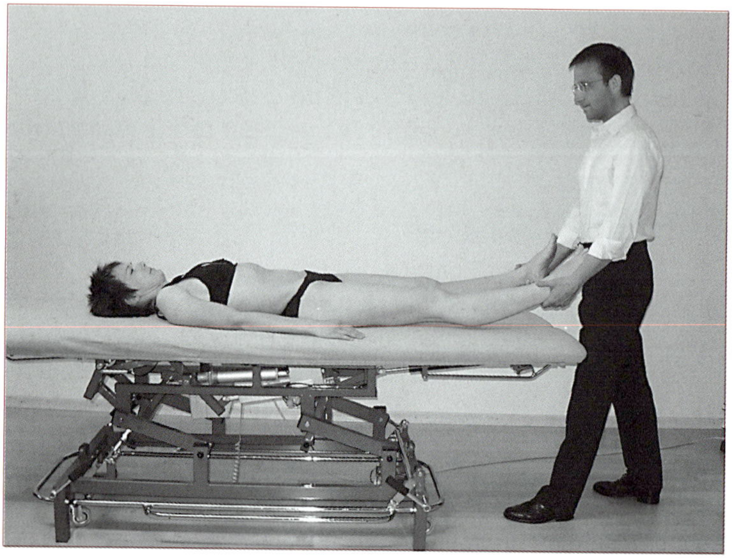

Procédure
Le thérapeute saisit les talons du patient et soulève légèrement les jambes, puis les tire alternativement selon leur axe longitudinal en direction caudale. Ce faisant, il évalue les tensions fasciales et observe la transmission de la traction en direction crâniale.

Évaluation
Le côté présentant la tension la plus élevée correspond au côté dysfonctionnel. Si la traction ne se transmet pas harmonieusement de la jambe au haut du corps via le bassin, il faut rechercher la zone diagnostique là où le mouvement de traction bloque.

Test d'écoute en décubitus dorsal

« Traction des bras »

Position de départ
Le patient est couché sur le dos, jambes tendues. Le thérapeute se tient debout derrière le patient.

Procédure
Le thérapeute saisit les deux mains du patient et tire les bras selon leur axe longitudinal en direc-

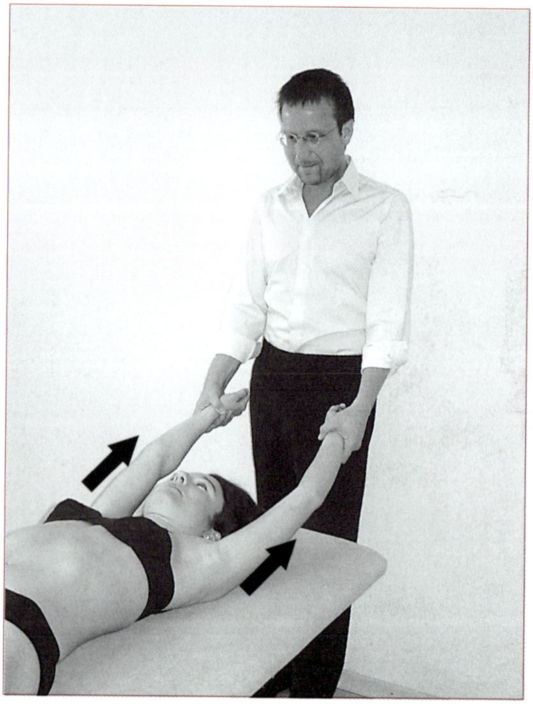

tion crâniale. Ce faisant, il évalue les tensions fasciales et observe la transmission de la traction en direction caudale.

Évaluation
Le côté présentant la tension la plus élevée correspond au côté dysfonctionnel. Si la traction ne se transmet pas harmonieusement du bras au bas du corps via le thorax, il faut rechercher la zone diagnostique là où le mouvement de traction bloque.

Test d'écoute locale

Position de départ
Le patient est couché sur le dos, jambes tendues.
Le thérapeute se tient debout latéralement au patient.

Procédure
Le thérapeute pose une main à plat sur le ventre du patient, paume sur l'ombilic, et applique une pression suffisante pour atteindre par la palpation le plan fascial superficiel.

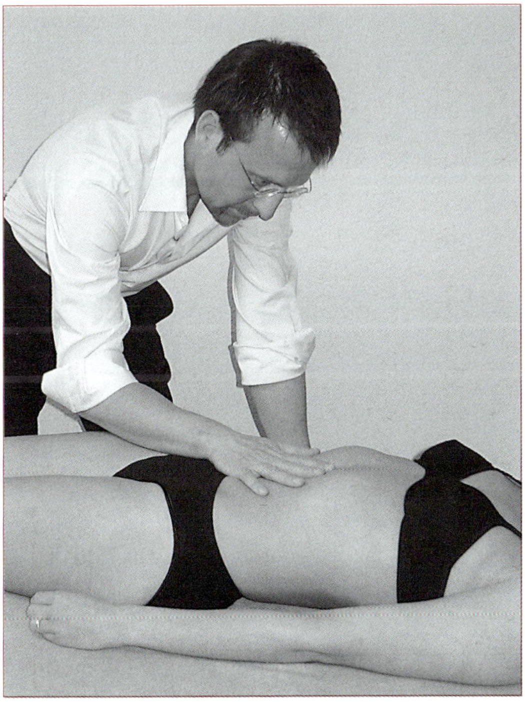

Évaluation
La main détecte les mouvements fasciaux et se laisse guider par eux jusqu'à la zone diagnostique.

> **À noter**
> Une tension importante se développe à l'endroit où existe une dysfonction. Les fascias se meuvent en direction de l'endroit où la tension est la plus forte, qui correspond à la zone diagnostique.

Test de Sotto-Hall selon *Barral*

Position de départ
Le patient est assis sur la table de traitement, pieds décollés du sol.
Le thérapeute se tient debout derrière le patient.

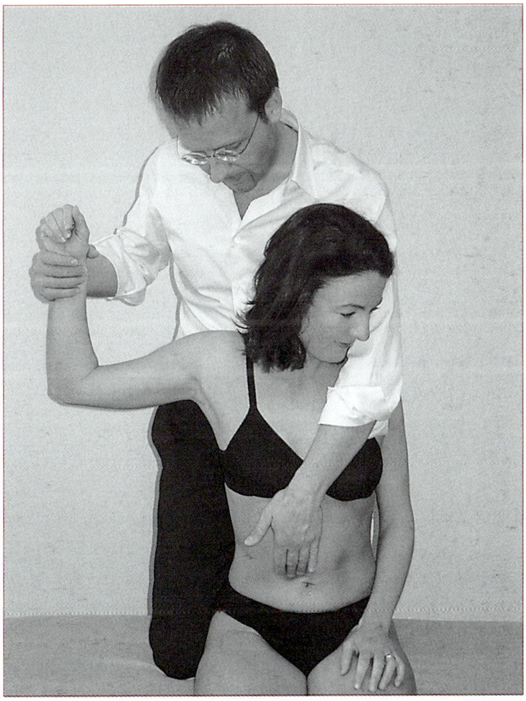

Procédure

Le thérapeute saisit l'une des deux mains du patient et palpe son pouls radial, puis il mobilise le bras en abduction à 90° et rotation externe maximale. Une fois dans cette position, il demande au patient de tourner la tête dans le sens opposé, c'est-à-dire vers la droite en cas d'élévation du bras gauche et vers la gauche en cas d'élévation du bras droit.

Évaluation

Le test est jugé positif si le pouls s'abolit. La tension fasciale créée dans le creux supra-claviculaire par la mobilisation du bras et la rotation de la tête comprime l'a. sous-clavière, si bien que le pouls cesse d'être perceptible.
Les raisons de cette tension fasciale élevée peuvent être de nature squelettique, par ex. une dysfonction du rachis cervical, mais aussi viscérale : toute dysfonction ostéopathique d'un organe, par ex. une fixation, est transmise jusqu'au défilé thoracique via des chaînes fasciales et peut ainsi entraîner un résultat positif au test.

Pour déterminer l'organe concerné, il faut compléter le test.

Les bras et la tête sont maintenus dans la même position, tandis que le thérapeute applique une légère pression sur les organes suspectés d'être perturbés – il effectue une inhibition. Si le pouls revient, l'organe dysfonctionnel est identifié. L'inhibition soustrait dans une certaine mesure l'organe à la chaîne fasciale, si bien que la tension fasciale diminue et l'a. sous-clavière se trouve libérée de la compression.

On se sert habituellement du bras droit pour tester la partie droite du tronc et du bras gauche pour tester la partie gauche, mais comme certains organes abdominaux sont impairs, cette séparation ne doit pas être prise à la lettre. Ce test est également appelé test d'Adson-Wright complété.

Test de rebond selon *Barral*

Position de départ

Le patient est couché sur le dos, jambes fléchies. Le thérapeute se tient debout latéralement au patient.

Procédure

Le thérapeute superpose ses mains sur l'abdomen du patient, applique une pression sur l'organe à traiter, puis relâche celle-ci subitement.

Évaluation

Si la pression exercée sur l'organe est ressentie comme douloureuse par le patient, c'est que l'organe lui-même est perturbé. Il peut par exemple s'agir d'une inflammation ou d'un spasme.
Si en revanche le patient a mal lorsque le thérapeute relâche la pression, la cause doit en être recherchée dans les moyens de fixité de l'organe et non dans l'organe lui-même.

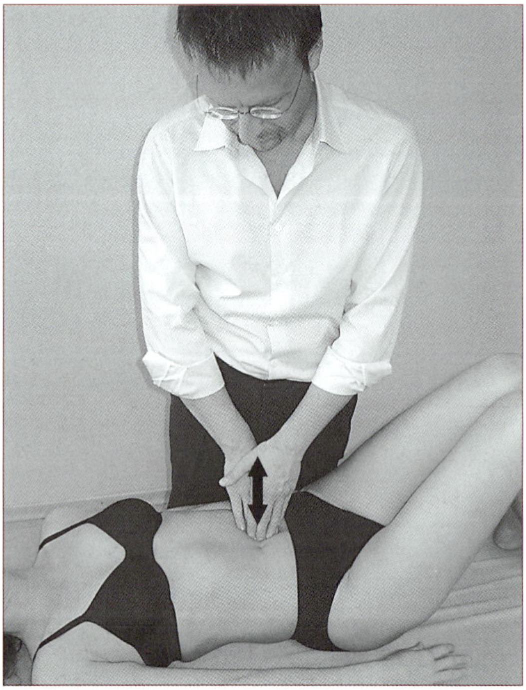

Ce test peut aussi être effectué dans d'autres positions, par exemple assis.

Exemple : On soulève le foie et on le comprime contre le diaphragme. Si cela provoque une douleur, on peut en conclure à une cause organique. On relâche ensuite la pression pour laisser retomber le foie. Si c'est à ce moment que la douleur survient, c'est qu'il y a irritation des moyens de fixité du foie, par ex. une fibrose ligamentaire.

Tests complétés selon *Barral*

Les tests complétés consistent à rechercher des éléments pouvant être mis en rapport avec la motivation de la visite, par ex. une limitation douloureuse du mouvement de la colonne cervicale en rotation, et d'obtenir une amélioration des résultats de l'examen en inhibant les organes impliqués.

Les résultats de l'examen peuvent être les suivants :

- Limitation, douloureuse ou non, de la mobilité de certaines articulations viscérales.
- Tensions fasciales dans les extrémités ou le tronc.
- Sensibilité à la pression de certains ligaments, bourses synoviales, tendons ou autres structures molles.

Exemple : Le patient consulte pour une lombosciatalgie avec irradiation dans l'arrière de la cuisse droite. L'examen révèle une tension fasciale dans la jambe droite.
Le thérapeute saisit la jambe droite par le pied et la soulève jusqu'à ce qu'il perçoive une résistance fasciale contre la mobilisation. Il maintient la jambe dans la position ainsi atteinte et inhibe par pression un organe susceptible d'être en rapport avec cette lombosciatalgie, par ex. le côlon ascendant.
Si la tension fasciale diminue durant l'inhibition, le thérapeute accentue l'élévation de la jambe jusqu'à ce qu'il rencontre une nouvelle résistance. Selon le même principe que pour le test de Sotto-Hall, l'organe est soustrait de la chaîne fasciale par l'inhibition, si bien que la tension fasciale dans la jambe diminue.

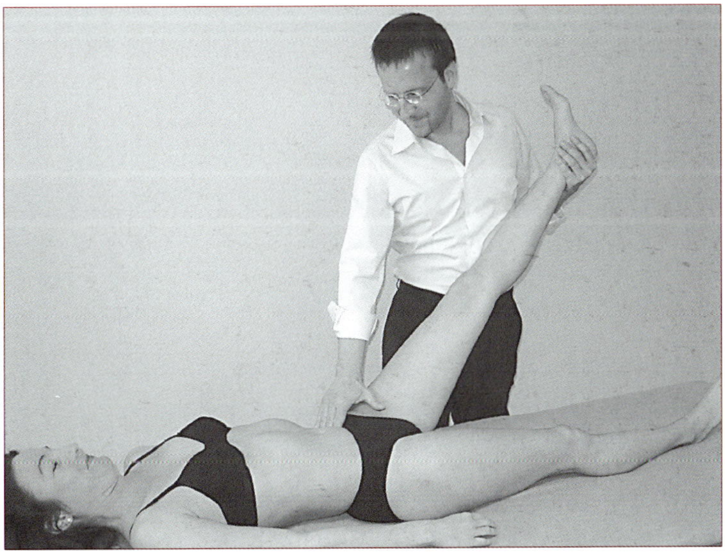

Il y a donc participation de l'organe inhibé dans la lombosciatalgie.

Test de ventilation selon *Barral*

En cas de douleurs abdominales lors de l'inspiration profonde, il est probable que l'organe soit lui-même en cause dans la gêne éprouvée par le patient, ayant motivée la visite.

Si c'est en revanche l'expiration profonde qui est ressentie comme douloureuse, on peut suspecter un problème touchant les moyens de fixité d'un ou plusieurs organes.

Test d'hyperextension selon *Barral*

Le thérapeute facilite le patient assis en extension dorsale maximale de manière à étirer les moyens de fixité des organes abdominaux. En cas de fibrose ou de synéchie des moyens de suspension, cette manœuvre peut déclencher une douleur dans la cavité abdominale.

Principes thérapeutiques généraux

Le travail viscéro-ostéopathique se fonde sur les 5 principes de l'ostéopathie :

1. La conception holistique du corps humain – principe de totalité indivisible.
2. Le mouvement comme signe de la vie.
3. L'autorégulation de l'organisme.
4. L'interdétermination de la structure et de la fonction.
5. La circulation – les liquides organiques doivent circuler.

L'examen ostéopathique et l'analyse de ses résultats permettent au thérapeute de conclure à certaines dysfonctions de l'organisme. S'il parvient à identifier un organe comme étant à l'origine des troubles subjectifs, il cherchera, par un traitement viscéral, à rendre à l'organe sa capacité physiologique de mouvement tridimensionnel.
Pour ce faire, il travaille sur les trois aspects de la dynamique organique :

- Mobilité.
- Motilité.
- Mouvement fascial.

Le travail vise aussi une amélioration au sens le plus large du terme de la circulation, et cela afin d'améliorer le trophisme de l'organe :

- Circulation sanguine.
- Flux lymphatique.
- Influx neurovégétatifs.

En traitant l'organe d'un point de vue structurel, le thérapeute espère produire une amélioration de sa fonction. Ainsi, pour traiter une constipation chronique, mobilisera-t-il le côlon.
Ce processus d'amélioration fonctionnelle exige du temps, c'est-à-dire le temps dont a besoin l'organisme pour mobiliser ses forces d'autoguérison. On ne peut, par exemple, juger du succès d'une séance d'ostéopathie dans le cadre d'une lombalgie liée au cycle menstruel qu'à la fin du cycle suivant. Aussi, faut-il parfois attendre deux à quatre semaines entre deux traitements viscéraux.

À noter

Les 5 principes de l'ostéopathie :

1. La conception holistique du corps humain – principe de totalité indivisible.

2. Le mouvement comme signe de la vie.
3. L'autorégulation de l'organisme.
4. L'interdétermination de la structure et de la fonction.
5. La circulation – les liquides organiques doivent circuler.

Options de traitement viscéral

Traitement des jonctions viscérales selon *Barral*

Les jonctions viscérales du tractus gastro-intestinal, sphincters proprement dits ou *sphincter-like*, sont des structures anatomiques hautement réflexogènes. Il s'agit notamment des éléments suivants :

- Jonction œsophago-cardio-tubérositaire.
- Cardia.
- Pylore.
- Sphincter d'Oddi.
- Jonction duodéno-jéjunale.
- Jonction iléo-cæcale.
- Région ano-rectale.

Ces structures sont souvent douloureuses à la pression. Le traitement d'une jonction viscérale entraîne un relâchement perceptible et une diminution de sensibilité non seulement du « sphincter » lui-même mais aussi d'autres zones du tractus gastro-intestinal. On attribue ce phénomène à des réflexes viscéro-viscéraux ainsi qu'à certains traits anatomiques propres à ces zones.

Principe du traitement des jonctions viscérales

Sera uniquement évoqué dans ce livre le traitement des jonctions 3 à 6. La façon de procéder est à chaque fois la même.

Le thérapeute place ses doigts sur la projection abdominale de la jonction et les enfonce profondément dans l'abdomen jusqu'à ce qu'il perçoive la zone réflexogène.

Une fois en contact avec le « sphincter », il effectue des frictions dans le sens horaire, des vibrations, des inhibitions ou des rebonds (voir ci-dessous).

La manœuvre doit durer jusqu'à ce qu'un relâchement se produise ou que la sensibilité de la jonction ait sensiblement diminué. Effectué en début de séance, le traitement des jonctions viscérales permet d'obtenir un relâchement général du viscère.

Inhibitions

Les inhibitions sont des pressions constantes exercées sur une structure. Elles produisent par voie réflexe une baisse de tonus et une diminution de la sensibilité de la zone traitée.

L'opération doit durer entre 30 sec. et 2 mn.

Technique du rebond

Cette méthode thérapeutique consiste à comprimer certaines parties d'un organe ou à étirer au maximum ses moyens de fixité, puis à relâcher subitement la pression ou la traction, après quoi l'on recommence.

C'est un moyen efficace pour réduire la tonicité d'un spasme ou mobiliser les adhérences et fixations.

Traitement de la mobilité

Pour améliorer la mobilité d'un organe, le thérapeute assiste manuellement celui-ci, directement ou indirectement, dans ses mouvements tridimensionnels physiologiques.

S'il constate par exemple une limitation de la mobilité du foie dans le plan frontal, il traite ce mouvement en amplitude maximale, comme il le ferait pour mobiliser une articulation squelettique : l'une des deux parties de l'articulation tient lieu de point fixe tandis que l'autre est mue. On peut intervertir les rôles ou mouvoir simultanément les deux parties de l'articulation. Ce qui importe le plus est de respecter les axes et les plans du mouvement à traiter.

Traitement direct

Le thérapeute pose ses mains sur l'organe et mobilise la structure directement.

Traitement indirect

Le thérapeute mobilise la structure au moyen de leviers. Il peut par exemple se servir des côtes pour mobiliser le foie dans les trois plans (voir ci-dessous). Techniques directes et indirectes peuvent être combinées.

Traitement de la motilité selon *Barral*

Principe

Départ du test
Le thérapeute, assis et détendu, pose une main sur l'abdomen du patient, dans la région de l'organe à traiter, sans exercer de pression. Son avant-bras repose sur l'abdomen.

Déroulement du test
Le thérapeute cherche à ressentir le mouvement de la motilité afin de juger de l'amplitude et de la direction de l'inspir et de l'expir ainsi que du rythme du mouvement dans son ensemble. En cas de perturbation de l'un ou l'autre de ces aspects de la motilité, ou *a fortiori* des deux, il convient de traiter.

Traitement
La motilité se traite indirectement. Le thérapeute suit le mouvement non restreint jusqu'au *still point*, s'arrête pendant plusieurs cycles, puis suit le mouvement restreint jusqu'à un nouveau *still point*.
Il peut aussi essayer d'augmenter l'amplitude du mouvement libre (induction). Pour finir, il aura soin de vérifier si le mouvement le plus pauvre s'est amélioré.
La manœuvre doit être répétée jusqu'à ce que la motilité ait retrouvé ses valeurs normales en termes de rythme, de direction et d'amplitude.

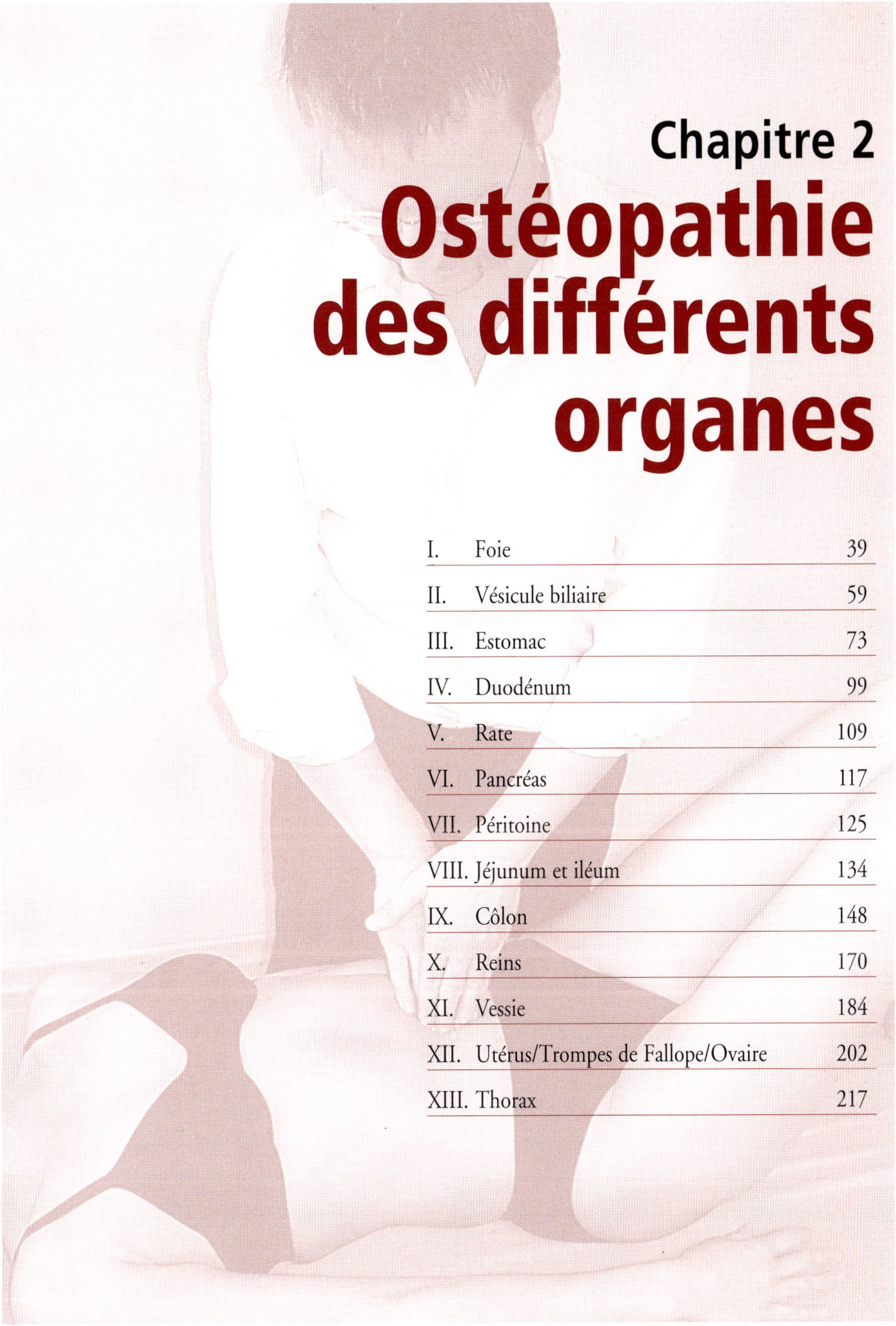

Chapitre 2
Ostéopathie des différents organes

I. Foie

Anatomie et physiologie

Généralités

Division macroscopique en :
- lobes droit et gauche ;
- lobe caudé ;
- lobe carré.

Le foie est entièrement péritonisé, à l'exception de sa face diaphragmatique, aire nue se trouvant en rapport direct avec le diaphragme. Il pèse entre 1,5 et 2,5 kg, mais son poids effectif ne représente qu'environ 400 g car la force d'attraction des organes thoraciques (dépression thoracique) et la pression exercée par les organes abdominaux ont un effet réducteur.
Le foie reçoit environ 1,5 L de sang par minute.

Situation

Le foie est situé dans la partie supérieure droite de l'abdomen, en dessous du diaphragme.

Bord crânial

AV : s'étend depuis le 5e EIC droit jusqu'au 6e EIC gauche.
Côté gauche, il atteint en moyenne une verticale passant par le milieu du lig. inguinal gauche.
ARR : T8/9.

Bord caudal

AV : s'élève depuis le bord inférieur du gril costal droit jusqu'au-delà de la ligne médiane.
ARR : T11/12.

Rapports topographiques

- Côté droit dorso-latéral et côté ventral : paroi abdominale et côtes 8-11.
- Diaphragme.
- Vésicule biliaire.
- Conduits hépatique/cystique/cholédoque.
- V. cave inférieure.
- V. porte.

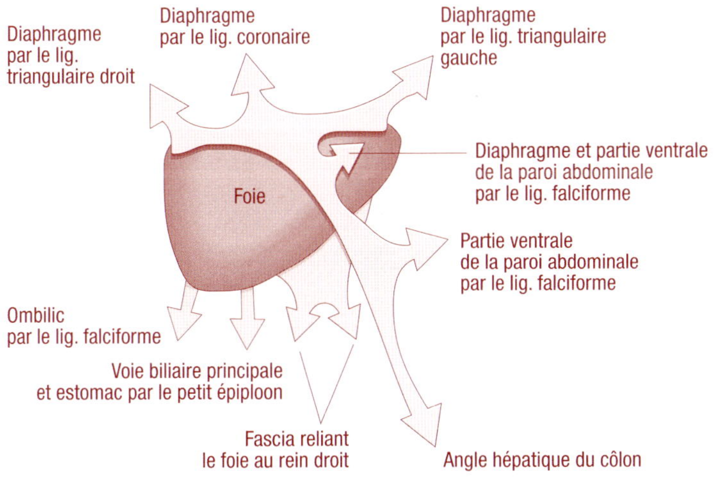

- A. hépatique propre.
- Œsophage.
- Estomac.
- Surrénale droite.
- Rein droit.
- Duodénum : D1 et D2.
- Angle hépatique.
- Rapport indirect avec la plèvre, le poumon, le péricarde et le cœur.

Moyens de fixité et de suspension

- Pression intra-abdominale.
- Effet turgor.
- Lig. coronaire.
- Lig. triangulaire gauche et droit.
- Lig. falciforme.
- Lig. rond du foie.
- Petit épiploon (lig. hépato-duodénal et lig. hépato-gastrique).
- Lig. hépato-rénal.
- V. cave inférieure.

Circulation

Artérielle

A. hépatique propre amenant le sang en provenance du tronc cœliaque.

Veineuse

- V. porte (collecte le sang provenant de la rate, de la partie distale de l'œsophage, de l'estomac, de l'intestin grêle, du côlon et de la partie supérieure du rectum).
- V. cave inférieure.

Écoulement de la lymphe

Les vaisseaux lymphatiques sont parallèles aux vaisseaux sanguins.

Innervation

- Sympathique provenant des segments Th7-10 via les nn. grand et petit splanchnique.
- Échange dans le pl. solaire.
- N. vague.
- L'innervation sensitive de la capsule de Glisson est assurée par le n. phrénique (C3-C5).

Biorythme

Temps max.	1-3 h.
Temps min.	13-15 h.

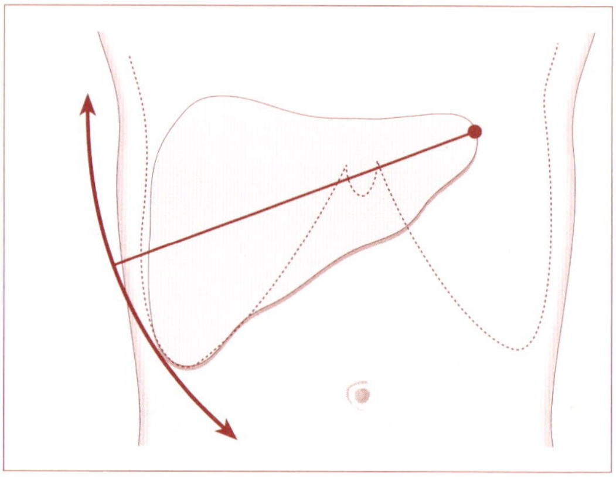

Mobilité et motilité du foie dans le plan frontal

Physiologie des mouvements selon *Barral*

Mobilité

Le foie présente une mobilité dans trois plans.

Plan frontal

Lors de l'inspiration, le diaphragme pousse les portions latérales du foie vers le dedans et le bas. Observé de face, le foie effectue une rotation dans le sens antihoraire. Le mouvement se fait autour d'un axe sagitto-transversal passant par le lig. triangulaire gauche.

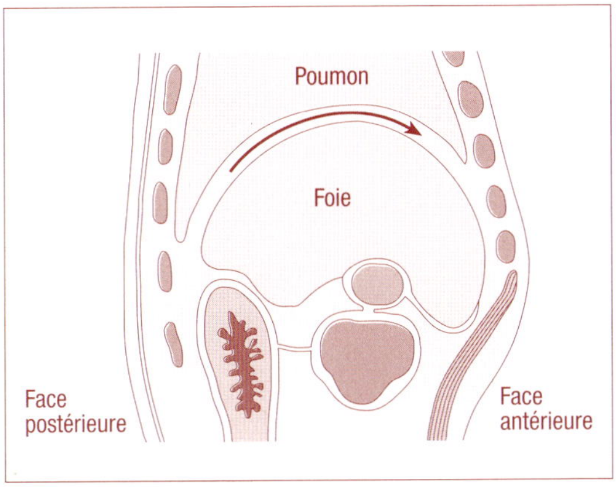

Mobilité et motilité du foie dans le plan sagittal

Plan sagittal
Dans ce plan, le foie effectue une bascule avec déplacement simultané des portions crâniales vers l'avant et du bord caudal vers l'arrière. Le mouvement se fait autour d'un axe fronto-transversal passant en moyenne par le lig. coronaire.

Plan transversal
Le foie effectue une rotation gauche autour d'un axe fronto-sagittal passant par la v. cave inférieure, structure conductrice approximative.

Motilité

Le mouvement de la motilité se fait exactement dans le même sens et selon le même axe que celui de la mobilité.

Clinique ostéopathique

Symptômes cardinaux

- Fatigue.
- Ictère.

Dysfonctions caractéristiques

- Adhérences/fixations.
- Diminution de l'activité métabolique et de la vitalité générale.

Dysfonctions structurelles associées

- C0/1 et C1/2.
- T7-10.
- Côtes 7-10, à droite.
- C4 à T1, à droite ou des deux côtés.

Symptômes atypiques

Les chaînes ostéopathiques suivent souvent les structures fasciales ou s'expliquent par des mécanismes réflexes dus à l'innervation sympathique de l'organe. Du fait de l'organisation des fascias, unis les uns aux autres en un continuum tissulaire, des symptômes pariétaux ou fonctionnels peuvent apparaître en un site éloigné de leur cause originelle (ici la dysfonction d'un organe). Dans ce contexte, la chaîne ostéopathique correspond à la voie anatomo-fonctionnelle, souvent fasciale, menant de la cause au symptôme.
Exemple : on observe chez un patient une réduction de la mobilité du foie suite à une hépatite. Ce trouble dynamique se communique via le diaphragme à la plèvre pariétale jusqu'au dôme pleural. La réponse adaptative des ligaments cervicopleuraux à cette nouvelle situation se matérialise par des tractions antiphysiologiques exercées sur les tissus qui se communiquent aux dernières vertèbres cervicales. Il en découle une malposition vertébrale qui se traduira pour le patient par le symptôme pariétal de cervico-brachialgie.
Face à la même cause, on pourrait aussi déduire une chaîne ostéopathique neurovégétative réflexe : des blocages récidivants à la hauteur des corps vertébraux T8/9 peuvent être l'indice d'une hépatite ancienne guérie. Le flux d'informations sympatho-

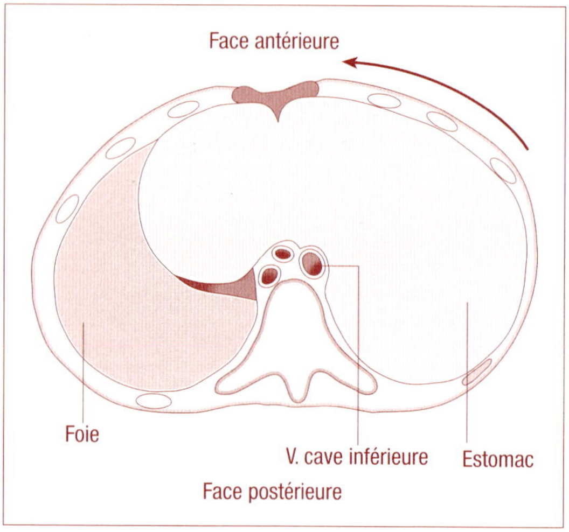

Mobilité et motilité du foie dans le plan transversal

afférent engendré par la dysfonction hépatique peut conduire, au niveau de la moelle segmentaire, à des altérations du tonus de la musculature striée pariétale segmentaire. La modification de la traction musculaire provoque une dysfonction de la vertèbre segmentairement tributaire. Il en résulte un blocage de cette vertèbre, avec les symptômes correspondants (par ex. réduction douloureuse de la mobilité et de la respiration). Dans notre exemple, il s'agit des vertèbres T8 et T9 car l'innervation sympathique du foie provient pour partie de ces segments.

Voici une liste de symptômes pouvant s'expliquer par des chaînes ostéopathiques ou ressortir de l'interrogatoire du patient :
- Sommeil non-récupérateur.
- Troubles digestifs en relation avec le cycle hormonal chez la femme (action de la progestérone).
- Décubitus latéral droit et décubitus ventral difficiles.
- Troubles du sommeil avec notamment réveils en sueur entre 1 h et 3 h du matin.
- Douleurs ou malaise dans l'étage supérieur droit de l'abdomen.
- Intolérance à certains aliments, tels que graisses, café, alcool, chocolat, œufs, viande de porc ou oignons.

Contrairement à d'autres auteurs, Barral ajoute à cette liste un certain nombre de symptômes organo-spécifiques, dont :
- Photophobie dans les 1 à 2 heures suivant la prise de repas.
- Céphalées bilatérales, souvent associées à une cervicalgie ou à une douleur orbitale.
- Sinusite chronique.
- Hyperesthésie du cuir chevelu.
- Haleine acétonique.
- Peau et cheveux gras.
- Alopécie.

Indications au traitement ostéopathique

- Adhérences.
- Stase biliaire.
- Diminution de l'activité métabolique et de la vitalité générale, à la suite par ex. d'une infection.
- Diminution des défenses immunitaires.
- Périarthrite scapulo-humérale, surtout à droite.
- Sciatalgie, surtout à gauche (avec microstases dans la v. lombaire ascendante et le système azygos).
- Cruralgie droite.
- Voir aussi : *Symptômes atypiques.*

Contre-indications au traitement ostéopathique

- Ictère.
- Inflammation aiguë.
- Insuffisance cardiaque décompensée.

◆ Il faut interrompre le traitement en cas de réactions neurovégétatives marquées, telles que fortes nausées, vomissements, sudations, vertiges, tachycardie ou tendance au collapsus.
◆ Tumeurs au foie ou à la vésicule biliaire.
◆ Nœuds lymphatiques cervicaux ou sus-claviculaires palpables.
◆ Hépatomégalie.
◆ Splénomégalie.

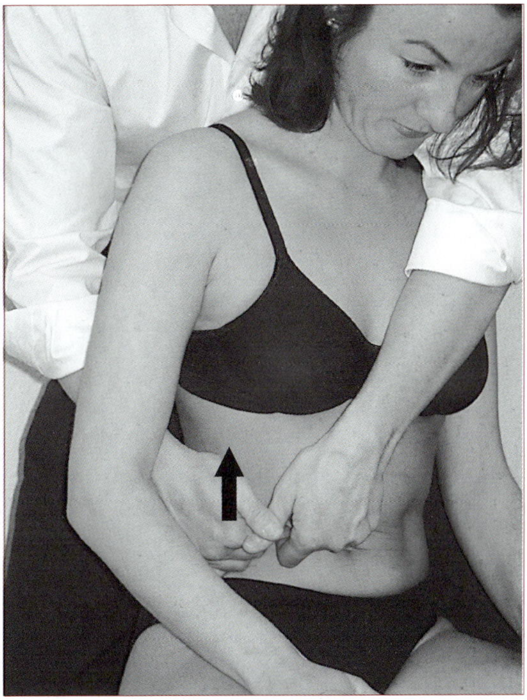

Tests et traitements ostéopathiques

Mobilisation directe du foie

Dans le plan frontal selon *Barral*

Position de départ
Le patient est assis.
Le thérapeute se tient debout derrière le patient.

Départ du test
Le thérapeute passe sa main gauche par-dessus l'épaule gauche du patient et pose les doigts en dessous du gril costal droit – latéralement par rapport à la ligne médio-claviculaire. Les doigts de la main droite viennent se placer à côté de ceux de la main gauche en passant sous l'aisselle droite du patient. Tout en cyphosant le patient, le thérapeute enfonce tous ses doigts profondément sous le foie en direction postérieure.

Déroulement du test
Le thérapeute approche ensuite ses doigts de la face inférieure du foie et entre en contact avec l'organe afin d'en apprécier la consistance, la sensibilité et la texture. On ne peut poursuivre que si le foie est mou, lisse et insensible à la pression. Aucune réaction neurovégétative marquée ne doit se produire.

Si ces conditions sont réunies, le tissu hépatique peut ensuite être comprimé et le foie poussé en direction crâniale contre le diaphragme, après quoi le thérapeute relâchera subitement la pression pour faire retomber le foie. Si la descente est lente, comme retenue, on peut en conclure à un manque d'élasticité du lig. triangulaire droit. Or, pour que le mouvement du foie dans le plan frontal puisse se dérouler normalement, ce ligament doit être suffisamment distensible.

Traitement
Le traitement consiste à soulever et à relâcher le foie comme pour le test, mais plusieurs fois d'affilée. Après 6 à 8 répétitions, on constate généralement une normalisation de la vitesse de retour. Le lig. triangulaire droit est mobilisé.

Mobilisation directe du foie

Dans le plan sagittal selon *Barral*

Position de départ
Le patient est assis.
Le thérapeute se tient debout derrière le patient.

Départ du test
Le thérapeute passe sa main droite sous l'aisselle droite du patient et pose les doigts en dessous du gril costal droit, du côté latéral de la ligne médio-claviculaire. La main gauche passe par-dessus l'épaule gauche du patient et les doigts viennent se placer à côté de ceux de la main droite côté médial de manière à former un alignement sous le gril costal droit.
Tout en cyphosant le patient, le thérapeute enfonce profondément tous ses doigts sous le foie en direction postérieure, puis relève ses mains de manière à avoir l'organe dans les paumes.

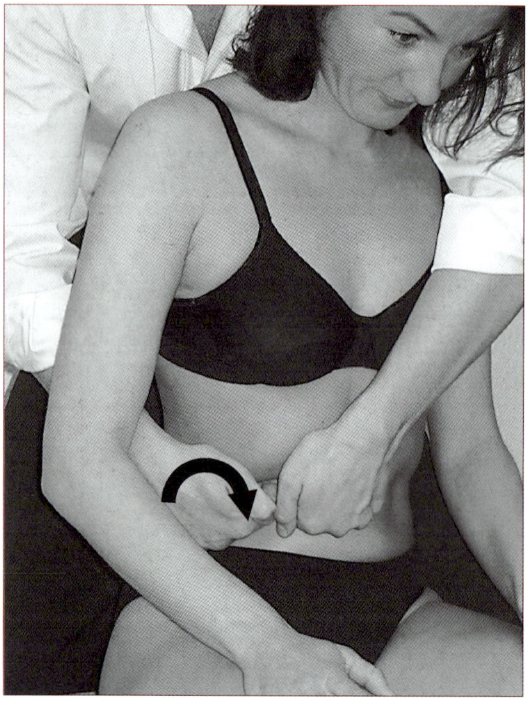

Déroulement du test
Le thérapeute provoque avec l'extrémité des doigts un mouvement de bascule du foie vers l'avant, puis relâche subitement la pression antériorisante de manière à ce que l'organe retourne à sa position initiale par une bascule inverse. Si le mouvement est lent, on peut en conclure à un manque d'élasticité du lig. coronaire. Or, pour que le mouvement du foie dans le plan sagittal puisse se dérouler normalement, ce ligament doit être suffisamment distensible.

Traitement
Le traitement consiste à faciliter et relâcher le foie comme pour le test, mais plusieurs fois d'affilée. Après 6-8 répétitions, on constate généralement une normalisation de la vitesse de retour. Le ligament coronaire est mobilisé.

Mobilisation indirecte du foie

Dans le plan frontal par-dessus les côtes selon *Barral*

Position de départ
Le patient est en décubitus latéral gauche, jambes fléchies.
Le thérapeute se tient debout derrière le patient.

Procédure
Le thérapeute pose sa main crâniale sur la partie latérale du gril costal droit, bord cubital dans la région des 5e et 6e côtes. La main caudale vient également se placer sur le gril costal droit, en dessous de la main crâniale, mais en position davantage latéro-ventrale. Dans un premier temps, le thérapeute presse les côtes contre le foie, après quoi il mobilise l'organe vers le bas et le dedans en

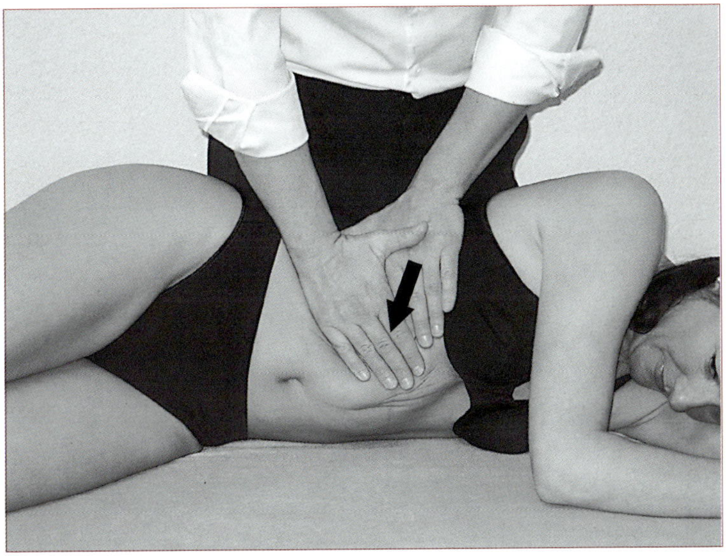

augmentant la pression exercée sur les côtes. Une fois le maximum atteint, il peut maintenir la position, initier des vibrations ou mobiliser par des petits rebonds.
La mobilisation dans le sens inverse (cranio-latéral) se déroule de la même façon.

Variante
Ces manœuvres peuvent aussi s'effectuer en plaçant les mains sur le gril costal non pas en crânial et caudal, mais en dorsal et ventral.

Mobilisation indirecte du foie

Dans le plan transversal par-dessus les côtes selon *Barral*

Position de départ
Le patient est en décubitus latéral gauche, jambes fléchies.
Le thérapeute se tient debout derrière le patient.

Procédure
Le thérapeute place sa main crâniale sur la partie latérale du gril costal droit, bord cubital dans la région des côtes 5/6, doigts orientés ventralement et pouces orientés dorsalement. La main caudale vient également se placer sur le gril costal droit, sous la main crâniale, au même niveau. Dans un premier temps, le thérapeute presse les côtes contre le foie, après quoi il mobilise l'organe en rotation gauche (vu du dessus, rotation dans le sens antihoraire) en augmentant la pression exercée sur les côtes. Une fois le maximum atteint, il peut maintenir la position, initier des vibrations ou mobiliser par des petits rebonds.
La mobilisation dans le sens inverse (rotation droite) se déroule de la même façon, mais l'amplitude du mouvement est nettement moindre.

Variante
Ces manœuvres peuvent aussi s'effectuer en plaçant les mains sur le gril costal non pas en crânial et caudal, mais en dorsal et ventral.

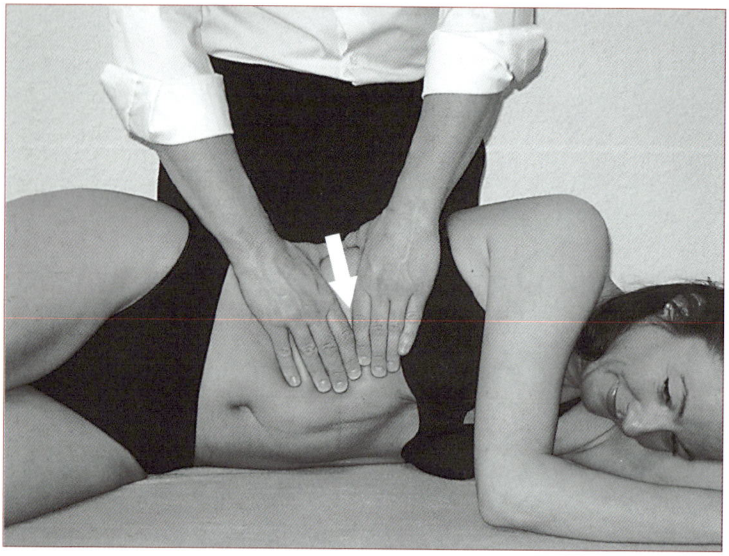

Mobilisation indirecte du foie

Dans le plan sagittal par-dessus les côtes selon *Barral*

Position de départ

Le patient est en décubitus latéral gauche, jambes fléchies.

Le thérapeute se tient debout derrière le patient.

Procédure

Le thérapeute place sa main crâniale sur la partie dorsale du gril costal droit, à la hauteur des côtes 5/6. La main caudale vient se placer sur la partie ventrale sur le gril costal droit, bord cubital en

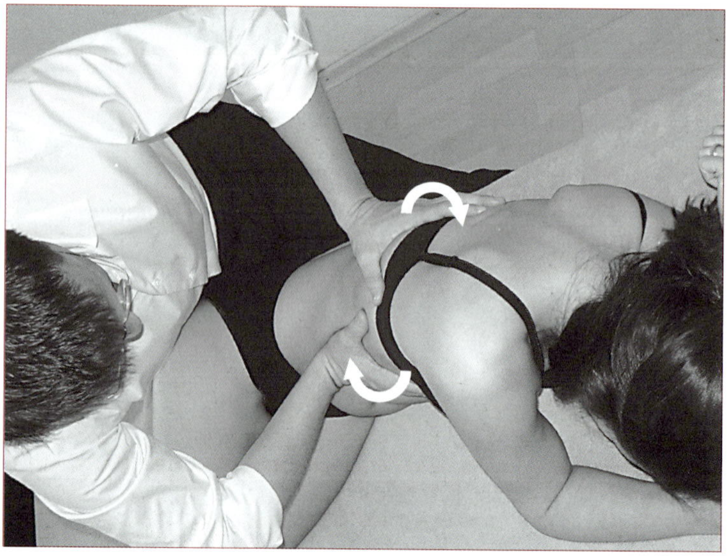

contact avec le rebord costal. Dans un premier temps, le thérapeute presse les côtes contre le foie, après quoi il mobilise l'organe dans le plan sagittal en appuyant simultanément en direction antéro-supérieure avec la main crâniale et en direction postéro-inférieure avec la main caudale. Une fois le maximum atteint des deux côtés, il peut maintenir la position, initier des vibrations ou mobiliser par des petits rebonds.
La mobilisation dans le sens inverse se déroule de la même façon, mais l'amplitude du mouvement est nettement moindre.

Mobilisation indirecte du foie

Dans le plan frontal en utilisant le bras comme bras de levier long selon *Barral*

Position de départ
Le patient est en décubitus latéral gauche, jambes fléchies.
Le thérapeute se tient debout derrière le patient.

Procédure
Le thérapeute place sa main caudale sur la partie ventro-latérale du gril costal droit, au niveau du foie, doigts orientés ventralement.
De sa main crâniale, il saisit le bras droit du patient et le mobilise en abduction jusqu'à ce que le mouvement se transmette aux côtes.
La main caudale sert de point d'appui, tandis que la main crâniale mobilise le foie dans le plan frontal par une accentuation de l'abduction du bras. Une fois l'amplitude maximale atteinte, le thérapeute peut maintenir la position, initier des vibrations ou mobiliser par des petits rebonds de la main caudale.
Ces manœuvres permettent d'améliorer la mobilité de la surface de glissement entre le foie et le diaphragme.

Variante
Point d'appui et point mobile peuvent être intervertis. On peut aussi utiliser les deux bras de levier pour mobiliser.
Le patient peut également être placé en décubitus dorsal.

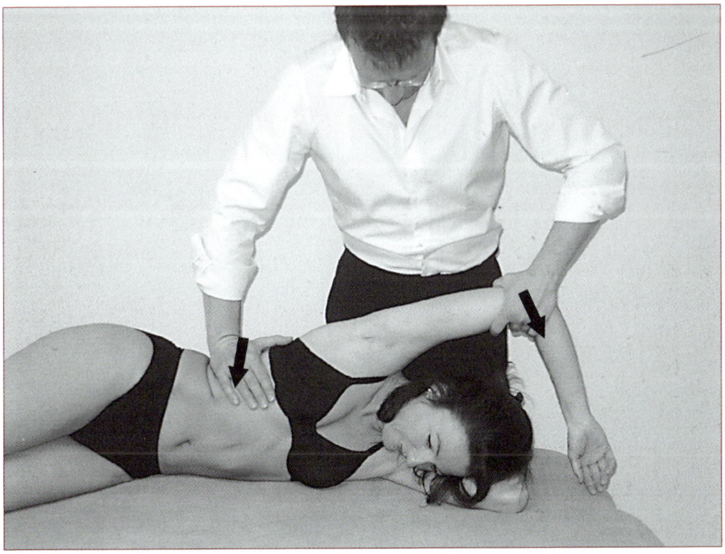

Mobilisation indirecte du foie

Dans le plan frontal en utilisant la jambe comme bras de levier long selon *Barral*

Position de départ
Le patient est couché sur le dos, jambes fléchies. Le thérapeute se tient debout à gauche du patient.

Départ des manœuvres
Le thérapeute place sa main crâniale sur le gril costal droit, éminence thénar sous le rebord costal, et la fait glisser vers le dehors et le haut. De sa main caudale, il saisit le genou droit du patient.
La main crâniale mobilise le foie dans le sens cranio-latéral, tandis que la main caudale tire les deux genoux vers la gauche jusqu'à ce que la traction devienne perceptible par la main crâniale. Une fois le maximum atteint des deux côtés, le thérapeute peut exercer une traction continue ou intermittente sur les structures. Les deux mains mobilisent. L'effet mobilisateur concerne les surfaces de glissement des articulations viscérales de la partie inférieure du foie.

Variante
Une main peut aussi servir de point d'appui, tandis que l'autre mobilise.

Pompage du foie selon *Barral*

Position de départ
Le patient est couché sur le dos, jambes fléchies. Le thérapeute se tient debout à gauche du patient.

Procédure
Le thérapeute place sa main crâniale sur le gril costal droit de façon à ce que les doigts soient en contact avec la partie dorsale de la cage thoracique et l'éminence thénar avec la partie latérale. La main caudale vient se placer sur la paroi abdominale, bord cubital en contact avec le rebord costal. Lors de l'expiration, la main caudale pousse en direction de l'épaule droite du patient, tandis que la main crâniale tire le gril costal en direction de la main caudale, de manière à comprimer le foie. Lors de l'inspiration, la position atteinte est maintenue de manière à pouvoir être accentuée sur l'expiration suivante. La manœuvre doit être répétée sur deux

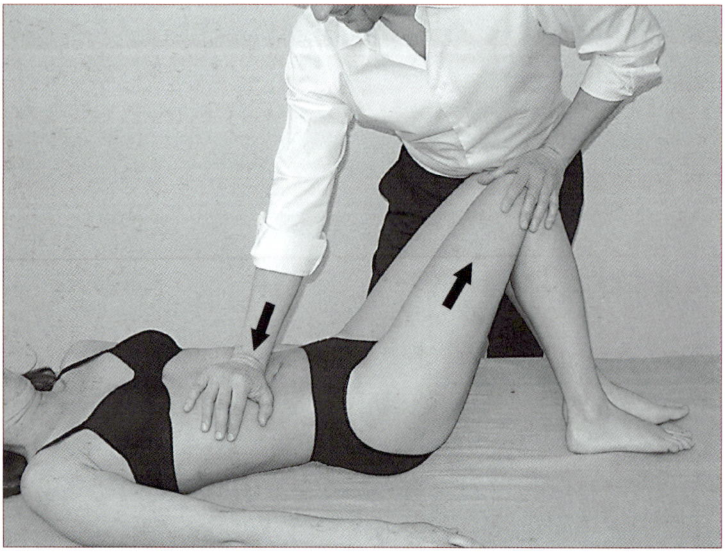

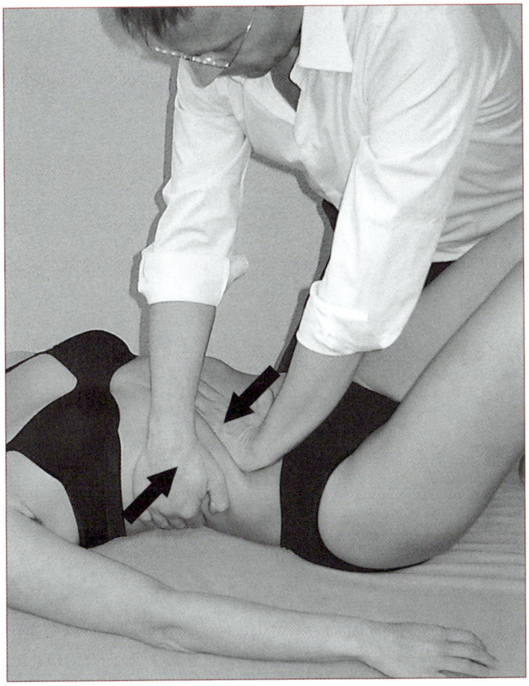

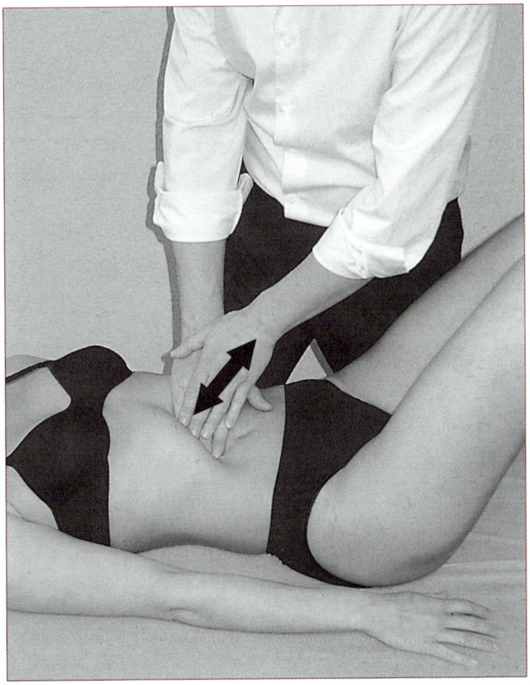

ou trois cycles respiratoires, après quoi le thérapeute demande au patient d'inspirer profondément. Au début de cette grande inspiration, il lâche subitement la pression des deux mains simultanément.

Variante
La main caudale peut aussi être placée sur la paroi abdominale, éminence thénar en contact avec le rebord costal.

Oscillations sur le foie

Position de départ
Le patient est couché sur le dos, jambes fléchies.
Le thérapeute se tient debout à gauche du patient.

Procédure
Le thérapeute pose sa main droite sur la paroi abdominale du patient, bord cubital en contact avec le rebord costal. La main gauche vient se placer dessus. Des deux mains, le thérapeute exerce des petites pressions intermittentes et rythmiques sur le foie de manière à produire des oscillations d'une fréquence de 150-180/min. L'opération doit durer environ 2 minutes.
Cette manœuvre stimule la circulation.

Test et traitement de la motilité du foie selon *Barral*

Position de départ
Le patient est couché sur le dos, jambes tendues.
Le thérapeute est assis face au patient, du côté droit du patient.

Départ des manœuvres
Le thérapeute place sa main droite sur l'abdomen du patient sans exercer de pression, éminence thénar en contact avec les côtes inférieures droites, par-dessus le foie. La pulpe des doigts repose sur le

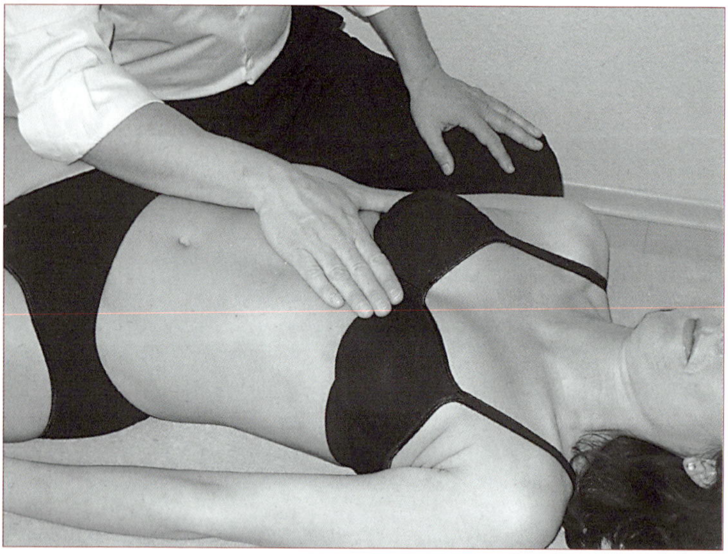

côté gauche du thorax, en regard du lig. triangulaire gauche. L'avant-bras repose sur l'abdomen.

Déroulement du test

Le thérapeute cherche à ressentir le mouvement de la motilité afin de juger de l'amplitude et de la direction de l'inspiration et de l'expiration ainsi que du rythme du mouvement dans son ensemble. En cas de perturbation de l'un ou l'autre de ces aspects de la motilité, ou *a fortiori* des deux, il convient de traiter.

Traitement

La motilité se traite indirectement. Le thérapeute suit le mouvement non restreint jusqu'au *still point*, s'arrête pendant plusieurs cycles, puis suit le mouvement restreint jusqu'à un nouveau *still point*.

Il peut aussi essayer d'augmenter l'amplitude du mouvement libre (induction). Pour finir, il aura soin de vérifier si le mouvement le plus pauvre s'est amélioré.

La manœuvre doit être répétée jusqu'à ce que la motilité ait retrouvé ses valeurs normales en termes de rythme, de direction et d'amplitude.

C'est dans le plan frontal que la motilité est le plus facile à percevoir.

Traitement fascial selon *Finet* et *Williame*

Technique globale

Position de départ

Le patient est couché sur le dos, jambes tendues. Le thérapeute se tient debout à droite du patient.

Départ de la manœuvre

Le thérapeute pose sa main droite sur l'abdomen du patient, juste en dessous du gril costal droit, bord radial de l'index contre le rebord costal. La main gauche vient se placer sur la partie dorsale du gril costal à la même hauteur que la main droite. Avec sa main ventrale, le thérapeute appuie ensuite vers l'arrière en exerçant une pression suffisante pour atteindre le plan fascial.

Traitement

Lors de l'inspiration, le thérapeute tire des deux mains simultanément vers le bas. Durant l'expira-

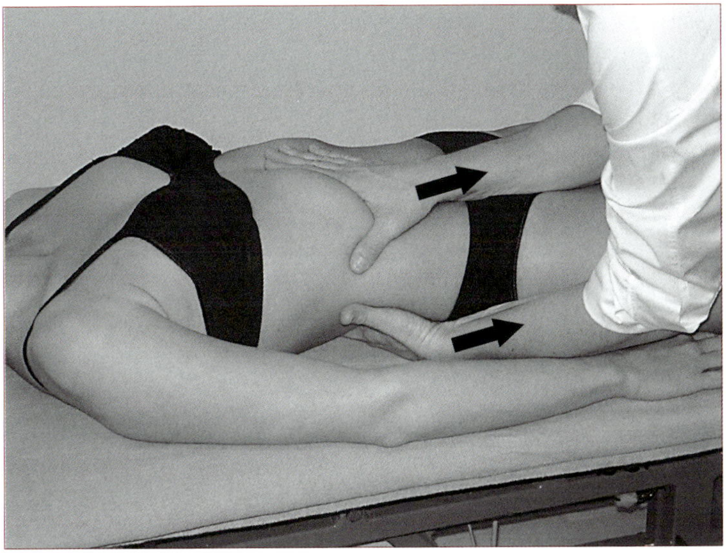

tion, il maintient la position ainsi atteinte, puis il recommence l'opération jusqu'à ce que l'amplitude fasciale maximale soit atteinte. Il relâche alors la traction sur une expiration.

L'opération doit être répétée 4 ou 5 fois.

Traitement fascial selon *Finet* et *Williame*

Technique lobaire

Position de départ
Le patient est allongé sur le dos, jambes tendues.

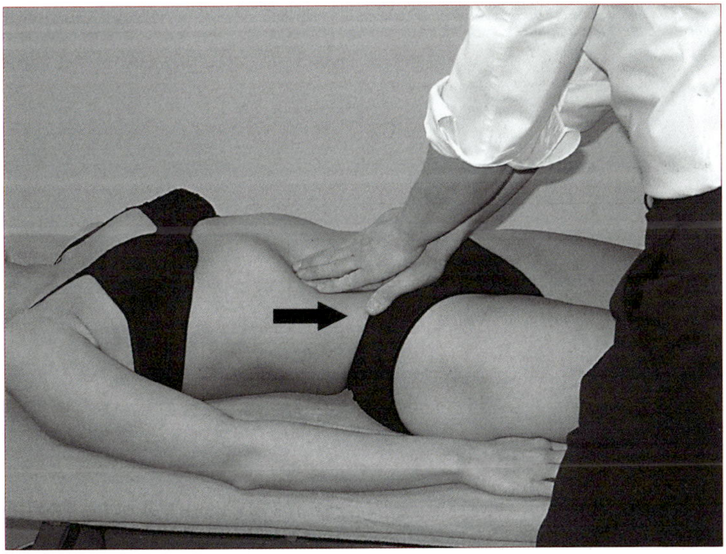

Le thérapeute se tient debout latéralement au patient.

Départ de la manœuvre
Le thérapeute pose ses mains à plat l'une sur l'autre sur l'abdomen du patient, en dessous du gril costal droit.
a) Dans la région du point de Murphy.
b) Du côté médial de cette région.
c) Du côté latéral de cette région.
Le bout des doigts est dirigé vers le haut.
Des deux mains, le thérapeute appuie vers l'arrière en exerçant une pression suffisante pour atteindre le plan fascial.

Traitement
Lors de l'inspiration, le thérapeute tire des deux mains simultanément vers le bas. Durant l'expiration, il maintient la position ainsi atteinte, puis il recommence l'opération jusqu'à ce que l'amplitude fasciale maximale soit atteinte. Il relâche alors la traction sur une expiration.
L'opération doit être répétée 4 ou 5 fois.

Techniques circulatoires selon *Kuchera*

Stimulation artérielle

- Stimulation du tronc cœliaque par un travail sur le rachis.
- Techniques diaphragmatiques.

Stimulation veineuse

- Pompage du foie.
- Étirement du lig. hépato-duodénal.
- Techniques diaphragmatiques.

Stimulation lymphatique

- Drainage lymphatique du thorax et de l'abdomen.
- Techniques diaphragmatiques.

Régulation du système nerveux autonome

Système nerveux sympathique
Stimulation du tronc sympathique Th7-10 par :
- Rib-raising.
- Inhibition des muscles paravertébraux.
- Vibrations.
- Manipulations.
- Maitland.
- Stimulation du plexus solaire.
- Techniques diaphragmatiques.

Système nerveux parasympathique
Stimulation du n. vague par :
- Thérapie cranio-sacrée.
- Techniques laryngiennes.
- Techniques thoraciques (recoïl).
- Techniques diaphragmatiques.

Traitement des points réflexes selon *Chapman*

Position

Foie
Face antérieure. 6e EIC, du bord du sternum jusqu'à environ la ligne mamillaire – uniquement du côté droit !
Face postérieure. Entre les processus transverses de T6 et T7, à mi-chemin entre processus épineux et extrémité du processus transverse – uniquement du côté droit !

Faiblesse hépatique
Face antérieure. 5e EIC, du bord du sternum jusqu'à environ la ligne mamillaire – uniquement du côté droit !
Face postérieure. Entre les processus transverses de T5 et T6, à mi-chemin entre processus épineux et

extrémité du processus transverse – uniquement du côté droit !

Principe du traitement

Le thérapeute pose un doigt tout doucement sur le point réflexe, puis applique une légère pression. Les points réflexes sont souvent très sensibles. C'est pourquoi il convient de procéder avec la plus grande délicatesse.
Le doigt reste en contact avec le point et effectue des petits mouvements circulaires.
Les points de la face antérieure doivent toujours être traités en premier. On ne passe au point suivant qu'une fois la sensibilité et/ou la consistance du point traité normalisées.
Pour finir, le thérapeute contrôle une dernière fois les points ventraux. Si la normalisation n'a pas tenu ce peut-être l'indice que la pathologie organique est trop prononcée pour qu'il soit possible d'agir dessus à court terme par voie réflexe ou qu'il existe d'autres dysfonctions nécessitant d'être préalablement traitées.

Recommandations au patient

- Éviter les aliments soufrés, tels que chips, restauration rapide, conserves de champignons, aliments en conserve, car ils peuvent influer sur la fonction hépatique et biliaire.
- Éviter les aliments susceptibles de provoquer des troubles.
- Cure hépatique :
  - prendre chaque jour le jus d'un citron avec une cuillère à soupe d'huile d'olive pressée à froid et un peu d'eau ;
  - consommer des salades amères, type chicorée ;
  - faire des enveloppements du foie avec des linges humides chauds ;
  - boire 2-3 litres d'eau par jour.

Cette cure doit durer au moins 15 jours.

Physiologie

Rôle métabolique du foie

- Lipolyse (transformation des acides gras en coenzyme A).
- Formation de corps cétoniques à partir de lipides, par ex. en période de faim ou en cas de diabète mal équilibré avec haleine acétonique.
- Lipogenèse (production des triglycérides).
- Glycogénogenèse et glycogénolyse.
- Gluconéogenèse (formation de glucose à partir de lactate ou d'acides aminés).
- Synthèse de protéines à partir d'acides aminés (par ex. albumine, globuline, fibrinogène, prothrombine, facteurs de coagulation dépendant de la vitamine K).
- Protéolyse, par ex. œstrogène.
- Formation d'urée à partir de l'ammoniaque, substance cérébro-toxique issue de la protéolyse.
- Dégradation et élimination des toxines exogènes, par ex. substances médicamenteuses.
- Organe de stockage, par ex. pour le glycogène, la vitamine A ou la vitamine B_{12}.
- Production et excrétion de la bile hépatique.
- Synthèse et transformation du cholestérol.
- Lieu de l'hématopoïèse jusqu'au 6e mois du fœtus.

Le foie métabolise les trois principaux éléments constitutifs de l'alimentation (glucides, lipides et protéines) de différentes façons et joue par-là un rôle prépondérant dans le métabolisme intermédiaire.

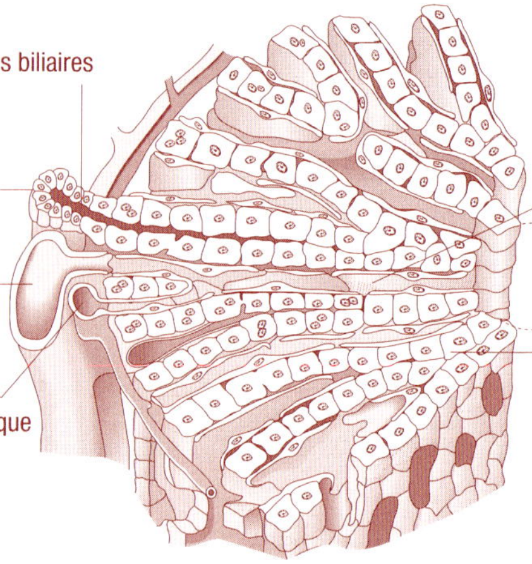

Pathologies

Symptômes exigeant un examen médical

- Ictère.
- Troubles récidivants dans la partie supérieure de l'abdomen.
- Fièvre inexpliquée.
- Inflammation aiguë.
- Cachexie.

Ictère

Définition

L'accumulation de bilirubine provoque un jaunissement du plasma sanguin et du tissu conjonctif. Dans ce dernier cas, les sclères sont atteintes avant la peau. Ce phénomène survient lorsque la concentration plasmatique de la bilirubine excède 0,3-0,5 mmol/L.

Formes

1. **Ictère pré-hépatique**

La dégradation des globules rouges augmente. Lorsque la fonction hépatique est normale, la quantité d'hémoglobine produite est supérieure à la capacité hépatique de dégradation.
Les anémies hémolytiques congénitales, telles que la thalassémie, font partie des causes possibles.

2. **Ictère intra-hépatique**

Les hépatocytes sont abîmés et perdent leur capacité de dégradation de l'hémoglobine.
L'hépatite aiguë fait partie des causes possibles.

3. **Ictère post-hépatique** (**ictère choléstatique**)

Dans cette forme ictérique, on observe une compression des voies biliaires. Celles-ci peuvent s'être trouvées déplacées à l'intérieur du foie, par ex. à cause d'une cirrhose, ou être comprimées à l'extérieur du foie à cause d'une tumeur ou de la présence d'un calcul biliaire dans le conduit cholédoque.

Autres causes possibles

- Stéatose hépatique.
- Hépatite.
- Sténose papillaire.
- Cholangite.
- Cancer de la tête du pancréas.
- Pancréatite.

Hépatite aiguë

Définition
Infection de l'organisme par un virus pathogène qui attaque les hépatocytes.

Hépatite A

Infection
Le virus de l'hépatite A (VHA) se transmet le plus souvent par voie féco-orale, mais une transmission sexuelle ou périnatale est possible. Les voyages dans les pays du sud sont considérés comme un facteur de risque. En Europe même, on constate une différence nord-sud marquée concernant la prévalence du virus de l'hépatite A.

Symptomatologie
La période d'incubation est de 14 à 40 jours. La maladie débute habituellement par un stade prodromal dominé par des symptômes grippaux et gastro-intestinaux (réplétion, inappétence, nausées, diarrhées, fièvres, douleurs articulaires). Suivent des manifestations organiques telles qu'ictère, douleur à la pression, signes de destruction hépatocytaire et, dans un cas sur cinq, splénomégalie.
La maladie guérit spontanément au bout d'environ 4 à 8 semaines et l'immunisation est acquise. Dans cette forme d'hépatite, il n'y a ni porteur sain ni chronicisation.

Hépatite B

Infection
Le mode de transmission du virus de l'hépatite B (VHB) est parentéral (dont échange de seringues usagées), sexuel ou périnatal.

Symptomatologie
La période d'incubation est de 60 à 120 jours. La maladie n'est pas toujours précédée d'un stade préclinique, mais les manifestations organiques sont beaucoup plus sévères et durables que dans l'hépatite A. Cependant, l'infection par le virus de l'hépatite B ne donne lieu dans la plupart des cas à aucun symptôme.
Dans 5 à 15 % des cas, la phase aiguë, qu'elle soit symptomatique ou asymptomatique, se mue en forme chronique qui peut déboucher sur une cirrhose du foie ou un cancer primitif du foie. L'évolution est fatale dans 2 à 15 % des cas, mais il existe aussi des porteurs sains contagieux.
Une immunisation active est conseillée.

Hépatite D

Infection
Le delta-virus est lié au VHB, dont il utilise certains éléments pour se reproduire. La voie de transmission est parentérale ou sexuelle. Le sud de l'Italie, les Balkans, le Proche-Orient, l'Afrique et l'Amérique du Sud sont des régions endémiques.

Symptomatologie
La période d'incubation est de 12 à 15 semaines en cas de contraction simultanée du VHB. L'incubation est beaucoup plus courte (environ 3 semaines) si le sujet est déjà infecté par un virus B persistant. L'infection donne lieu à des troubles hépatiques sévères et il n'est pas rare qu'elle provoque une défaillance hépatique. On observe une chronicisation dans environ 80 % des cas d'infection par le VHD.
Le vaccin contre l'hépatite B protège également contre ce virus.

Hépatite C

Infection
Le virus de l'hépatite C (VHC) se transmet par voie parentérale ou sexuelle. On le retrouve chez les donneurs de sang dans 0,5 à 1,5 % des cas. La présence d'anti-VHC est nettement plus fréquente chez les personnes ayant fait une hépatite B.

Symptomatologie
La période d'incubation est de 5 à 12 semaines. Une évolution asymptomatique est possible, mais il y a chronicisation dans 50 % des cas et il n'est pas rare que la maladie dégénère en cirrhose, puis en carcinome hépato-cellulaire.
Il n'existe aucun vaccin.

Hépatite E

Infection
Le virus de l'hépatite E (VHE) se transmet par voie féco-orale. Il est responsable d'épidémies dans les pays en voie de développement.

Symptomatologie
Le déroulement correspond à celui de l'hépatite A. Il n'y a ni chronicisation ni porteurs sains. Les femmes enceintes qui contractent la maladie à partir du sixième mois de grossesse meurent dans environ 25 % des cas.

Hépatite chronique agressive

Définition
Terme générique désignant les affections inflammatoires du foie perdurant au-delà de six mois sans signes d'amélioration.

Étiologie
- Infection par le VHB.
- Infection par le VHC.
- Infection par le VHD.
- Hépatites auto-immunes.
- Substances nocives (alcool, tabac).

Symptomatologie
On distingue une forme persistante et une forme agressive.
La forme persistante se caractérise par des symptômes aspécifiques, tels que fatigue, perte de poids ou douleurs diffuses dans le haut de l'abdomen. Le pronostic est favorable.
Dans le cas de l'hépatite chronique agressive, la maladie se manifeste non seulement par des symptômes aspécifiques, mais aussi par des signes de cirrhose du foie, par ex. des varices œsophagiennes.

Stéatose hépatique

Définition
On parle de stéatose hépatique lorsque, dans le cadre d'une dégénérescence graisseuse du foie, l'augmentation de la concentration en graisses touche plus de 50 % des hépatocytes.

Étiologie
- Alcoolisme.
- Obésité.
- Diabète insulinodépendant.
- Grossesse.
- Toxines, par ex. mycotoxines entre autres.

Symptomatologie
En dépit de l'hypertrophie du foie, la stéatose hépatique ne s'accompagne dans la plupart des cas d'aucun trouble subjectif. La symptomatologie dépend de la cause.

Lésions alcooliques du foie

Définition
La consommation excessive ou l'abus maladif d'alcool produit un effet toxique sur le foie.

Symptomatologie
- Stéatose hépatique.
- Hépatite graisseuse ou hépatite alcoolique aiguë avec signes d'insuffisance hépatique pouvant aller jusqu'à la défaillance avec :

- sensibilité du foie à la pression ;
- nausées, pouvant entraîner une perte de poids ;
- fièvre ;
- ictère ;
- ascite ;
- hépato-splénomégalie ;
- encéphalopathie.

◆ Cirrhose alcoolique.

Cirrhose du foie

Définition
Altération irréversible du tissu hépatique se traduisant par une fibrose et la destruction de la structure lobulaire microscopique.

Étiologie
◆ Alcool.
◆ Hépatites B, C, D.
◆ Médicaments.
◆ Mucoviscidose.
◆ Insuffisance ventriculaire droite chronique.

Symptomatologie
Insuffisance hépatique avec :
◆ Altération tissulaire structurelle : hypertrophie du foie avec induration et surface bosselée (en phase terminale, le foie s'atrophie = cirrhose) avec diminution de la perfusion.
◆ Ictère.
◆ Encéphalopathie hépatique.
◆ Ascite et œdème de la cheville (carences en albumine).
◆ Anémie.
◆ Tendance hémorragique.

Excès d'œstrogène avec :
◆ Angiomes stellaires.
◆ Chez l'homme : diminution de la pilosité thoracique, disparition de la pilosité secondaire, atrophie des testicules.
◆ Érythrose palmaire.
◆ Gynécomastie.

Hypertension portale avec :
◆ Hypersplénisme, altérations de la moelle osseuse, pancytopénie, diathèse hémorragique.
◆ Splénomégalie.
◆ Varices œsophagiennes.
◆ Dilatation des veines para-ombilicales.
◆ Hémorroïdes externes.
◆ Ascite.

Symptômes généraux :
◆ Fatigue.
◆ Baisse des performances.
◆ Troubles aspécifiques dans le haut de l'abdomen.
◆ Cachexie.

Hypertension portale

Définition
Élévation de la pression dans le système portal au-dessus de 15 mmHg.

Étiologie
Le sang circule difficilement dans le système portal. L'obstacle peut être pré-hépatique, intra-hépatique ou post-hépatique.

Causes possibles
◆ Thrombose portale (cause pré-hépatique).
◆ Cirrhose du foie (cause intra-hépatique).
◆ Insuffisance ventriculaire droite (cause post-hépatique).

Symptomatologie
Formation de circulations anastomotiques porto-caves avec :
◆ Varices œsophagiennes.
◆ Dilatation des veines para-ombilicales.

- Hémorroïdes externes.
- Ascite (transsudation de liquide plasmatique, par ex. au travers des veines mésentériques).
- Splénomégalie.

Carcinome hépato-cellulaire

Définition

Le carcinome hépato-cellulaire est le plus fréquent des cancers primitifs du foie. La tumeur se développe à partir d'hépatocytes dégénérés. Il ne faut pas le confondre avec les métastases hépatiques de tumeurs extra-hépatiques.

Étiologie

- Abus d'alcool.
- Hépatite chronique B ou C.
- Exposition à l'aflatoxine (alcaloïde de l'ergot du seigle).

Symptomatologie

Symptômes d'une cirrhose du foie décompensée. Cachexie.

II. Vésicule biliaire

Anatomie et physiologie

Généralités

La vésicule biliaire est un organe creux et piriforme. Longue de 8-12 cm et large de 4-5 cm, elle sert de réservoir à la bile. Sa capacité est d'environ 40 à 70 mL.

Elle se divise en :
- ◆ Fond.
- ◆ Corps.
- ◆ Col.

Le conduit hépatique (voie excrétrice du foie pour la bile) et le conduit cystique (voie excrétrice de la vésicule biliaire) convergent pour former le conduit cholédoque, qui débouche dans le 2e duodénum au niveau de l'ampoule de Vater.
Le conduit hépatique mesure environ 3-4 cm de long pour un diamètre de 3-4 mm. Le conduit cholédoque mesure environ 6 cm de long pour un diamètre de 5-6 mm se rétrécissant à peu près de moitié en arrivant vers l'embouchure.
La muqueuse du col de la vésicule biliaire est disposée en replis spiroïdaux, ce qui permet d'éviter un écoulement incontrôlé.

Situation

La vésicule biliaire est située à l'intérieur du péritoine, sur la face postérieure du foie. Elle est orientée selon un axe caudo-ventral droit/cranio-dorsal gauche.

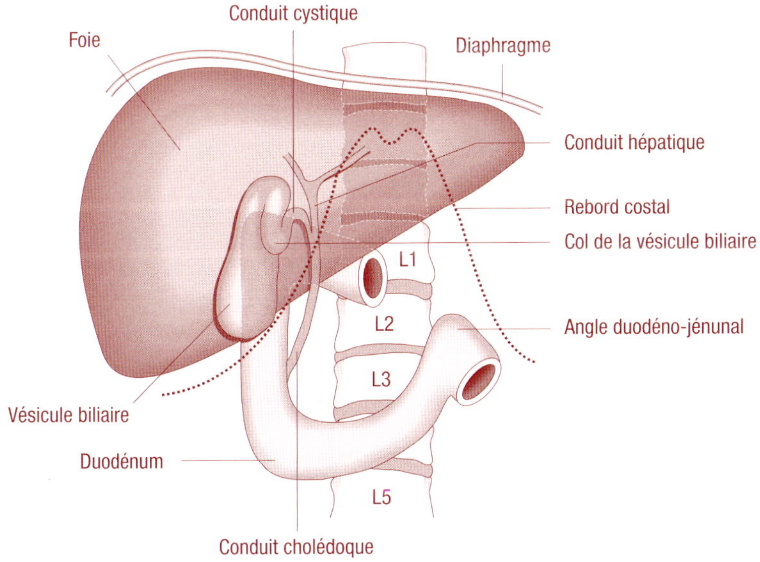

Projection sur la paroi du tronc

Le fond de la vésicule biliaire se trouve au niveau du point vésiculaire : on visualise une ligne imaginaire reliant l'ombilic au mamelon droit ou au point médio-claviculaire droit. Le fond de la vésicule biliaire est palpable au point d'intersection entre cette ligne et le rebord costal droit.

Chez l'enfant, ce point est situé plus vers le dedans.

C'est dans le ligament hépato-duodénal, à la hauteur du bord inférieur de L1, que le conduit cystique et le conduit hépatique s'unissent pour former le conduit cholédoque. Le cholédoque est situé à environ 10-15 cm sous la paroi ventrale du tronc.

Dans sa portion initiale, il chemine encore dans le ligament, c'est-à-dire à l'intérieur du péritoine. Arrivé au bord supérieur du 1er duodénum, il passe sur la face postérieure du duodénum et se retrouve donc en arrière du péritoine. Il décrit un arc de cercle vers la droite, traverse la tête du pancréas, pénètre par l'arrière dans le 2e duodénum et finit sa course dans l'ampoule de Vater, à peu près à la hauteur de L3. Il forme un repli d'environ 2 cm de long sur la face dorsale du 2e duodénum avant de s'y aboucher.

Rapports topographiques

Vésicule biliaire

- Foie.
- Duodénum.
- Grand épiploon.
- Petit épiploon.
- Péritoine.

Conduit cholédoque

- Lig. hépato-duodénal.
- A. hépatique propre.
- V. porte.
- Face dorsale du 1er duodénum.
- Pancréas.
- Ampoule de Vater et 2e duodénum.
- V. cave inférieure.

Moyens de fixité et de suspension

- Effet turgor.
- Pression organique.
- Attaches conjonctives au foie.

Circulation

Artérielle

A. cystique (naissant de l'a. hépatique propre).

Veineuse

Veine cystique (conduisant à la v. porte).

Innervation

- Sympathique, provenant des segments Th7-10 via les n. grand et petit splanchnique.
- Échange dans le pl. solaire.
- N. vague.
- Innervation sensible via le n. phrénique.

Biorythme

Temps max.	23-1 h.
Temps min.	11-13 h.

Physiologie des mouvements selon *Barral*

Mobilité

La vésicule biliaire est liée dans sa mobilité au foie. Elle ne possède pas de mobilité propre.

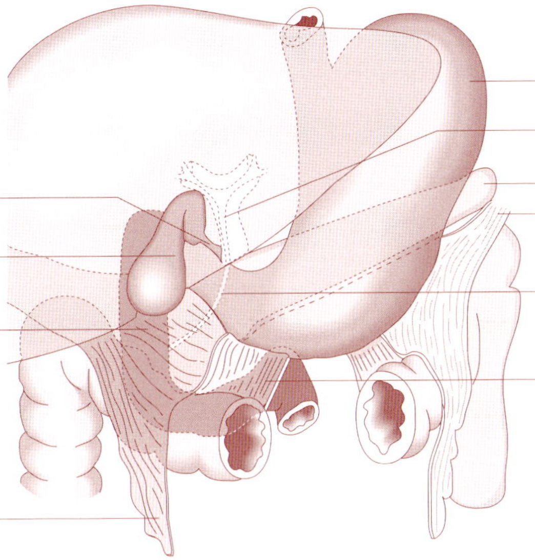

Motilité

Le cholédoque accomplit un mouvement en forme de S : Dans l'expir, la main perçoit tout d'abord un mouvement vers l'arrière et le dedans, puis vers l'avant et le dehors. Dans l'inspir, c'est l'inverse qui se produit.
Du point de vue moteur, la vésicule biliaire est liée au rein.

Clinique ostéopathique

Symptôme cardinal

- Signe de Murphy positif.

Dysfonctions caractéristiques

- Adhérences/fixations.
- Spasme.

Dysfonctions structurelles associées

- C0/1 et C1/2.
- C4-6, plutôt à droite.
- Côtes 7-10, à droite.

Symptômes atypiques

Voici une liste de symptômes pouvant s'expliquer par des chaînes ostéopathiques ou ressortir de l'interrogatoire du patient [pour l'explication des chaînes ostéopathiques, voir *Symptômes atypiques* dans le chapitre sur le foie, p. 35] :

- Périarthrite scapulo-humérale, éventuellement bilatérale.
- Cervicalgies.
- Douleurs inter-scapulaires ou au niveau de l'angle supérieur droit de la scapula.
- Zones paravertébrales hyperesthésiques : D12 du côté droit (signe de Boas).
- Décubitus ventral difficile.

- Troubles du sommeil avec notamment réveils en sueur entre 23 h et 1 h.
- Intolérance à certains aliments, tels que graisses, café, alcool, chocolat, œufs, viande de porc ou oignons.

Contrairement à d'autres auteurs, Barral ajoute à cette liste un certain nombre de symptômes organo-spécifiques, dont :
- Chez la femme : accentuation des troubles dans la seconde moitié du cycle (action de la progestérone).
- Céphalée commençant du côté frontal gauche.
- Douleurs oculaires gauches.
- Hypersensibilité du cuir chevelu côté gauche.
- Prédilection pour certains produits alimentaires, tels que vinaigre, poivre ou moutarde.

Indications au traitement ostéopathique

Trouble de l'excrétion biliaire avec dyssynergie entre vésicule biliaire, voies biliaires et sphincter d'Oddi, pouvant être dû à des adhérences, un spasme ou, chez la femme, à des raisons en rapport avec le cycle menstruel (voir aussi *Symptômes atypiques*).

Contre-indications au traitement ostéopathique

- Ictère.
- Colique biliaire.
- Cholécystite.
- Tumeurs du foie, de la vésicule biliaire, des voies biliaires ou du pancréas.

Les manipulations peuvent provoquer le délogement de calculs biliaires et déclencher ainsi des coliques, mais ceux-ci ne constituent pas en eux-mêmes une contre-indication.
Il faut interrompre le traitement en cas des réactions neurovégétatives marquées, telles que fortes nausées, vomissements, sudations, vertiges, tachycardie ou tendance au collapsus.

Tests et traitements ostéopathiques

Signe de Murphy

Position de départ
Le patient est couché sur le dos.
Le thérapeute se tient debout à gauche du patient.

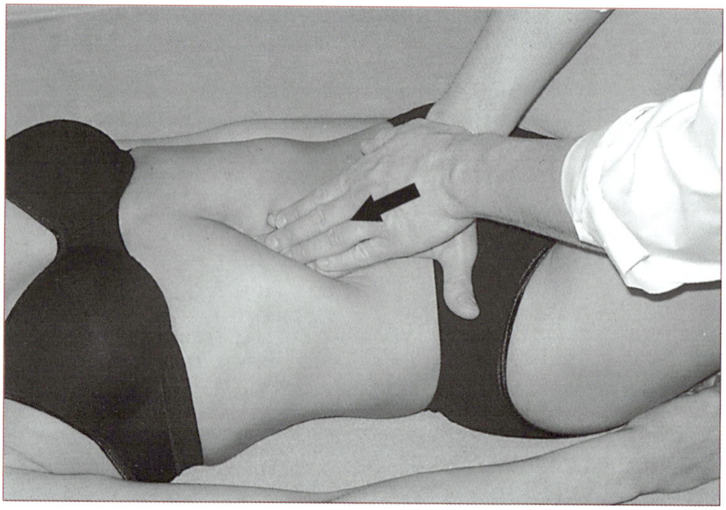

Procédure
Le thérapeute place sa main droite sous le rebord costal droit du patient, dans la région de la vésicule biliaire, et appuie tout en demandant au patient d'inspirer profondément. En cas de douleur à la pression (observer la mimique) et interruption de l'inspiration, le signe de Murphy peut être considéré comme positif.
C'est là l'indice d'une pathologie biliaire nécessitant un examen médical.

Traitement du sphincter d'Oddi (ampoule de Vater) selon *Barral*

Pour améliorer le flux biliaire, il faut commencer par traiter le sphincter d'Oddi afin de libérer l'« écoulement ».

Position de départ
Le patient est couché sur le dos, jambes fléchies.
Le thérapeute se tient debout à droite du patient.

Procédure
Pour trouver le sphincter d'Oddi, il faut tout d'abord rechercher sa projection approximative sur la paroi abdominale. Pour cela, le thérapeute place la pulpe de ses doigts sur l'ombilic, puis remonte de trois travers de doigt. De là, il déplace ses doigts horizontalement vers la droite en direction latérale jusqu'à la ligne ombilico-mamillaire (ou la ligne reliant l'ombilic au point d'intersection de la ligne médio-claviculaire et du rebord costal droit). Une fois arrivés là, les doigts s'insinuent lentement dans l'abdomen en direction postérieure. Il est important que la palpation soit lente afin de laisser le temps aux anses intestinales superficielles ou au côlon transverse de s'écarter et aux fascias de se relâcher.

Une fois parvenu suffisamment loin, on perçoit dans la plupart des cas, dans un périmètre de 0,5 à 1,5 cm autour de ce point de palpation, une induration élastique de la grosseur d'un pois. Le sphincter est généralement sensible à la pression.

On effectue alors des petits mouvements circulaires, des vibrations ou des inhibitions jusqu'à ce que le tonus ou la sensation douloureuse aient clairement diminué.

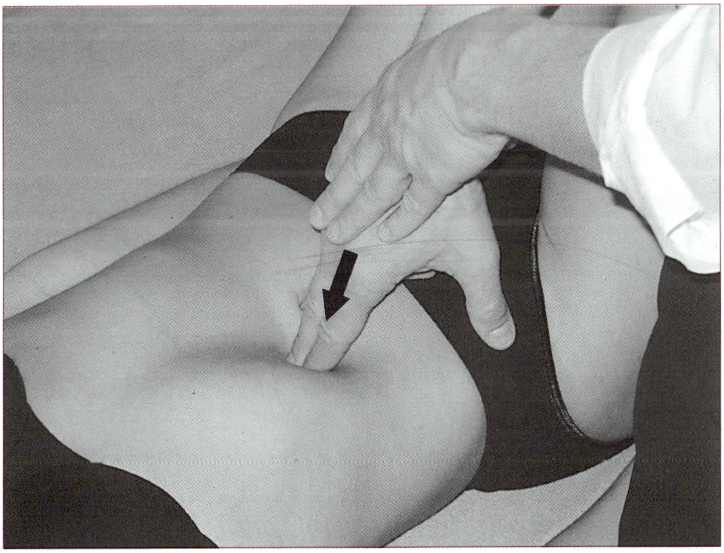

Vidange de la vésicule biliaire en position assise selon *Barral*

Position de départ
Le patient est assis.
Le thérapeute se tient debout derrière le patient.

Procédure
Le thérapeute passe sa main gauche par-dessus l'épaule gauche du patient et pose les doigts sur le point de palpation de la vésicule biliaire (point vésiculaire), situé en dessous du gril costal droit. Les doigts de la main droite viennent se placer à côté de ceux de la main gauche en passant sous l'aisselle droite du patient.
Tout en cyphosant le patient, le thérapeute enfonce tous ses doigts vers l'arrière, le haut et le dedans. Une fois en contact avec le fond de la vésicule biliaire, il presse délicatement l'organe vers le haut contre le foie. Il relâche ensuite quelque peu la pression et déplace légèrement ses mains en direction postéro-crâniale gauche, suivant l'axe physiologique de l'organe, puis répète la manœuvre sur le corps de la vésicule biliaire. Il progresse ainsi jusqu'au col.

Variante
Au lieu d'effectuer une série de pression-dépression sur la vésicule, on peut aussi déplacer les doigts du fond jusqu'au col sans relâcher la pression (pression glissée), un peu comme pour vider un tube de dentifrice.

Vidange et étirement des voies biliaires extra-hépatiques selon *Barral*

Position de départ
Le patient est assis, doigts croisés dans la nuque et coudes dirigés vers l'avant.
Le thérapeute se tient debout derrière le patient.

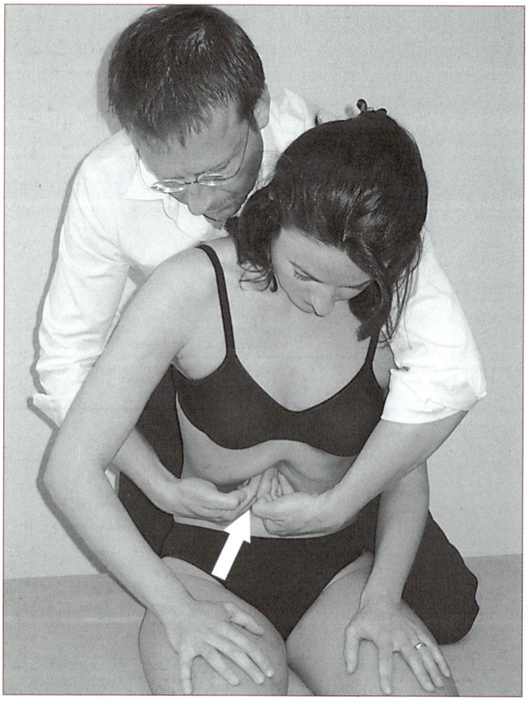

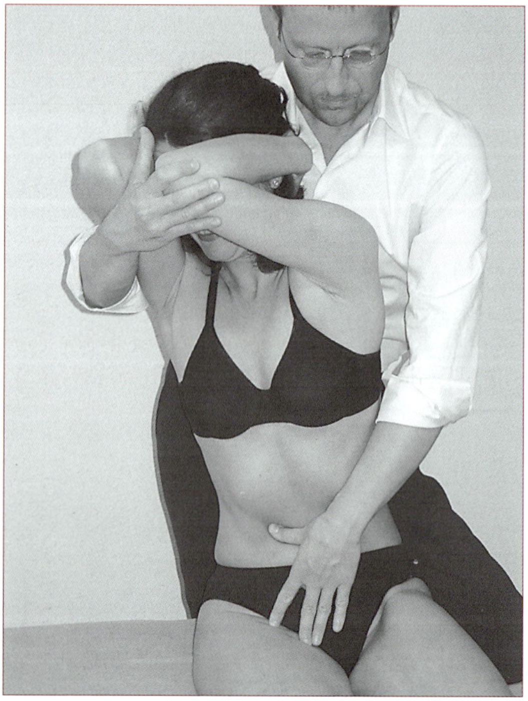

Procédure
La technique est comparable à celle de la manœuvre précédente, mais une fois les doigts arrivés au col, les pouces prennent le relais et effectuent une pression glissée parallèlement à l'axe médian de la vésicule biliaire, un peu à droite de celle-ci. Arrivés au bord supérieur du 1er duodénum, ils changent de direction et dessinent un arc de cercle vers la droite pour atteindre l'ampoule de Vater.
Une fois là, le pouce gauche fixe le cholédoque au niveau de l'ampoule, tandis que la main droite saisit les deux coudes du patient et facilite celui-ci en extension, latéroflexion et rotation droite.
On provoque ainsi l'étirement des voies biliaires extra-hépatiques.
Il n'y a pas ici de palpation directe du cholédoque. L'effet recherché est obtenu grâce à la compression exercée sur le cholédoque par les structures sus-jacentes.

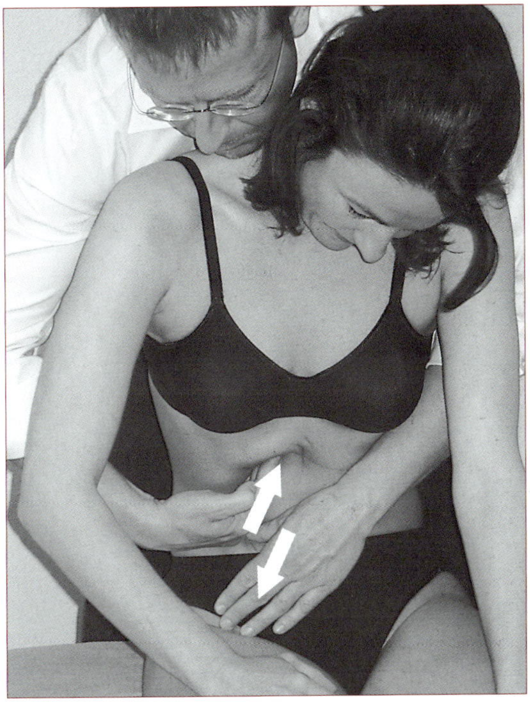

Étirement des voies biliaires extra-hépatiques par soulèvement du foie

Position de départ
Le patient est assis.
Le thérapeute se tient debout derrière lui.

Procédure
Le thérapeute passe ses deux mains sous les aisselles du patient et pose les doigts sur le point de palpation de la vésicule biliaire (point vésiculaire), situé en dessous du gril costal droit.
Tout en cyphosant le patient, le thérapeute enfonce ses doigts vers l'arrière, le haut et le dedans. Une fois en contact avec le fond de la vésicule biliaire, le thérapeute palpe l'organe jusqu'au col, qu'il fixe de la main droite. De la main gauche, il descend le long des voies biliaires extra-hépatiques jusqu'au sphincter d'Oddi (voir p. 64), où il fixe le cholédoque.

De la main droite, il appuie maintenant sur le col de la vésicule biliaire en direction crâniale et soulève le foie, tandis que de la main gauche, il appuie sur le point fixe en direction caudale. Cette manœuvre provoque l'étirement des voies biliaires extra-hépatiques.

Vidange et étirement du cholédoque en décubitus dorsal selon *Barral*

Position de départ
Le patient est couché sur le dos.
Le thérapeute se tient debout derrière le patient.

Procédure
Le thérapeute applique ses deux pouces ou une éminence hypothénar sur l'abdomen du patient, sur la projection du bord supérieur du 1er duodé-

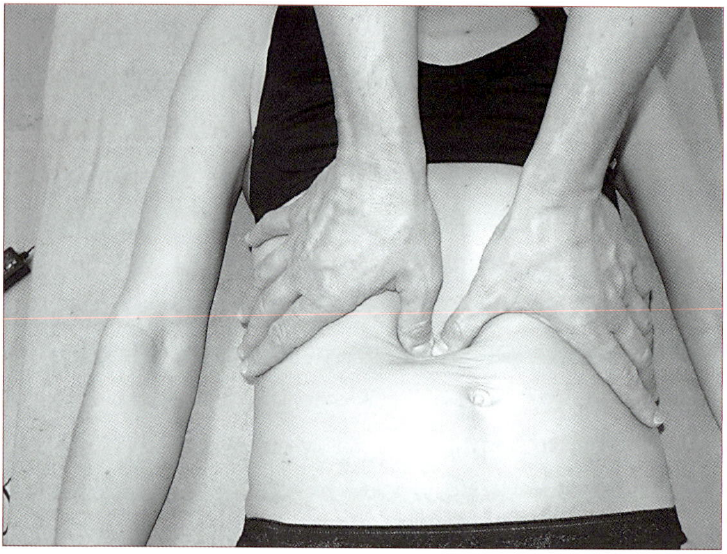

num (un peu à droite du pylore – [voir p. 85]) et comprime les tissus contre le cholédoque, puis balaye celui-ci jusqu'à l'ampoule de Vater en décrivant un arc de cercle.

Déspasmation de la vésicule biliaire selon *Barral*

Position de départ
Le patient est assis.
Le thérapeute se tient debout derrière le patient.

Procédure
Voir photo p. 64.
Le thérapeute passe sa main gauche par-dessus l'épaule gauche du patient et pose les doigts sur le point de palpation de la vésicule biliaire (point vésiculaire), situé en dessous du gril costal droit. Les doigts de la main droite viennent se placer à côté de ceux de la main gauche en passant sous l'aisselle droite du patient.
Tout en cyphosant le patient, le thérapeute enfonce tous ses doigts vers l'arrière, le haut et le dedans afin d'entrer en contact avec le fond de la vésicule biliaire.
Les zones spasmées sont d'une part plus douloureuses que le reste de l'organe et présentent d'autre part un tonus plus prononcé. Si l'on détecte une telle zone, il faut la pousser délicatement vers le haut, en direction du foie et relâcher subitement la pression conformément à la technique du rebond. L'opération doit être répétée jusqu'au relâchement du spasme.

Le thérapeute déplace ensuite ses deux mains vers l'arrière et le haut, suivant l'axe physiologique de l'organe, afin de rechercher d'autres zones spasmées sur le corps de la vésicule biliaire et répète la manœuvre pour chacune d'elle.

Défibrosage de la vésicule biliaire selon *Barral*

Position de départ
Le patient est assis.
Le thérapeute se tient debout derrière le patient.

Procédure
Voir photo p. 64.

Les zones fibrosées sont clairement indurées, mais pas nécessairement douloureuses. Ce phénomène peut être secondaire à une cure chirurgicale ou à une inflammation.
Le thérapeute passe sa main gauche par-dessus l'épaule gauche du patient et pose ses doigts sur le point de palpation de la vésicule biliaire (point vésiculaire), situé en dessous du gril costal droit. Les doigts de la main droite viennent se placer à côté de ceux de la main gauche en passant sous l'aisselle droite du patient.
Tout en cyphosant le patient, le thérapeute enfonce tous ses doigts vers l'arrière, le haut et la gauche afin d'entrer en contact avec le fond de la vésicule biliaire.
Il palpe la zone fibrosée et la pousse contre le foie tout en facilitant le patient en rotation autour de ce point d'appui. Le mouvement de rotation mobilise la fibrose, ainsi qu'on peut le constater au relâchement perceptible des tissus. Il procède ensuite de la même façon pour chaque zone pariétale fibrosée.

Oscillation sur le point vésiculaire

Position de départ

Le patient est couché sur le dos.
Le patient se tient debout à gauche du patient.

Procédure

Le thérapeute place les doigts de sa main gauche sur le point vésiculaire, situé en dessous du gril costal droit, et les enfonce doucement jusqu'à ce qu'il entre en contact avec le fond de la vésicule biliaire. Une fois là, il applique des petites pressions intermittentes et rythmiques de manière à produire des oscillations d'une fréquence de 150-180/min. L'opération doit durer environ 2 minutes.
Cette technique permet de diminuer le tonus de la vésicule biliaire et facilite sa vidange. On peut y avoir recours en cas de mauvaise tolérance au traitement direct sous les côtes en position assise.

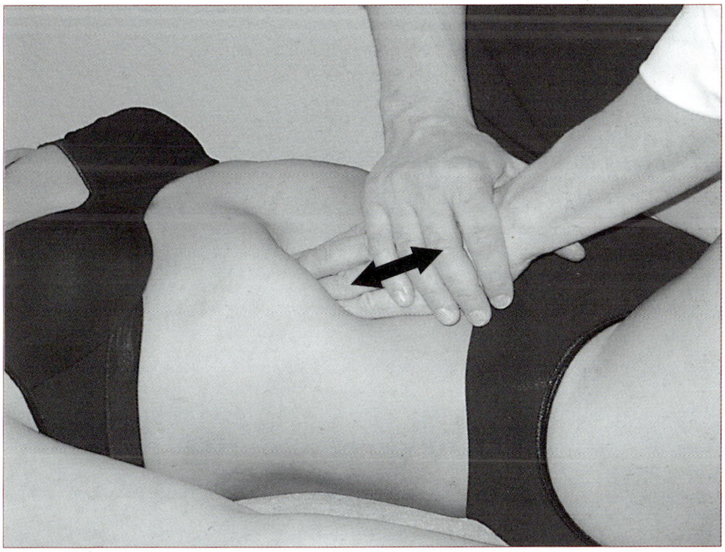

Test et traitement de la motilité du cholédoque selon *Barral*

Position de départ
Le patient est couché sur le dos, jambes tendues. Le thérapeute est assis face au patient, du côté droit.

Départ du test
Le thérapeute applique son éminence thénar droite sur l'abdomen du patient, juste en dessous du gril costal droit, sur la ligne ombilico-médio-claviculaire, sans exercer de pression. Le bout des doigts est dirigé vers le haut. L'avant-bras repose sur l'abdomen.

Déroulement du test
Le thérapeute cherche à ressentir le mouvement de la motilité afin de juger de l'amplitude et de la direction de l'inspir et de l'expir ainsi que du rythme du mouvement dans son ensemble. En cas de perturbation de l'un ou l'autre de ces aspects de la motilité, ou *a fortiori* des deux, il convient de traiter.

Traitement
La motilité se traite indirectement. Le thérapeute suit le mouvement non restreint jusqu'au *still point*, s'arrête pendant plusieurs cycles, puis suit le mouvement restreint jusqu'à un nouveau *still point*.
Il peut aussi essayer d'augmenter l'amplitude du mouvement libre (induction). Pour finir, il aura soin de vérifier si le mouvement le plus pauvre s'est amélioré.
La manœuvre doit être répétée jusqu'à ce que la motilité ait retrouvé ses valeurs normales en termes de rythme, de direction et d'amplitude.

Traitement fascial selon Finet et *Williame*

Position de départ
Le patient est couché sur le dos, jambes tendues.
Le thérapeute se tient debout à gauche du patient.

Départ du traitement
Le thérapeute superpose ses mains sur l'abdomen du patient, en dessous du gril costal droit, dans la région du point vésiculaire, puis appuie des deux

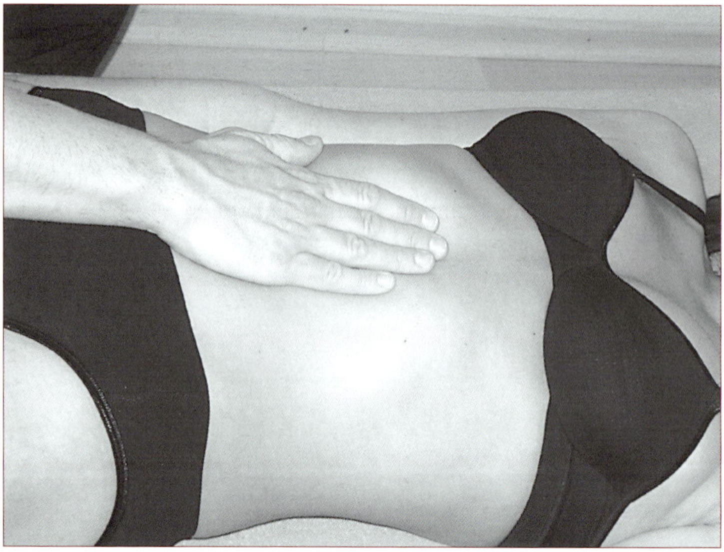

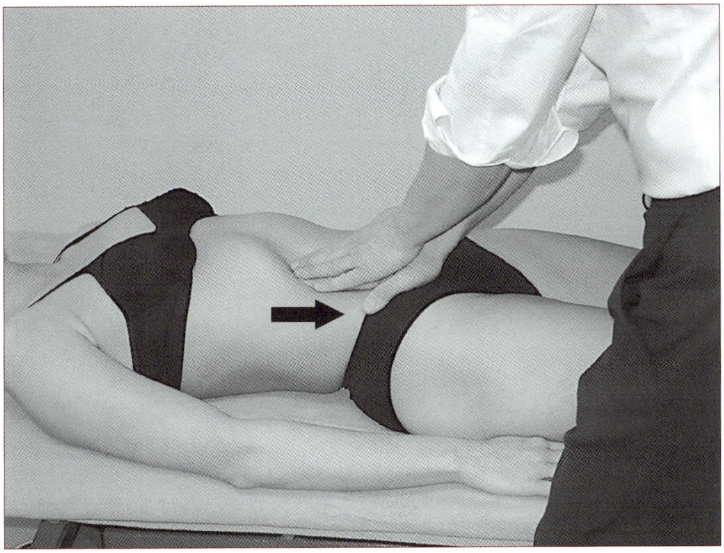

mains vers l'arrière en exerçant une pression suffisante pour atteindre le plan fascial.

Traitement

Lors de l'inspiration, le thérapeute tire des deux mains simultanément vers le bas. Durant l'expiration, il maintient la position ainsi atteinte, puis il recommence l'opération jusqu'à ce que l'amplitude fasciale maximale soit atteinte. Il relâche alors la traction sur une expiration.
L'opération doit être répétée 4 ou 5 fois.

Techniques circulatoires selon *Kuchera*

Stimulation artérielle

- Stimulation du tronc cœliaque par un travail sur le rachis.
- Techniques diaphragmatiques.

Stimulation veineuse

- Pompage du foie.
- Étirement du lig. hépato-duodénal.
- Techniques diaphragmatiques.

Stimulation lymphatique

- Drainage lymphatique du thorax et de l'abdomen.
- Techniques diaphragmatiques.

Régulation du système nerveux autonome

Système nerveux sympathique : Stimulation du tronc sympathique Th7-10 par :

- Rib-raising.
- Inhibition des muscles paravertébraux.
- Vibrations.
- Manipulations.
- Maitland.
- Stimulation du plexus solaire.
- Techniques diaphragmatiques.

Système nerveux parasympathique : Stimulation du n. vague par :

- Thérapie cranio-sacrée.
- Techniques laryngiennes.
- Techniques thoraciques (recoïl).
- Techniques diaphragmatiques.

Traitement des points réflexes selon *Chapman*

Position

Antérieure
6e EIC, du bord du sternum jusqu'à environ la ligne mamillaire – uniquement du côté droit !

Postérieure
Entre les processus transverses de T6 et T7, à mi-chemin entre processus épineux et extrémité du processus transverse – uniquement du côté droit !

Principe du traitement

Le thérapeute pose un doigt tout doucement sur le point réflexe, puis applique une légère pression. Les points réflexes sont souvent très sensibles. C'est pourquoi il convient de procéder avec la plus grande délicatesse.
Le doigt reste en contact avec le point et effectue des petits mouvements circulaires.
Les points de la face antérieure doivent toujours être traités en premier. On ne passe au point suivant qu'une fois la sensibilité et/ou la consistance du point traité normalisées.
Pour finir, le thérapeute contrôle une dernière fois les points ventraux. Si la normalisation n'a pas tenu ce peut-être signe que la pathologie organique est trop prononcée pour qu'il soit possible d'agir dessus à court terme par voie réflexe ou qu'il existe d'autres dysfonctions nécessitant d'être préalablement traitées.

Recommandations au patient

- Les traitements de la vésicule biliaire peuvent déclencher des douleurs épigastriques, des nausées, voire des vomissements. Les symptômes disparaissent généralement au bout de quelques jours. Le patient doit en être avisé.
- Éviter les aliments susceptibles de provoquer des troubles.
- Éviter les aliments soufrés, tels que chips, restauration rapide, conserves de champignons, aliments en conserve, car ils peuvent influer sur la fonction hépatique et biliaire.
- Le surpoids augmente le risque de lithiase biliaire.
- Consommer régulièrement des moules, du thon et de l'agneau (aliments riches en taurine).

Physiologie

Le foie produit 800 à 1 000 ml de bile par jour. Cette substance est stockée dans la vésicule biliaire sous forme très concentrée (10 à 12 fois) après diminution de sa teneur en eau et en électrolytes.

Composition de la bile dans la vésicule biliaire

- Eau et sels selon un rapport isotonique ; le pH est neutre à légèrement alcalin.
- Mucus.
- Pigments biliaires (bilirubine et, dans une moindre mesure, biliverdine).
- Sels biliaires.
- Cholestérol.
- Stéroïdes, substances médicamenteuses et autres substances étrangères.

Les **sels biliaires** se forment dans le foie à partir de cholestérol et d'un acide aminé, glycine ou taurine. Ils activent les lipases de l'intestin grêle et du pancréas. En tant que molécules uniques, ils possèdent une face hydrophile (acide aminé) et une face lipophile (cholestérol). Les sels biliaires se lient dans la lumière intestinale avec les produits de la lipolyse (glycérine et acides gras) pour former des **micelles**. De cette manière, les acides gras, difficilement solubles au contact de l'eau, peuvent être émulsifiés dans le milieu aqueux de l'intestin et absorbés par la muqueuse du grêle.

Les sels biliaires sont réabsorbés dans l'iléum terminal, acheminés vers le foie et à nouveau excrétés dans la bile (circulation entéro-hépatique). Chaque molécule de sel biliaire effectue environ 18 fois ce circuit.
S'ils sont mal réabsorbés par l'iléum, les sels biliaires augmentent la perméabilité de l'épithélium colique (diarrhée par malabsorption des sels biliaires).
La **bilirubine** est le produit de dégradation de l'hémoglobine érythrocytaire. L'hémoglobine est transformée dans le foie en bilirubine hydrosoluble par conjugaison avec l'acide glucuronique et excrétée dans la bile.
Dans l'intestin, la bilirubine est finalement transformée après plusieurs phases intermédiaires en urobiline et stercobiline sous l'action de bactéries. Ces produits sont responsables de la coloration normale des selles. En cas de transit accéléré, les bactéries n'ont pas le temps de dégrader la bilirubine de façon complète – ce qui se remarque à la couleur jaunâtre des selles.
En cas de choléstase, il y a absence de bilirubine dans l'intestin et les selles prennent une coloration grise.
Une partie de la bilirubine et de ses métabolites entre dans la circulation entéro-hépatique et est finalement éliminée avec les urines, d'où la couleur jaune caractéristique de celles-ci.
La **sécrétion biliaire** du foie est commandée par la concentration de sels biliaires dans le plasma, l'insuline, le glucagon, la sécrétine et la cholécystokinine (CCK).
La vidange de la vésicule biliaire est commandée par le nerf vague, la sécrétine, la gastrine et la cholécystokinine (CCK). C'est la CCK qui stimule le plus la contraction de la vésicule biliaire. Lorsque le bol alimentaire pénètre dans le duodénum, celui-ci se dilate, ce qui stimule la libération de CCK dans le sang. Par stimulation parasympathique, cette substance provoque la contraction musculaire de la vésicule biliaire, ce qui déclenche la vidange. Le stimulus parasympathique produit une baisse de tonus au niveau du sphincter d'Oddi, qui du coup s'ouvre.
Mais la bile commence à s'échapper de la vésicule biliaire avant même que les aliments n'aient atteint l'estomac : les mouvements péristaltiques de l'œsophage déclenchent via le nerf vague une contraction de la vésicule biliaire et un relâchement du sphincter d'Oddi (réflexe entéro-entérique).
Le **sens de l'écoulement de la bile** est fonction des rapports de pression au niveau du sphincter d'Oddi, des conduits biliaires et de la vésicule.
Dans la phase interdigestive, le sphincter d'Oddi est fermé et la pression qui règne à cet endroit est supérieure à celle qui règne dans les conduits biliaires et la vésicule biliaire, si bien que la bile sécrétée par le foie s'écoule dans la vésicule biliaire via le conduit cystique.
La contraction de la vésicule biliaire entraîne une telle augmentation de la pression intra-vésiculaire que le sphincter cède : la bile hépatique et la bile vésiculaire se déversent dans l'intestin. La contraction vésiculaire commandée par les hormones allant de pair avec une diminution du tonus du sphincter d'Oddi, la vidange de la vésicule biliaire s'accompagne donc en outre d'une baisse concomitante de la pression sphinctérienne.
La pression dans le conduit pancréatique, qui vient également s'aboucher à l'ampoule de Vater, est normalement telle que la bile ne peut pas s'écouler dans le pancréas, mais en cas d'obstruction de l'ampoule, par exemple du fait d'un calcul biliaire, on peut assister à un reflux de la bile en direction de cet organe.

Pathologies

Symptômes exigeant un examen médical

- Signe de Murphy positif.
- Ictère.
- Douleurs coliques dans la partie droite de l'étage supérieur de l'abdomen.

Lithiase biliaire

Définition
Formation de calculs cholestéroliques, pigmentaires ou calciques dans la vésicule biliaire ou les voies biliaires intra- ou extra-hépatiques. Quatre-vingt-dix pour cent des calculs biliaires sont cholestéroliques.

Étiologie

À noter
Règle des 6 f : *female, forty, fat, fair, fertile, family* (femme, âgée de quarante ou plus, en surpoids, claire de peau, fertile, multipare).

Facteurs prédisposants :
- ◆ Diabète insulinodépendant.
- ◆ Cirrhose du foie.
- ◆ Affections de l'iléum terminal.
- ◆ Grossesse.
- ◆ Contraceptifs oraux.

Symptomatologie
Le déroulement de la maladie est sourd dans 50 % des cas.
Troubles aspécifiques dans le haut de l'abdomen, après les repas.
Lorsqu'un calcul est bloqué dans les voies biliaires, le patient souffre de douleurs de type colique dans la partie droite de l'étage supérieur de l'abdomen, irradiant dans l'épaule droite.

Cholécystite

Définition
Inflammation de la paroi de la vésicule biliaire, généralement suite à une lithiase biliaire.

Étiologie
- ◆ Enclavement d'un calcul.
- ◆ Infection par des germes intestinaux.

Symptomatologie
- ◆ Nausées.
- ◆ Vomissements.
- ◆ Fièvre.
- ◆ Ictère scléral.
- ◆ Signe de Murphy positif.

Cancer de la vésicule biliaire

Définition
Il s'agit le plus souvent d'adénocarcinomes.

Étiologie
- ◆ Lithiase biliaire (maladie « mère » dans 95 % des cas).
- ◆ Cholangiomes.

Symptomatologie
Ictère choléstatique.

III. Estomac

Anatomie et physiologie

■ Anatomie de l'œsophage

Situation

L'œsophage est logé dans le médiastin postérieur. Jusqu'à la bifurcation trachéale (T4), il se trouve juste en avant du rachis, puis il bifurque sur la droite pour laisser de la place au cœur. Il traverse enfin le diaphragme à gauche de la ligne médiane. À la hauteur de T7/8, l'aorte vient se glisser entre rachis et œsophage. La portion abdominale de l'œsophage ne mesure qu'environ 2 cm.

Rapports topographiques

Thorax

- Trachée.
- Bronche souche gauche.
- Plèvre médiastinale.
- Péricarde.
- Rachis.
- Aorte.
- Poumon droit (dans la région du hiatus œsophagien).
- N. vague dr. et g.

Abdomen

- Péritoine côté antérieur.
- Foie.
- Pilier g. du diaphragme.
- Côté gauche : lig. triangulaire gauche.
- Côté droit : petit épiploon.
- T10-11.

Moyens de fixité et de suspension

- Pression organique.
- Effet turgor.
- Tissu conjonctif médiastinal.
- Lig. phrénico-œsophagien (plaque annulaire dans le hiatus).

L'œsophage reste mobile dans le sens longitudinal.

Circulation

Cervicale

- A. thyroïdienne inf.
- Petites branches des aa. sous-clavière/carotide commune/vertébrale, entre autres.
- V. thyroïdienne inf. (naissant de la v. cave supérieure).

Thoracique

- Aa. bronchiques.
- Aorte.
- Vv. azygos/hémi-azygos/hémi-azygos accessoire (naissant de la v. cave supérieure).

Abdominale

- A. gastrique g.
- A. phrénique inf.
- Tronc cœliaque.
- V. gastrique gauche (écoulement principal) menant à la v. porte.

Lymphatique

- Tronc cervical profond (v. jugulaire int. – parotide – clavicule).

◆ Nœuds intercostaux et paravertébraux thoraciques.
◆ Nœuds paratrachéaux situés le long du n. récurrent.
◆ Nœuds trachéo-bronchiques.

Tous ces ganglions drainent dans le conduit lymphatique droit/thoracique.

Nœuds lymphatiques jouxtant le tronc cœliaque (citerne du chyle – canal thoracique).

Innervation

◆ Sympathique provenant des segments Th4-6.
◆ Étapes de l'innervation sympathique : plexus pharyngien – ganglion cervical supérieur/étoilé – n. grand splanchnique – plexus solaire.
◆ Les n. vagues accompagnent l'œsophage dans l'abdomen.

Anatomie de l'estomac

Situation

Se divise en :

◆ Cardia.
◆ Fond (avec partie crâniale remplie d'air).
◆ Corps.
◆ Antre.
◆ Pylore.
◆ Grande courbure.
◆ Petite courbure.

Le cardia et le pylore sont deux points relativement fixes entre lesquels peut exister une grande variabilité selon le taux de remplissage.

Projection sur la paroi du tronc

Grosse tubérosité	5e EIC gauche
Cardia AV	7e articulation chondro-costale
Cardia ARR	T11 sur l'art. chondro-costale gauche
Petite courbure	Sous le cardia à la hauteur de la 7e art. chondro-costale gauche, parallèlement au rachis jusqu'à L1 (T10-L1)
Pylore	En position debout à peu près à la hauteur de L3; en position couchée à la hauteur de L1/2

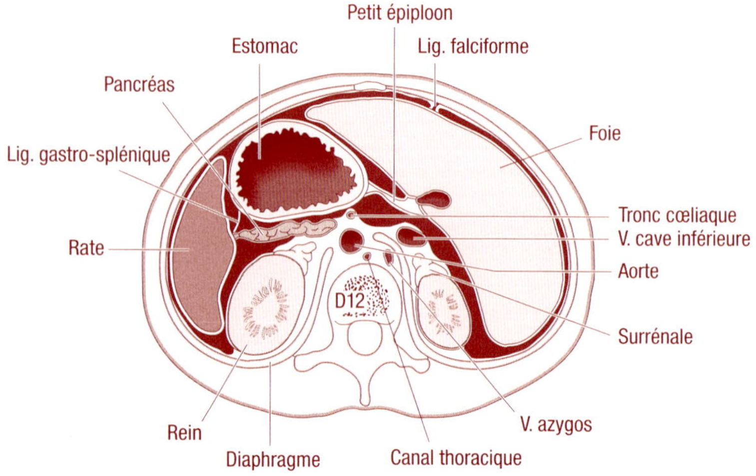

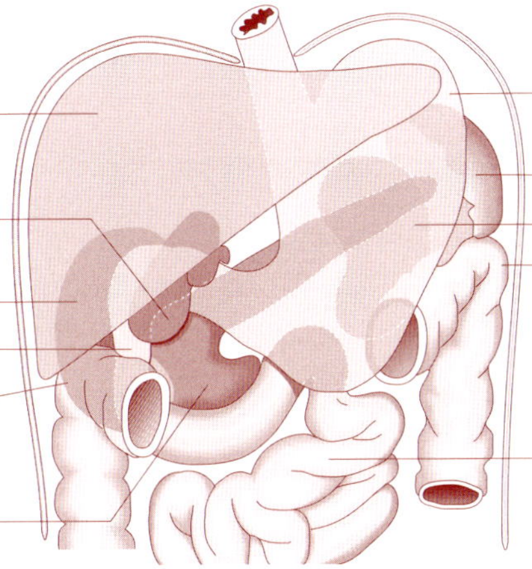

Rapports topographiques

- Diaphragme.
- Indirectement : plèvre et poumon gauche, péricarde et cœur.
- Côtes 5-8 et 9e cartilage costal gauche.
- Foie.
- Tronc cœliaque et plexus solaire.
- Bourse épiploïque.
- Pilier gauche du diaphragme.
- Surrénale gauche.
- Rein gauche.
- Pancréas.
- Côlon transverse.
- Mésocôlon transverse.
- Angle splénique du côlon.
- Duodénum (D3 et D4).
- Angle duodéno-jéjunal et début du jéjunum.
- Rate.

Moyens de fixité et de suspension

- Pression organique.
- Effet turgor.
- Lig. gastro-phrénique.
- Petit épiploon.
- Grand épiploon.
- Lig. gastro-colique.
- Lig. gastro-splénique.
- Lig. phrénico-colique gauche.

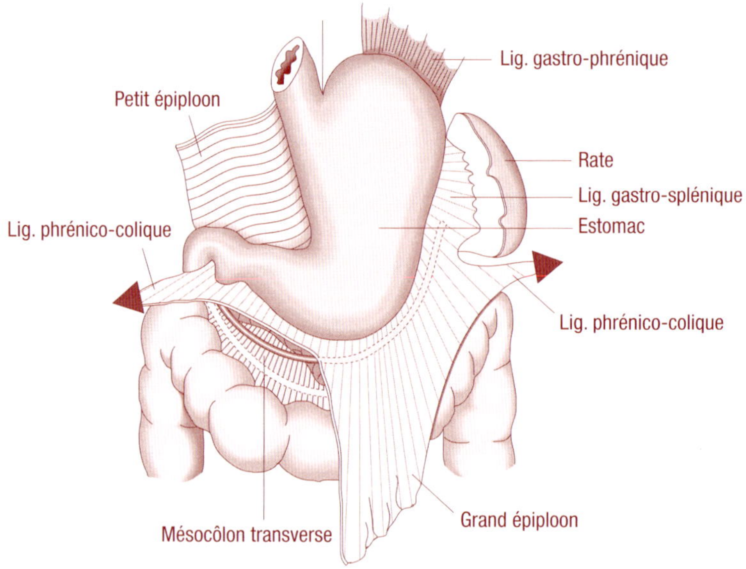

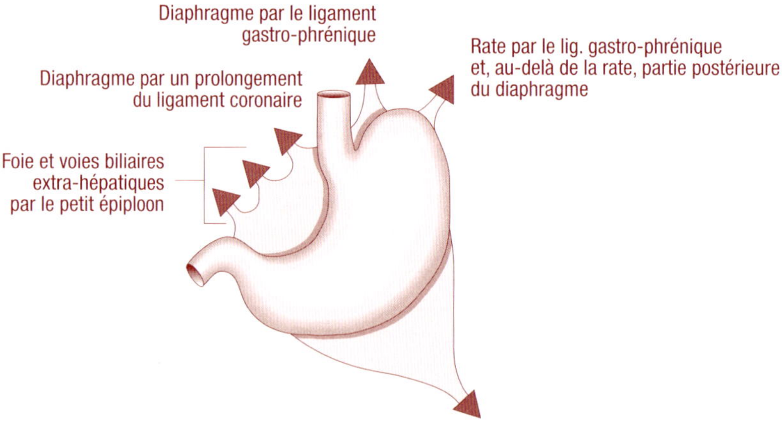

Le grand épiploon pend sous la grande courbure. Le pli par lequel se termine le grand épiploon est parfois relié au bord supérieur du côlon transverse. De ce fait, l'estomac peut donc être relié indirectement au côlon transverse.

Circulation

Artérielle

- A. gastrique droite (naissant de l'a. hépatique propre).
- A. gastrique gauche (naissant du tronc cœliaque, s'anastomosant avec l'a. gastrique droite).
- A. gastro-épiploïque droite (a. gastro-duodénale).
- A. gastro-épiploïque gauche (a. splénique – tronc cœliaque).
- A. gastro-duodénale (a. hépatique commune – tronc cœliaque).

Veineuse

- V. porte.

Lymphatique

- Ganglions paracardiaux.
- Ganglions pancréatiques.
- Ganglions spléniques.
- Ganglions cœliaques – conduit thoracique (écoulement principal).

Innervation

- Sympathique provenant des segments Th6-9 via le n. grand splanchnique.
- L'innervation sympathique rejoint les ganglions cœliaque et mésentérique supérieurs.
- N. vague.

Biorythme

Temps max.	7-9 h.
Temps min.	19-21 h.

Physiologie des mouvements selon *Barral*

Mobilité

L'œsophage est mobile dans le sens longitudinal. Sa longueur doit pouvoir s'adapter aux mouvements de la tête et du cou.
Il est parcouru pendant l'acte de déglutition par des ondes péristaltiques qui permettent la progression des aliments.
L'estomac présente une mobilité dans trois plans.

Plan frontal
Lors de l'inspiration, le diaphragme pousse les portions latérales du fond de l'estomac vers le bas et le dedans. La distance entre grande et petite courbure diminue, tout comme celle qui sépare le fond de l'antre. Observé de face, l'estomac effectue une rotation dans le sens horaire. Le mouvement se fait autour d'un axe sagitto-transversal passant par l'incisure angulaire de la petite courbure.

Plan sagittal
Dans ce plan, l'estomac effectue une bascule avec déplacement simultané des portions crâniales du fundus vers l'avant et de la région antrale vers l'arrière. Le mouvement se fait autour d'un axe fronto-transversal passant en moyenne par le milieu de l'estomac.

Plan transversal
L'estomac effectue une rotation gauche autour d'un axe fronto-sagittal passant par la portion inférieure de l'œsophage.

Motilité

Le mouvement de la motilité se fait exactement dans le même sens et selon le même axe que celui de la mobilité.

Clinique ostéopathique

Symptômes cardinaux

- Ganglion de Troisier.
- Douleur apparaissant quelques minutes après la prise de nourriture.

Dysfonctions caractéristiques

Adhérences/fixations et spasme

Se produisent suite à une cure chirurgicale, une gastrite, une gastro-entérite ou un traumatisme abdominal fermé.

Ptose

Facteurs de risque selon Barral :

- Diminution générale du tonus liée à l'âge et effet de la force de gravité.
- Asthéniques.
- Cyphoses acquises.
- Cicatrices.
- Diminution d'origine hormonale de l'élasticité du tissu conjonctif chez la femme suite à une grossesse et un accouchement.
- Rétroversion utérine.

Hernie hiatale

Dysfonctions structurelles associées

- C4-7.
- T1 et 1re côte gauche.
- T6.
- T11 et 11e côte gauche, derrière.
- 7e côte gauche derrière.
- T12-L3.
- Psoas gauche et articulation sacro-iliaque gauche.

Symptômes atypiques

Voici une liste de symptômes pouvant s'expliquer par des chaînes ostéopathiques ou ressortir de l'interrogatoire du patient [pour l'explication des chaînes ostéopathiques, voir *Symptômes atypiques* dans le chapitre sur le foie, p. 41] :

- Périarthrite scapulo-humérale, plutôt gauche.
- Cervico-brachialgies, plutôt gauches.
- Douleurs entre les omoplates ou au niveau de l'angle supérieur droit de la scapula.
- Les repas copieux pris entre 19 h et 21 h provoquent les troubles suivants, qui n'apparaissent pas lorsque ces repas sont pris à un autre moment :
  - Douleurs épigastriques.
  - Nausées.
  - Réplétion et sensation de pression dans l'étage supérieur droit de l'abdomen.
  - Impression de boule dans la gorge.
  - Éructation accrue.

Contrairement à d'autres auteurs, Barral ajoute à cette liste un certain nombre de symptômes organo-spécifiques, dont :

- Sensation constante de pesanteur dans la cavité abdominale, s'aggravant avec la prise de repas.
- La position tête en bas et les inspirations-expirations profondes provoquent un malaise abdominal.
- Besoin de desserrer sa ceinture pendant la prise de repas.
- Impression de satiété rapide lors de la prise de repas avec sensation de faim peu de temps après.
- Céphalées se déclarant à la fin des repas copieux.
- Flexion antérieure du tronc comme position antalgique et pour raccourcir la distance séparant la grosse tubérosité de la petite tubérosité.
- Intolérance au décubitus ventral durant le sommeil.

Remarque : le tableau clinique de la ptose gastrique ou de la dolichogastrie est très rare en chi-

rurgie et toujours associé à des pathologies plus vastes, comme par ex. l'anorexie.
La question se pose dès lors de savoir si les symptômes décrits par Barral ne sont pas plutôt évocateurs d'un trouble intestinal fonctionnel répondant bien aux techniques décrites.

Indications au traitement ostéopathique

- Adhérences.
- Ptose.
- Spasme.
- Hernie hiatale.
- Périarthrite scapulo-humérale, plutôt gauche.
- Cervico-brachialgies, plutôt gauches.
- Céphalées, plutôt gauches.

Contre-indications au traitement ostéopathique

- Cicatrices fraîches.
- Fièvre.
- Nœuds lymphatiques palpables sur l'extrémité médiale de la clavicule gauche (ganglion de Troisier).
- Il faut interrompre le traitement viscéral en cas de réactions neurovégétatives marquées, telles que :
  - Sudation.
  - Douleurs vives et défense abdominale active.
  - Fortes nausées, voire vomissements.
  - Vertiges.
  - Tendance au collapsus.
  - Tachycardie.

Tests et traitements ostéopathiques

Mobilisation de l'estomac

Dans le plan frontal selon *Barral*

Position de départ
Le patient est en décubitus latéral droit.
Le thérapeute se tient debout derrière le patient.

Procédure
Le thérapeute pose sa main crâniale sur la partie latérale du gril costal, en dessous du diaphragme, à peu près à la hauteur des côtes 6-7 gauches. La main caudale vient se placer en dessous de la main crâniale, sur la partie ventro-latérale du gril costal. Des deux mains, le thérapeute pousse en direction médiale de manière à presser les côtes contre l'estomac. Toujours des deux mains, il mobilise

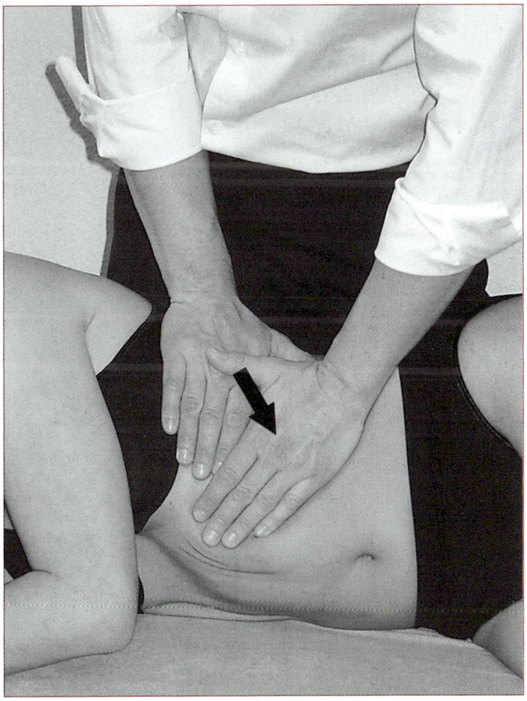

ensuite les côtes et, indirectement, l'estomac vers le bas et le dedans. Une fois le maximum atteint, il peut maintenir la position, effectuer un rebond ou initier des vibrations.
La mobilisation dans le sens inverse, c'est-à-dire vers le haut et le dehors, s'effectue exactement de la même façon. Il est très important de veiller à ce que les côtes restent toujours en contact avec l'estomac.

Variante
Le thérapeute pose une main sur la face ventrale du gril costal et l'autre sur la face dorsale (prise en pince).

Mobilisation de l'estomac

Dans le plan transversal selon *Barral*

Position de départ
Le patient est en décubitus latéral droit.
Le thérapeute se tient debout derrière le patient.

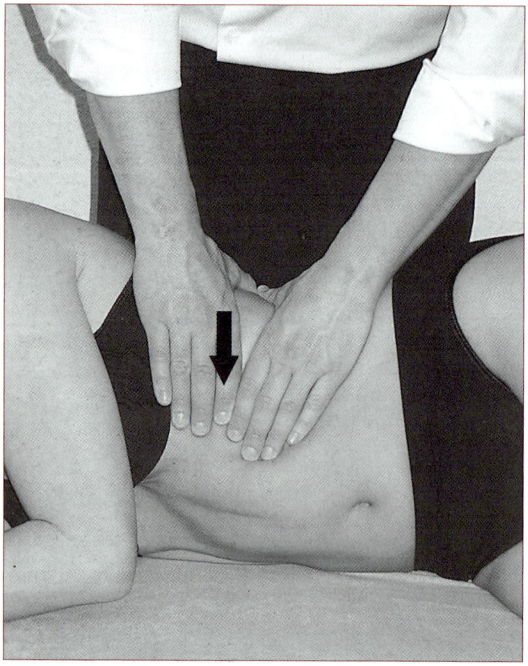

Procédure
Le thérapeute pose sa main crâniale sur la partie latérale du gril costal, en dessous du diaphragme, à peu près à la hauteur des côtes 6-7 gauches, pouce dirigé dorsalement et doigts dirigés ventralement. La main caudale vient se placer, dans la même position, sur la partie latéro-inférieure du gril costal.
Des deux mains, le thérapeute pousse en direction médiale de manière à presser les côtes contre l'estomac. Toujours des deux mains, il mobilise ensuite les côtes et, indirectement, l'estomac vers le dedans tout en effectuant une rotation droite. Une fois arrivé au maximum, il peut maintenir la position, effectuer un rebond ou initier des vibrations.
La mobilisation dans le sens inverse, c'est-à-dire vers le dehors avec rotation gauche, s'effectue exactement de la même façon. Il est très important de veiller à ce que les côtes restent toujours en contact avec l'estomac.

Variante
Le thérapeute pose une main sur la face ventrale du gril costal et l'autre sur la face dorsale (prise en pince).

Mobilisation de l'estomac

Dans le plan sagittal selon *Barral*

Position de départ
Le patient est en décubitus latéral droit.
Le thérapeute se tient debout derrière le patient.

Procédure
Le thérapeute pose sa main crâniale sur la partie latérale du gril costal, en dessous du diaphragme, à peu près à la hauteur des côtes 6-7 gauches. La main caudale vient se placer sur le gril costal gauche à la hauteur des jonctions chondro-costales 7-9.

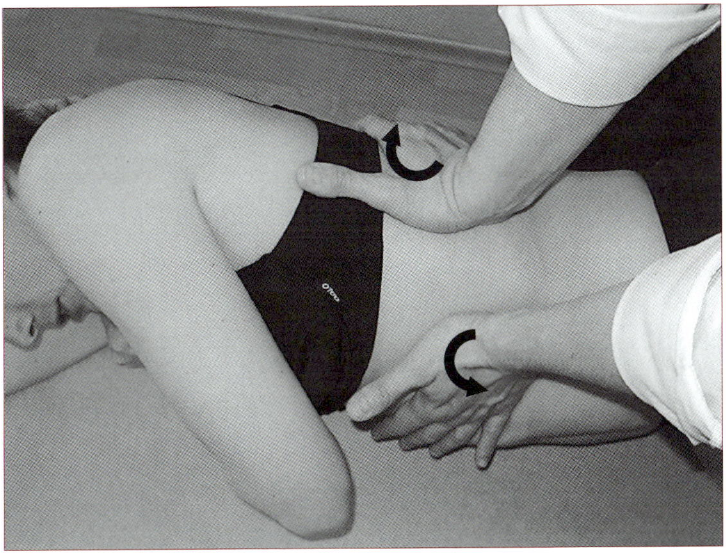

Le thérapeute appuie avec sa main crâniale en direction médiale de manière à presser les côtes contre l'estomac, puis il mobilise l'estomac vers le haut et l'arrière avec sa main crâniale et vers le bas et l'avant de sa main caudale. Il résulte de ce mouvement une torsion de l'estomac. Une fois arrivé au maximum des deux côtés, le thérapeute peut maintenir la position, effectuer un rebond ou initier des vibrations.

La mobilisation en sens inverse est également possible.

Variante

Position de départ

Le patient est en décubitus latéral droit, jambes fléchies.
Le thérapeute se tient debout derrière le patient.

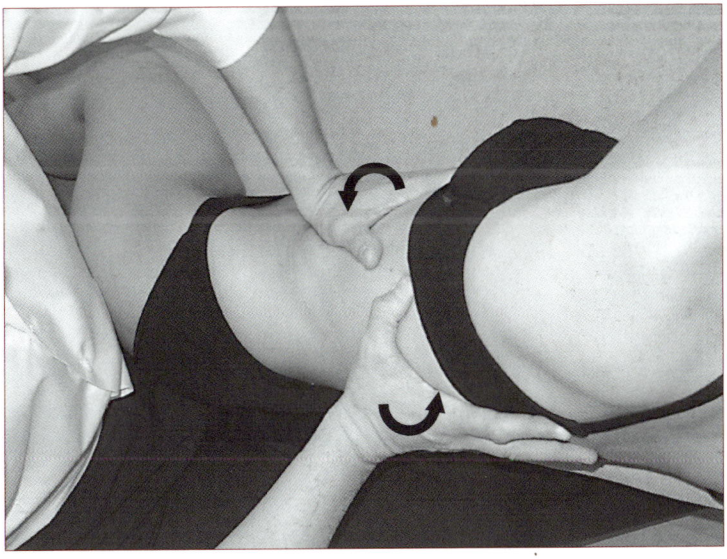

Procédure

Le thérapeute pose sa main crâniale sur la partie dorsale du gril costal gauche à la hauteur des côtes 6-7 et sa main ventrale sur la partie ventrale du gril costal, bord cubital en contact avec le rebord costal. Il presse dans un premier temps les côtes contre l'estomac, puis mobilise l'organe des deux mains dans le plan sagittal en appuyant avec sa main crâniale sur les côtes vers l'avant et le haut et avec sa main caudale vers l'arrière et le bas. Une fois arrivé au maximum des deux côtés, le thérapeute peut maintenir la position, initier des vibrations ou mobiliser par des petits rebonds.
La mobilisation dans le sens inverse (rotation droite) s'effectue de la même façon, mais l'amplitude du mouvement est nettement moindre.
D'un point de vue technique, cette variante de la mobilisation dans le plan sagittal est l'image inversée de la mobilisation indirecte du foie dans le plan sagittal (p. 44).

Mobilisation de l'estomac

Dans le plan frontal en utilisant le bras comme grand bras de levier selon *Barral*

Position de départ

Le patient est en décubitus latéral droit.
Le thérapeute se tient debout derrière le patient.

Procédure

Le thérapeute pose sa main caudale sur la partie inférieure du gril costal gauche, côté latéral. De sa main crâniale, il saisit le bras gauche du patient et le mobilise en abduction jusqu'à ce que le mouvement se transmette aux côtes.
De sa main caudale, il appuie sur les côtes en direction médiale de manière à comprimer l'estomac, puis il mobilise l'organe par-dessus les côtes vers le bas et le dedans. Pendant ce temps, la main crâniale maintient le bras en abduction. Une fois la main caudale arrivée en bout de course, une traction continue ou intermittente doit être exercée sur les structures. L'effet mobilisateur concerne la surface de glissement entre estomac et diaphragme.

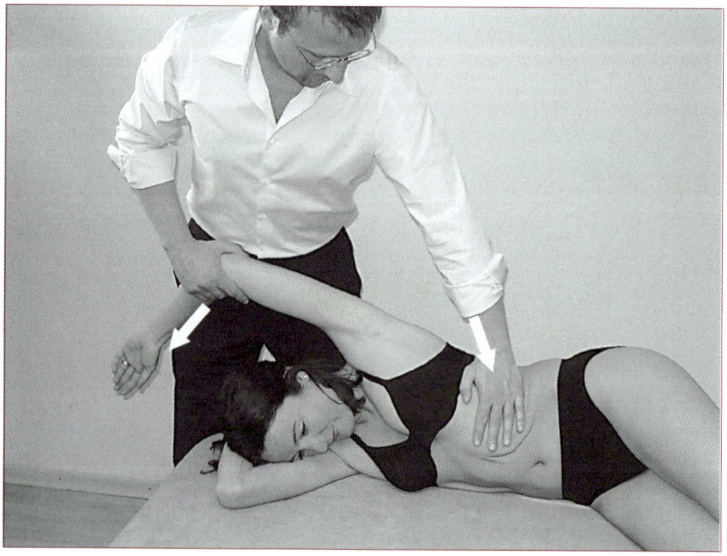

Variante
Point d'appui et point mobile peuvent être intervertis de manière à ce que la main caudale fixe et la main crâniale mobilise. La mobilisation peut aussi se faire des deux mains.

Mobilisation de l'estomac

Dans le plan frontal en utilisant les jambes comme grand bras de levier selon *Barral*

Position de départ
Le patient est couché sur le dos, jambes fléchies. Le thérapeute se tient debout à droite du patient.

Procédure
Le thérapeute pose sa main crâniale sur l'estomac, éminence thénar en dessous du gril costal gauche. De sa main caudale, il saisit le genou gauche du patient. La main crâniale mobilise l'estomac en direction cranio-latérale, tandis que la main caudale tire les deux genoux vers la droite, en direction du thérapeute, jusqu'à ce que la traction soit perçue par la main crâniale. Une fois chacune des deux mains arrivée en bout de course, le thérapeute exerce une traction continue ou intermittente sur les structures. Les deux mains mobilisent. L'effet mobilisateur concerne les surfaces de glissement des articulations viscérales inférieures de l'estomac.

Variante
Une main peut aussi servir de point fixe, tandis que l'autre mobilise.

Oscillations sur l'estomac

Position de départ
Le patient est couché sur le dos, jambes fléchies. Le thérapeute se tient debout à gauche du patient.

Procédure
Le thérapeute place les doigts de ses deux mains sur l'estomac et appuie vers l'arrière jusqu'à ce qu'il entre en contact avec la paroi gastrique. Des deux mains, il exerce des petites pressions inter-

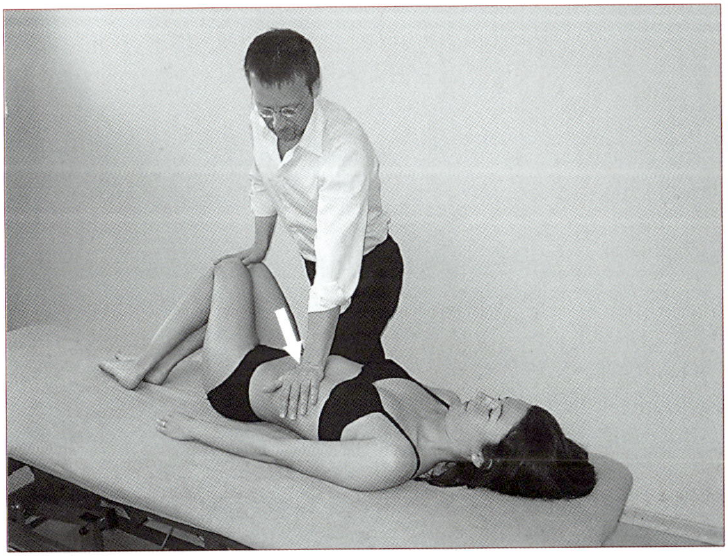

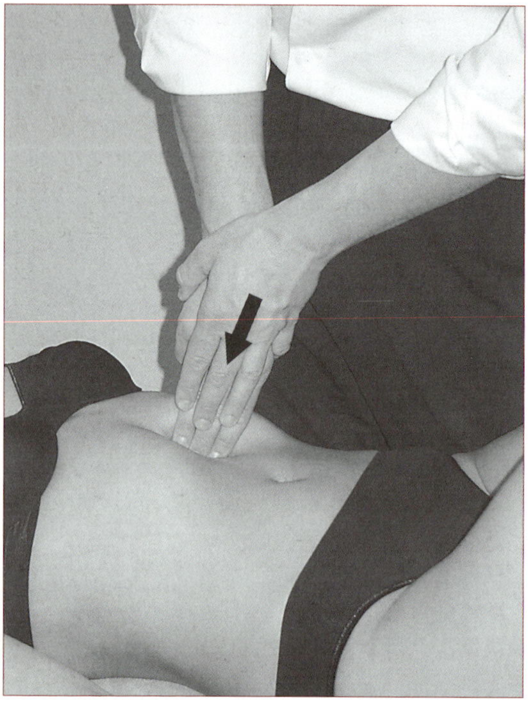

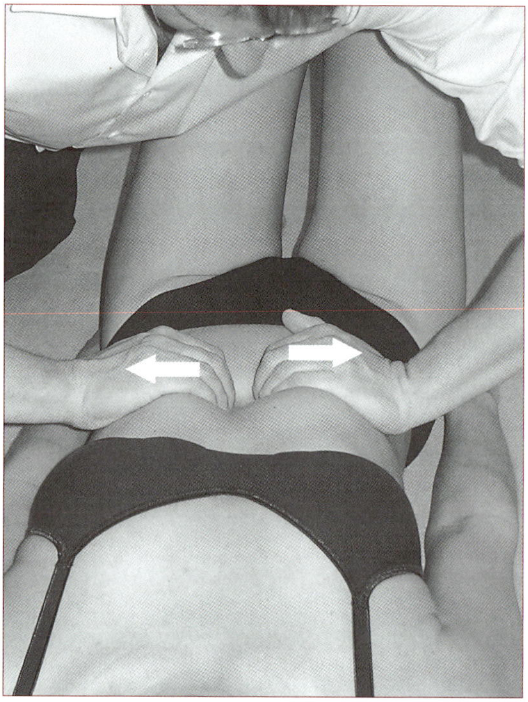

mittentes et rythmiques sur l'estomac de manière à produire des oscillations d'une fréquence de 150-180/min. L'opération doit durer environ 2 minutes.
Cette manœuvre produit un effet déspasmant.

Étirement du petit épiploon

Position de départ
Le patient est couché sur le dos, jambes fléchies.
Le thérapeute se tient debout à gauche du patient.

Procédure
Le thérapeute pose sa main droite un peu à gauche de la ligne médiane, en dessous du processus xiphoïde, les quatre doigts alignés sur la paroi abdominale. La main droite vient se placer dans la même position sur la ligne médiane, au même niveau que la main gauche.
Il enfonce doucement ses doigts dans la paroi abdominale en direction postérieure. La palpation doit être lente afin de permettre le relâchement des tensions fasciales locales. C'est là le seul moyen d'atteindre le petit épiploon.
Une fois arrivé suffisamment loin, le thérapeute écarte délicatement ses doigts joints en direction latérale de manière à étirer le petit épiploon. La durée de la traction, continue, ne doit pas excéder une minute.
Cette manœuvre a aussi un effet réflexe sur les structures vasculaires du ligament hépato-duodénal.

Traitement du pylore selon *Barral*

Position de départ
Le patient est couché sur le dos, jambes fléchies.
Le thérapeute se tient debout à gauche du patient.

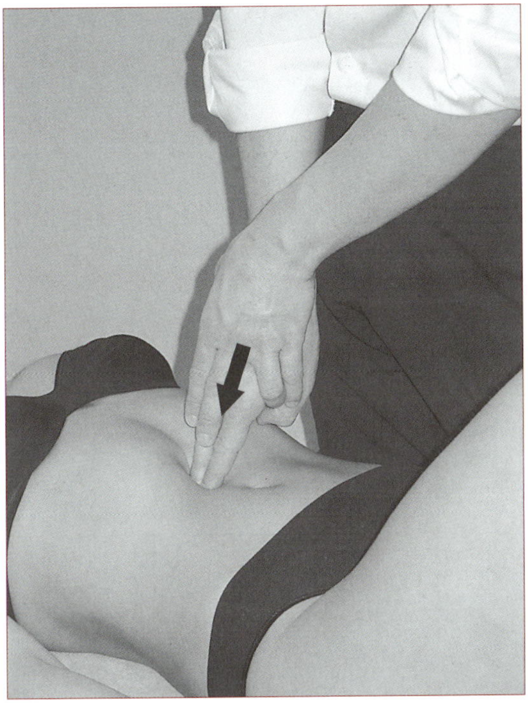

Procédure

Pour trouver le pylore, il faut rechercher sa projection approximative sur la paroi abdominale. Pour cela, le thérapeute place la pulpe de ses doigts sur l'ombilic et remonte de cinq travers de doigts, puis il place un doigt un peu à droite de la ligne médiane. Le doigt s'enfonce lentement dans l'abdomen en direction postérieure. Il est important que la palpation soit lente afin de laisser le temps aux structures superficielles de s'écarter et aux fascias de se relâcher.

Une fois arrivé suffisamment loin, on perçoit dans la plupart des cas, dans un périmètre de 0,5 à 1 cm autour de ce point de palpation, une induration élastique de la grosseur d'une noisette. Le pylore est généralement sensible à la pression.

On effectue alors des petits mouvements circulaires, des vibrations ou des inhibitions jusqu'à ce que le tonus ou la sensation douloureuse aient clairement diminué.

Amélioration de la mobilité de l'œsophage par mobilisation du médiastin selon *Barral*

Position de départ

Le patient est en décubitus latéral.

Le thérapeute se tient debout derrière le patient.

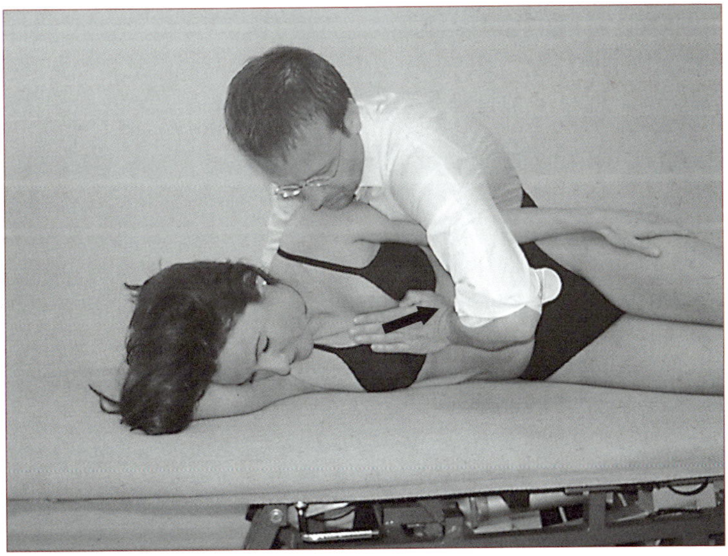

Procédure
Le thérapeute pose sa main caudale à plat sur le tiers inférieur du sternum. La main crâniale vient se poser sur les processus épineux de la partie supérieure du rachis thoracique, à l'aplomb du manubrium sternal.
Il appuie vers le bas et l'arrière avec sa main ventrale et vers le haut et l'avant avec sa main dorsale, puis relâche la pression avec un recoïl. La manœuvre doit être répétée 8 à 10 fois.
Il change ensuite la position de ses mains de manière à ce que la main ventrale se retrouve sur le manubrium et la main dorsale sur la partie médiane du rachis thoracique, à l'aplomb du tiers inférieur du sternum.
La pression mobilisatrice se fait cette fois vers le haut et l'arrière en ce qui concerne la main ventrale et vers le bas et l'avant en ce qui concerne la main dorsale.

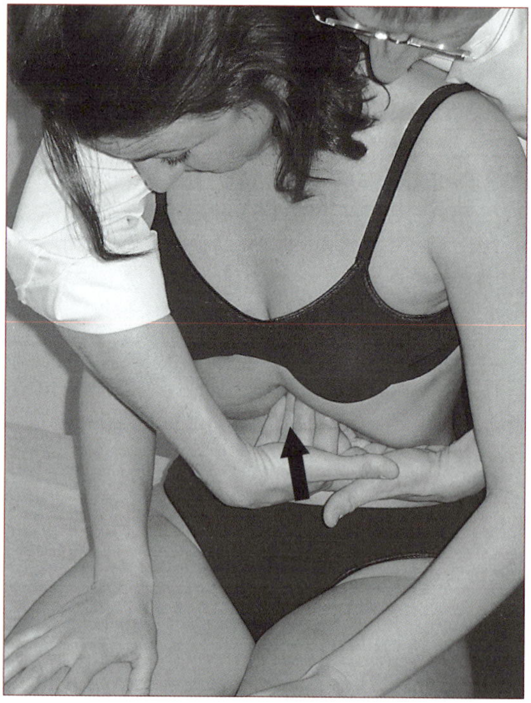

Test d'aggravation pour une hernie hiatale selon *Barral*

Position de départ
Le patient est assis.
Le thérapeute se tient debout derrière le patient.

Procédure
Le thérapeute passe sa main droite par-dessus l'épaule droite du patient et pose les doigts en dessous du gril costal droit – un peu à gauche du processus xiphoïde. Les doigts de la main gauche viennent se placer à côté de la main droite en passant sous l'aisselle gauche du patient.
Tout en cyphosant le patient, le thérapeute enfonce ses doigts vers l'arrière et le haut, en direction du cardia. Une fois là, il comprime le cardia dans le sens de son axe, c'est-à-dire vers le haut, l'arrière et la droite, contre la jonction œsophago-cardio-tubérositaire.
Si la compression provoque une douleur rétrosternale s'accompagnant éventuellement de nausées et de réactions neurovégétatives, phénomène caractéristique chez ces patients, c'est là le signe d'une hernie hiatale et peut-être d'une œsophagite par reflux.
À la fin du test, le thérapeute relâche subitement la pression. Si ce geste provoque une gêne, au sens d'une douleur aspécifique, c'est dans la plupart des cas que les structures fasciales de la jonction œsophago-cardio-tubérositaire sont à l'origine du problème gastrique.

Test d'amélioration pour une hernie hiatale selon *Barral*

Position de départ
Le patient est assis.
Le thérapeute se tient debout derrière le patient.

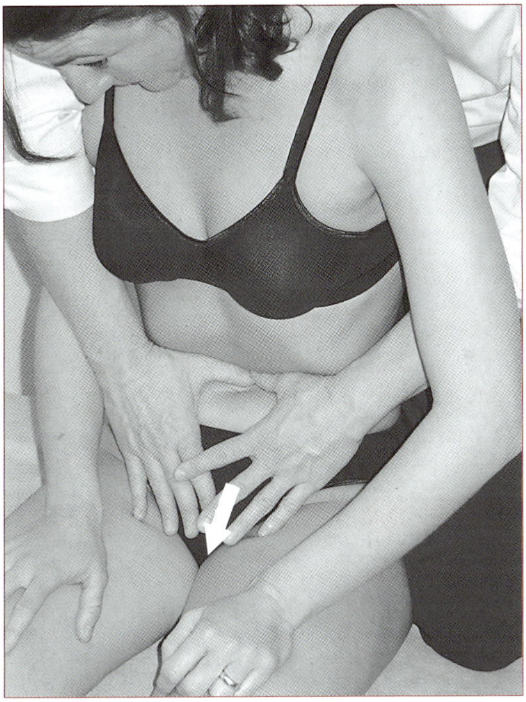

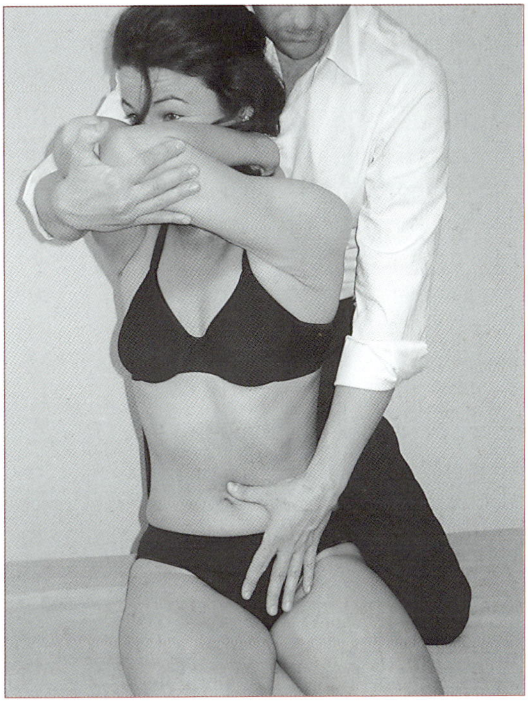

Procédure

Après avoir effectué le test d'aggravation et constaté la douleur caractéristique causée par la pression exercée sur le cardia, il faut ensuite palper des deux mains le long de la petite courbure en direction caudale jusqu'à l'incisure angulaire. De là, on appuie légèrement sur l'estomac en direction caudale afin de soulager la jonction œsophago-cardio-tubérositaire. Les symptômes caractéristiques doivent normalement diminuer sensiblement.
L'hypothèse de la hernie hiatale semble se confirmer.

Traitement de la hernie hiatale en position assise selon *Barral*

Position de départ

Le patient est assis, doigts croisés dans la nuque et coudes dirigés vers l'avant.
Le thérapeute se tient debout derrière le patient.

Procédure

Le thérapeute passe ses deux mains sous les aisselles du patient et pose les doigts côte à côte en dessous du gril costal, un peu à gauche de la ligne médiane, à côté du processus xiphoïde.
Tout en cyphosant le patient, le thérapeute enfonce tous ses doigts vers l'arrière, le haut et la droite, en direction du cardia, puis il palpe le long de la petite courbure en direction caudale jusqu'à l'incisure angulaire. Une fois là, le pouce gauche reste sur l'incisure et la fixe, tandis que la main droite saisit les deux coudes du patient et facilite celui-ci en extension, latéroflexion et rotation droite.

Cette manœuvre permet de mobiliser le cardia vers le bas. L'impulsion peut être continue, auquel cas il faut maintenir l'étirement pendant environ 30 secondes, ou intermittente, c'est-à-dire répétée 5 à 6 fois d'affilée.

Traitement de la hernie hiatale en décubitus dorsal

Position de départ
Le patient est couché sur le dos, jambes fléchies. Le thérapeute se tient debout derrière le patient.

Procédure
Le thérapeute pose ses deux mains sur la paroi abdominale du patient, puis enfonce les pouces, placés côte à côte un peu à gauche de la ligne médiane, vers l'arrière afin d'entrer en contact avec la petite courbure, qui se présente sous la forme d'une arête. Les pouces descendent le long de cette arête jusqu'à l'incisure angulaire et, une fois là, poussent l'estomac en direction caudale, ce qui produit un effet mobilisateur sur la jonction œsophago-cardio-tubérositaire.

Mobilisation de la jonction œsophago-cardio-tubérositaire par-dessus le foie selon *Barral*

Position de départ
Le patient est assis.
Le thérapeute se tient debout derrière le patient.

Procédure
Le thérapeute passe sa main droite sous l'aisselle droite du patient et pose les doigts en dessous du gril costal droit, dans la région du lig. triangulaire droit. Les doigts de la main gauche viennent se placer de la même manière en dessous du gril costal gauche, un peu à droite de la ligne médio-claviculaire.
Tout en cyphosant le patient, le thérapeute enfonce les quatre doigts de sa main droite vers l'arrière et le haut, tandis qu'avec les doigts de la main gauche il appuie vers l'arrière, le haut et la droite en direction du lig. triangulaire gauche.
Dans un second temps, les deux mains soulèvent le foie, puis le relâchent subitement. Le retour de

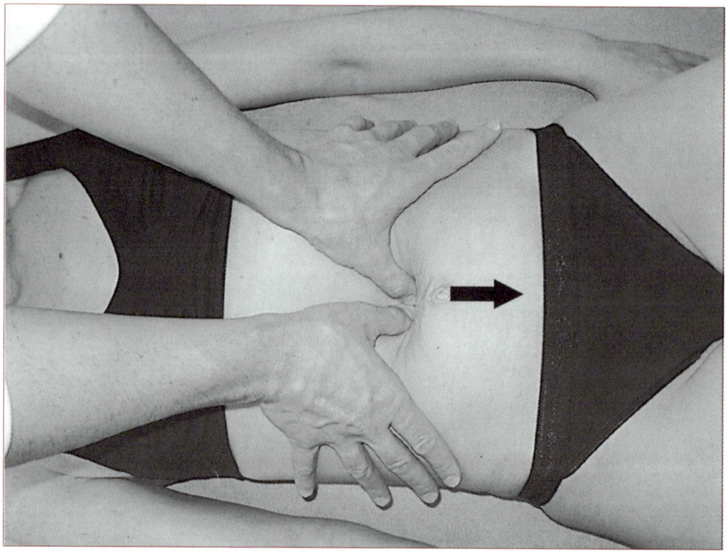

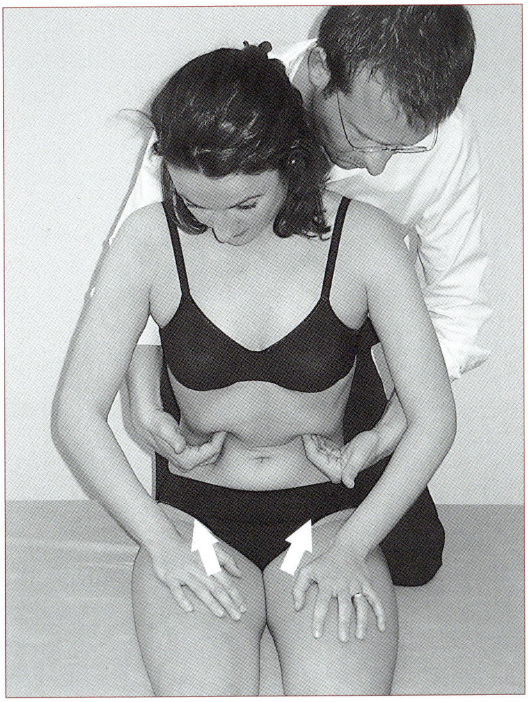

l'organe permet de mobiliser les structures fasciales de la jonction œsophago-cardio-tubérositaire. La manœuvre doit être répétée 5 ou 6 fois.

Traitement de la gastroptose selon *Barral*

Position de départ
Le patient est assis.
Le thérapeute se tient debout derrière le patient.

Procédure
L'objectif est ici de conférer à l'estomac la plus grande mobilité possible au niveau de sa nouvelle surface de glissement. Il ne faut pas escompter un retour de l'organe à sa situation physiologique initiale.
Le thérapeute passe sa main droite par-dessus l'épaule droite du patient et pose les doigts sur la paroi abdominale, en dessous de l'estomac. Les doigts de la main gauche viennent se placer à côté de ceux de la main droite en passant sous l'aisselle gauche du patient.
Le thérapeute mobilise ensuite l'estomac des deux mains vers le haut en direction de l'épaule gauche. Il procède ainsi sans brusquerie et par mouvements intermittents jusqu'à ce qu'une amélioration de la mobilité devienne perceptible.

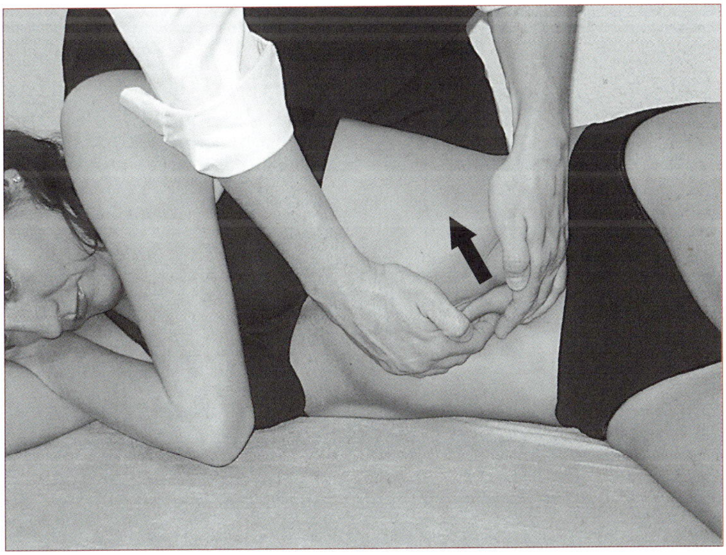

Variante
Cette manœuvre peut aussi s'effectuer sur un patient en décubitus latéral droit. Le thérapeute se tient debout derrière le patient et pose ses deux mains sur la paroi abdominale en dessous de l'estomac. Il procède exactement de la même façon, en mobilisant sans brusquerie et par mouvements intermittents en direction de l'épaule gauche.
La position en déclive est également possible avec cet avantage qu'elle facilite, du fait de la force de gravité, le glissement de l'estomac en direction crâniale. Elle convient particulièrement pour l'automobilisation.

Test et traitement de la motilité de l'estomac selon *Barral*

Position de départ
Le patient est couché sur le dos, jambes tendues. Le thérapeute est assis à droite du patient, face à lui.

Départ du test
Le thérapeute pose sa main droite sur l'abdomen du patient sans exercer de pression, pouce sur la projection du pylore, bout des doigts dirigé vers le haut et le dehors, vers le fond gastrique, index sur la projection de la petite courbure. L'avant-bras repose sur l'abdomen.

Déroulement du test
Le thérapeute cherche à ressentir le mouvement de la motilité afin de juger de l'amplitude et de la direction de l'inspir et de l'expir ainsi que du rythme du mouvement dans son ensemble. En cas de perturbation de l'un ou l'autre de ces aspects de la motilité, ou *a fortiori* des deux, il convient de traiter.

Traitement
La motilité se traite indirectement. Le thérapeute suit le mouvement non restreint jusqu'au *still point*, s'arrête pendant plusieurs cycles, puis suit le mouvement restreint jusqu'à un nouveau *still point*.
Il peut aussi essayer d'augmenter l'amplitude du mouvement libre (induction). Pour finir, il aura soin de vérifier si le mouvement le plus pauvre s'est amélioré.

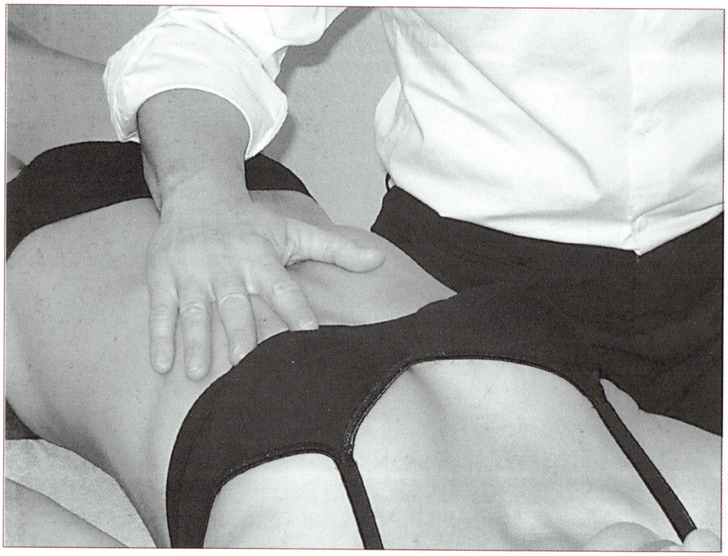

La manœuvre doit être répétée jusqu'à ce que la motilité ait retrouvé ses valeurs normales en termes de rythme, de direction et d'amplitude.

Traitement fascial selon *Finet* et *Williame*

Position de départ
Le patient est couché sur le dos, jambes tendues. Le thérapeute se tient debout à gauche du patient.

Départ du traitement
Le thérapeute pose sa main droite en dessous du gril costal gauche du patient, bord cubital contre le rebord costal, doigts dirigés vers l'épaule droite. La main gauche vient se placer sur la paroi abdominale, bord cubital à gauche de la ligne médiane, extrémité des doigts sous la main droite et dirigée vers l'épaule gauche du patient.
Le thérapeute appuie deux mains vers l'arrière en exerçant une pression suffisante pour atteindre le plan fascial.

Traitement
Lors de l'inspiration, le thérapeute tire des deux mains simultanément vers le bas, la main droite effectuant une rotation horaire et la main gauche une rotation antihoraire. Cette manœuvre provoque un étirement longitudinal de l'estomac.
Durant l'expiration, il maintient la position ainsi atteinte, puis il recommence l'opération jusqu'à ce que l'amplitude fasciale maximale soit atteinte. Il relâche alors la traction sur une expiration.
L'opération doit être répétée 4 ou 5 fois.

Techniques circulatoires selon *Kuchera*

Stimulation artérielle

- Stimulation du tronc cœliaque par un travail sur le rachis.
- Techniques diaphragmatiques.

Stimulation veineuse

- Pompage du foie.
- Étirement du lig. hépato-duodénal.
- Techniques diaphragmatiques.

Stimulation lymphatique

- Drainage lymphatique du thorax et de l'abdomen.
- Techniques diaphragmatiques.

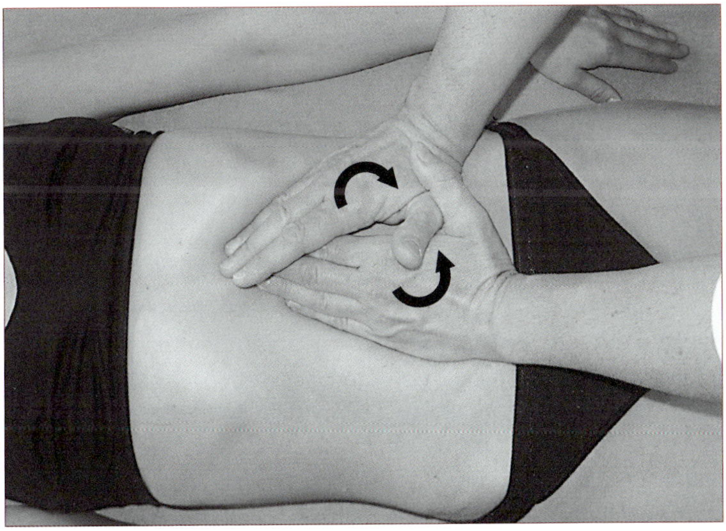

Régulation du système nerveux autonome

Système nerveux sympathique
Stimulation du tronc sympathique Th6-9 par :
- Rib-raising.
- Inhibition des muscles paravertébraux.
- Vibrations.
- Manipulations.
- Maitland.
- Stimulation du plexus solaire.
- Techniques diaphragmatiques.

Système nerveux parasympathique
Stimulation du n. vague par :
- Thérapie cranio-sacrée.
- Techniques laryngiennes.
- Techniques thoraciques (recoïl).
- Techniques diaphragmatiques.

Traitement des points réflexes selon *Chapman*

Position

Œsophage
Face antérieure. 2e EIC, à proximité du sternum.

Face postérieure. Sur T2, à mi-chemin entre le processus épineux et l'extrémité du processus transverse, jusqu'à l'extrémité crâniale de la vertèbre (des deux côtés).

Sécrétion gastrique (bénéfique en cas de gastropathie)

Face antérieure. 6e EIC, du bord du sternum jusqu'à environ la ligne mamillaire – uniquement du côté gauche !

Face postérieure. Entre les processus transverses de T5 et T6, à mi-chemin entre le processus épineux et la pointe du processus transverse – uniquement du côté gauche !

Tonus gastrique

Face antérieure. 7e EIC, du bord du sternum jusqu'à environ la ligne mamillaire – uniquement du côté gauche !

Face postérieure. Entre les processus transverses de T5 et T6, à mi-chemin entre le processus épineux et la pointe du processus transverse – uniquement du côté gauche !

Pylore

Face antérieure. Face ventrale du sternum, du manubrium jusqu'au processus xiphoïde.

Face postérieure. Sur la 10e côte, à la hauteur de l'articulation costo-transverse – uniquement du côté droit !

Principe du traitement

Le thérapeute pose un doigt tout doucement sur le point réflexe, puis applique une légère pression. Les points réflexes sont souvent très sensibles. C'est pourquoi il convient de procéder avec la plus grande délicatesse.
Le doigt reste en contact avec le point et effectue des petits mouvements circulaires.
Les points de la face antérieure doivent toujours être traités en premier. On ne passe au point suivant qu'une fois la sensibilité et/ou la consistance du point traité normalisées.
Pour finir, le thérapeute contrôle une dernière fois les points ventraux. Si la normalisation n'a pas tenu ce peut-être signe que la pathologie organique est trop prononcée pour qu'il soit possible d'agir dessus à court terme par voie réflexe ou qu'il existe d'autres dysfonctions nécessitant d'être préalablement traitées.

Recommandations au patient

- ◆ Ne rien manger pendant les 2-3 heures qui précèdent le traitement.
- ◆ Éviter le port de ceintures et de vêtements serrés.
- ◆ Éviter la position tête en bas.

Patients souffrant d'une hernie hiatale

- ◆ Ne pas prendre de repas complets.
- ◆ Ne rien manger après 18 h 00.
- ◆ Incliner légèrement le lit de manière à ce que la tête soit surélevée.

Patients souffrant d'ulcère gastrique

- ◆ Le sucre et les glucides raffinés industriellement peuvent favoriser la survenue de l'ulcère.
- ◆ La baisse du pH gastrique induite par la consommation de lait n'est que de courte durée et peut être suivie par une augmentation de l'acidité.
- ◆ L'alcool et le tabac irritent l'estomac.
- ◆ Le café et les boissons contenant de la caféine peuvent aggraver les ulcères.
- ◆ La vitamine U (S-méthylméthionine) et la glutamine, deux acides aminés présents en grande quantité dans le jus de chou frais, favorisent la guérison des ulcères.
- ◆ Fortifier le système immunitaire pour mieux lutter contre *Helicobacter pylori.*

Physiologie

Estomac proximal et estomac distal

Le relief de la paroi gastrique facilite le transport des aliments vers le pylore.

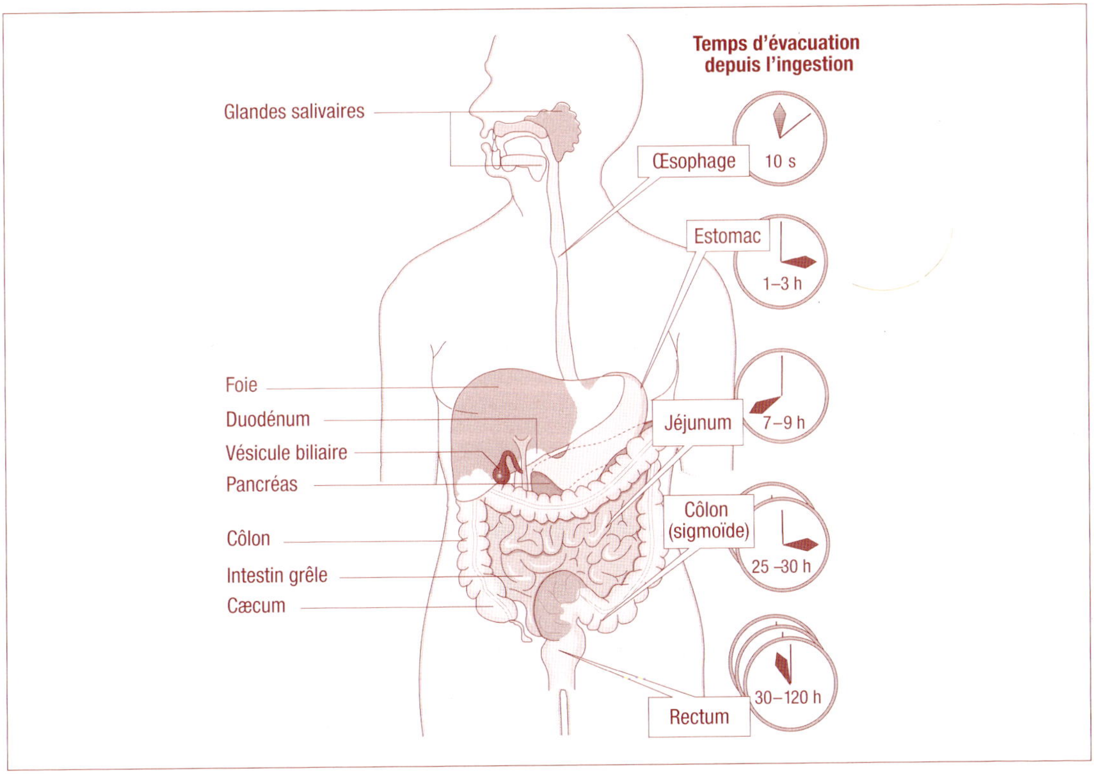

L'estomac proximal, dont la paroi est continuellement en tension, sert au stockage du bol.
L'estomac distal a pour fonction de brasser, d'homogénéiser et d'émulsionner les aliments. Il est en outre parcouru par des ondes péristaltiques lentes générées par des cellules à activité rythmique spontanée. L'étirement de l'estomac stimule ces ondes, tandis que l'étirement de l'intestin grêle inhibe l'activité de l'estomac distal (réflexe entéro-gastrique).
Le pylore n'est pas hermétique au point d'empêcher le passage des liquides. Il se relâche de manière synchrone avec chaque onde de contraction de l'estomac distal, mais juste assez pour laisser passer les petites particules alimentaires, les grosses étant refluées.

Principales fonctions de l'estomac

- Broyage des aliments solides, émulsion des graisses, protéolyse.
- Sécrétion du suc gastrique.

Le suc gastrique

Mucus

Sécrété par l'épithélium superficiel de l'estomac, les cellules accessoires des glandes corpo-fundiques ainsi que par les glandes cardiales et pyloriques.

Bicarbonate

Sécrété par les cellules épithéliales de la muqueuse gastrique.
Ces deux constituants du suc gastrique servent à protéger la paroi gastrique contre l'acide chlorhydrique (HCl). La couche muqueuse est traversée par un gradient de H+ allant de très acide côté luminal à légèrement alcalin du côté épithélial (action du bicarbonate).

Pepsinogène

Sécrété par les cellules principales des glandes corpo-fundiques. Il est activé en pepsine par un pH < 3 et a alors une action protéolytique.

Acide chlorhydrique (HCl)

Sécrété par les cellules bordantes des glandes corpo-fundiques.

Facteur intrinsèque

Sert à la réabsorption de la vitamine B_{12} dans l'intestin grêle.

Commande de la sécrétion du suc gastrique

La sécrétion du suc gastrique obéit à différents mécanismes déclencheurs.

Phase céphalique

Stimulation cérébrale de la sécrétion du suc gastrique par l'odeur, le goût et le manque de glucose par l'intermédiaire du n. vague.

Phase gastrique

L'étirement de la paroi gastrique, les acides aminés (en particulier tryptophane et phénylalanine) et les ions Ca^{2+} augmentent la sécrétion de suc gastrique.

Phase intestinale

Stimulation par évacuation du chyme dans le duodénum.
La diminution du pH à l'intérieur de l'estomac inhibe la sécrétion du suc gastrique, car l'acidité stoppe la libération de gastrine et, par voie de conséquence, la sécrétion de HCl.

Hormones

Gastrine

Sécrétée par les glandes antrales (2/3) et la muqueuse duodénale (1/3).

Stimulation de la libération
- Présence de peptides ou d'acides aminés.
- Efférences vagales.
- Taux élevé de catécholamines dans le plasma.

Inhibition de la libération
pH du suc gastrique < 3.

Fonctions
- Stimule la sécrétion de HCl par les cellules bordantes.
- Augmente la force et la fréquence du péristaltisme antral.
- Favorise la croissance des épithéliums gastriques et duodénaux.
- Stimule les acini pancréatiques, la sécrétion biliaire et la contraction de la vésicule biliaire.

Cholécystokinine (CCK)

Sécrétée par l'épithélium duodénal et jéjunal.

Simulation de la libération
Présence d'acides gras libres, de peptides, d'acides aminés aromatiques ou de glucose dans la lumière duodénale.

Inhibition de la libération
Trypsine dans la lumière intestinale (enzyme protéolytique produite par le pancréas).

Fonctions
- Stimule les cellules acineuses du pancréas (suc neutre riche en chlorure contenant des pro-enzymes).
- Stimule la sécrétion du suc pancréatique, alcalin et riche en bicarbonate.
- Libère toutes les hormones pancréatiques.
- Favorise la croissance du pancréas.
- Stimulation des cellules principales de l'estomac ($\Rightarrow$ pepsinogène $\uparrow$).
- Inhibe la sécrétion de HCl.
- Stimule fortement la contraction de la vésicule biliaire et ouvre le sphincter d'Oddi.
- Hormone de satiété.

Sécrétine

Sécrétée par l'épithélium duodénal et jéjunal.

Stimulation de la libération
- Chyme acide.

Fonctions
- Stimule la sécrétion du suc pancréatique, alcalin et riche en bicarbonate.
- Alcalise la bile dans le système des voies biliaires.
- Inhibe la réabsorption de l'eau et des sels de la vésicule biliaire.
- Ralentit la vidange de l'estomac par inhibition des muscles gastriques.
- Produit un effet antitrophique sur la muqueuse gastrique.

Pathologies

Symptômes exigeant un examen médical

- Mélæna.
- Signes de péritonite.
- Douleurs épigastriques s'aggravant ou s'améliorant par la prise de nourriture.
- Nœuds lymphatiques palpables à l'extrémité médiale de la clavicule (ganglion de Troisier).

Hernie hiatale

Définition

Saillie formée dans le thorax par la migration de certaines portions de l'estomac ou de l'estomac dans son ensemble (voire d'autres organes) au travers du hiatus œsophagien.

Formes

Hernie par glissement

Migration du cardia et du fond gastrique dans le médiastin postérieur avec soulèvement de la pointe de l'angle de His. Souvent asymptomatique. Des symptômes de reflux sont observés dans environ 25 % des cas. Une œsophagite par reflux est possible (5 % des cas).

Hernie para-œsophagienne ou hernie par roulement

Passage de certaines parties du fond gastrique dans le thorax (le long de l'œsophage et du cardia, fixé à l'endroit normal). L'angle de His reste aigu.
Le sphincter reste fonctionnel et l'on ne constate en général aucun reflux. Les symptômes directeurs sont les douleurs épigastriques et l'anémie par carence en fer.
Des formes mixtes existent entre ces deux formes.

Hernie fonctionnelle selon *Barral*

Symptomatologie de la hernie sans objectivation radiologique.
Cette forme peut être due à un spasme de la jonction œsophago-cardio-tubérositaire ou à des tractions antiphysiologiques exercées par le péritoine, des ligaments ou des fascias.

Conditions requises pour un bon fonctionnement du sphincter selon *Barral*

- Équilibre des pressions thoraco-abdominales.
- Causes d'altérations pathologiques : grossesse, toux, constipation avec passage à la selle rendu difficile.
- Environnement anatomique souple et extensible, sans tractions antiphysiologiques exercées sur les tissus.
- Causes d'altérations pathologiques : cure chirurgicale ou inflammations.
- Bonne tension longitudinale de l'œsophage.
- Causes d'altérations pathologiques : cyphose acquise ou inflammations.
- Élasticité et position physiologique du diaphragme.
- Pour un bon fonctionnement du sphincter, l'angle de His doit être aigu.
- Tension musculaire normotone au niveau de la jonction œsophago-cardio-tubérositaire.

Symptomatologie

Environ 95 % des patients souffrant de reflux gastro-œsophagien pathologique présentent une hernie hiatale, mais seulement environ 5 % des patients présentant une hernie hiatale souffrent de RGOP.

> **À noter**
> Symptômes directeurs du reflux gastro-œsophagien :
> - Douleurs épigastriques.
> - Pyrosis.

Autres symptômes :
- Régurgitation alimentaire.
- Brûlures rétro-sternales.
- Douleurs dans la partie moyenne à inférieure du rachis thoracique.

Aggravation des symptômes par :
- Décubitus.
- Soulèvement de charges.
- Inclinaison du buste vers l'avant.
- Prise de nourriture.
- Stress.

- Alcool.
- Nicotine.

Gastrite aiguë

Définition
Inflammation aiguë de la muqueuse gastrique avec perte de la barrière muqueuse protectrice et lésion de la muqueuse par l'acide chlorhydrique gastrique.

Étiologie
Substances nocives exogènes :
- Bactérie (*Helicobacter pylori*) ou toxines (staphylocoques).
- Alcool.
- Médicaments (acide acétylsalicylique, AINS, cytostatiques).

Substances nocives endogènes :
- Urémie.
- Hypertension portale.
- Ischémie due au stress (traumatisme, brûlure, choc, sport de haut niveau).
- Allergie alimentaire.

Symptomatologie
- Douleurs épigastriques.
- Nausées.
- Vomissements.
- Inappétence.
- Diarrhée.
- Mauvaise haleine.

Gastrite chronique

Définition
Inflammation de la muqueuse gastrique avec infiltration de la lamina propria par des cellules immunocompétentes (lymphocytes, cellules plasmatiques, granulocytes) ?

Étiologie
- Processus auto-immuns.
- Infection par *Helicobacter pylori.*
- Reflux biliaire.

Symptomatologie
Symptômes ulcéreux, par ex. :
- Douleurs à jeun.
- Pyrosis.
- Réplétion.
- Éructations.
- Flatulences.

Ulcère gastrique

Définition
Il s'agit d'une anomalie de la paroi abdominale pouvant aussi toucher les couches pariétales profondes et généralement localisée au niveau de la petite courbure. Les ulcères intéressant la grande courbure sont suspects de malignité ou bien iatrogènes.

Étiologie
L'ulcère gastrique naît d'un déséquilibre entre production du mucus protecteur de l'épithélium et sécrétion d'acide chlorhydrique. L'acide chlorhydrique franchit la barrière muqueuse et détruit les couches de la paroi gastrique.

Facteurs prédisposants :
- Infection par *Helicobacter pylori.*
- Gastrite chronique.
- Augmentation du reflux duodéno-gastrique.
- Tabac.
- Vidange gastrique retardée.

Symptomatologie
- Douleurs épigastriques.
- Accroissement de la douleur par la prise d'aliments.

Cancer de l'estomac

Définition

Tumeur maligne partant des cellules épithéliales de l'estomac.

Étiologie

- La probabilité de développer un cancer de l'estomac est plus forte chez les personnes appartenant au groupe A.
- Nitrosamines (produits métaboliques de bactéries qui colonisent l'estomac en cas de gastrite chronique atrophique).
- Infection par *Helicobacter pylori.*

Symptomatologie

- Troubles abdominaux aspécifiques (réplétion, inappétence, nausées, vomissements, douleurs à jeun).
- Symptômes ulcéreux.
- Perte de poids.
- Répugnance vis-à-vis de la viande.
- Ganglion de Troisier (dans environ 5 % des cas).
- Tumeur palpable.

IV. Duodénum

Anatomie et physiologie

Généralités

Le duodénum possède une longueur totale de 25-30 cm et présente la forme approximative d'un fer à cheval.
Il s'étend de T12 à L3, de la région sous-costale droite jusqu'à la région ombilicale.

Il se divise en quatre portions :
- 1er duodénum – D1 (partie supérieure).
- 2e duodénum – D2 (partie descendante).
- 3e duodénum – D3 (partie horizontale).
- 4e duodénum – D4 (partie ascendante).

De D1 à l'angle duodéno-jéjunal, la lumière duodénale passe d'environ 4,7 cm à environ 2,7 cm.

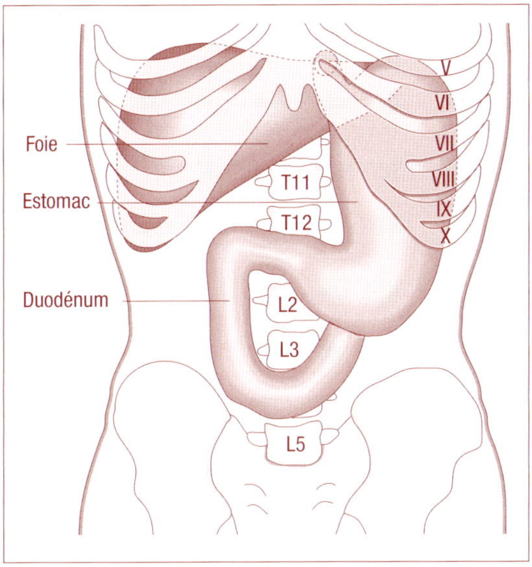

Situation

1er duodénum

Cette portion se trouve à environ 5 cm à l'intérieur du péritoine. C'est la partie la plus mobile du duodénum. Sa situation peut varier de 4-5 cm en fonction de la respiration, du taux de remplissage de l'estomac et de la posture du sujet.
Il s'étend de T12 à L1. Il fait suite au pylore, d'où il se porte obliquement vers le haut, la droite et l'arrière.

2e duodénum

Cette portion, longue d'environ 10 cm, est située en arrière du péritoine (état secondaire). Elle descend parallèlement au rachis et va de L1 à L3(4). Les conduits cholédoque et pancréatique débouchent dans D2 par le côté dorso-médial au niveau de l'ampoule de Vater. À côté de cette anatomie habituelle, il existe quantité de variantes d'abouchement pour l'un et l'autre de ces deux conduits. Un conduit pancréatique accessoire (canal de Santorini) peut déboucher dans le 2e duodénum au niveau de la petite caroncule, située à environ 2 cm de l'ampoule de Vater.

3e duodénum

Cette portion se trouve à environ 9 cm en arrière du péritoine (développement secondaire). Partant du niveau de L3(4), il remonte légèrement vers la gauche jusqu'à L2, de l'autre côté du rachis.

4e duodénum

Cette portion se trouve à environ 6 cm en arrière du péritoine (développement secondaire). Elle remonte de L2 à L1 et se termine par un angle aigu (angle duodéno-jéjunal) réintégrant le péritoine.

Rapports topographiques

1er duodénum

- Rachis : debout avec L2/3, couché avec L1/2.
- Vésicule biliaire.
- Foie.
- V. cave inférieure.
- Tête du pancréas.
- Lig. hépato-duodénal.
- Péritoine.

2e duodénum

- L1-3.
- Côlon transverse.
- Mésocôlon transverse.
- Foie.
- Côlon ascendant.
- Tête du pancréas et conduits pancréatiques.
- Conduit cholédoque.
- Muscle de Treitz (muscle suspenseur du duodénum).
- Rein droit et hile rénal.
- V. cave inférieure.
- Uretère droit.
- Vaisseaux testiculaires/ovariens.
- Péritoine.

3e duodénum

- L2/3.
- Racine du mésentère.
- A. et v. mésentérique supérieure.
- Tête du pancréas.
- Anses de l'intestin grêle.
- Muscle de Treitz (muscle suspenseur du duodénum).
- Grand psoas.
- Aorte.
- V. cave inférieure.
- Péritoine.

4e duodénum

- L1/2.
- Petite tubérosité de l'estomac et pylore.
- Mésocôlon transverse.
- Anses de l'intestin grêle.
- Grand psoas gauche.
- Muscle de Treitz (muscle suspenseur du duodénum).
- Vaisseaux rénaux gauches.
- Aorte.
- Rein gauche.
- Péritoine.
- Pancréas.

Moyen de fixité et de suspension

- Pression des organes.
- Effet Turgor.
- Tissu conjonctif de l'espace rétro-péritonéal.
- Lig. hépato-duodénal.
- Muscle de Treitz (m. suspenseur du duodénum).

Le muscle de Treitz (m. suspenseur du duodénum) se compose de fibres lisses et de fibres striées. Les fibres lisses ont pour point d'origine l'a. mésentérique supérieure et s'étendent en éventail jusqu'à D4, à D3 ou à l'angle duodéno-jéjunal. Elles rayonnent dans la musculature longitudinale et circulaire du duodénum. Les fibres striées commencent au pilier du diaphragme et terminent à l'angle duodéno-jéjunal.

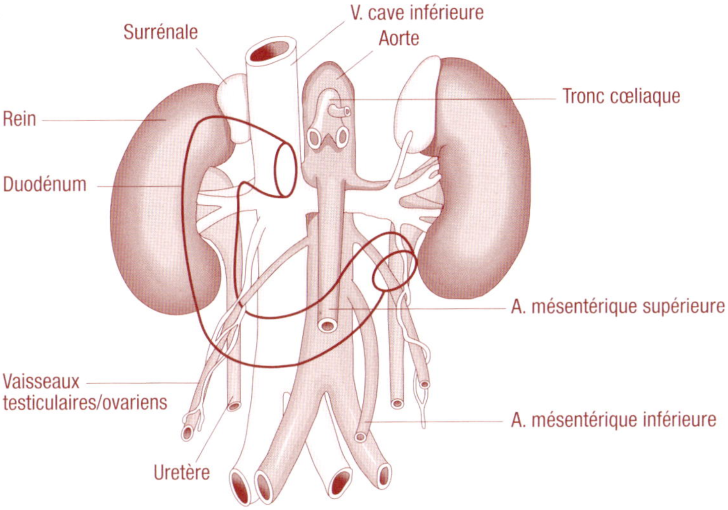

Circulation

Artérielle

- A. gastro-duodénale (tronc cœliaque).
- A. pancréatico-duodénale inf. (a. mésentérique supérieure).

Veineuse

- V. porte.

Lymphatique

Jusqu'aux nœuds lymphatiques cœliaques via les vaisseaux.

Innervation

Système nerveux sympathique provenant des segments Th9-12 via le n. petit splanchnique, qui rejoint les pl. solaire et mésentérique supérieur.
N. vague.

Biorythme

Temps max. 13-15 h.
Temps min. 1-3 h.

Physiologie des mouvements selon *Barral*

Mobilité

Sous l'effet des mouvements respiratoires du diaphragme, des variations du taux de remplissage de l'estomac et des changements de position du corps, la position du duodénum dans son ensemble et de la tête du pancréas, bien que solidement fixés dans l'espace rétro-péritonéal, peut varier selon une amplitude correspondant à une hauteur de vertèbre. Avec l'âge, on observe même chez certains sujets une descente du duodénum et du pancréas. Dans ce cas, D3 peut atteindre le promontoire.

Selon Barral, D1 est en outre mobilisable en direction de D4, si bien que les deux boucles du C formé par le duodénum se rapprochent. Ce mouvement est créé par le diaphragme.

Motilité

Durant l'expiration, D1 se meut en direction de D4, si bien que les deux boucles du C formé par le duodénum se rapprochent. Durant l'inspiration, le mouvement se fait dans le sens inverse.

Clinique ostéopathique

Symptômes cardinaux

- Douleurs vespérales, nocturnes et à jeun (épigastriques à para-ombilicales).
- Atténuation des douleurs avec la prise de repas.

Dysfonctions caractéristiques

- ◆ Spasme.
- ◆ Adhérences/fixations.
- ◆ Trouble de l'écoulement de la bile par spasme ou sténose de l'ampoule de Vater.

Dysfonctions structurelles associées

T12/L1

Symptôme atypique

Le symptôme peut s'expliquer par des chaînes ostéopathiques ou ressortir de l'interrogatoire du patient [pour l'explication des chaînes ostéopathiques, voir *Symptômes atypiques* dans le chapitre sur le foie, p. 41].

- ◆ Douleurs dans la région de la jonction thoracolombaire avec parfois dysfonctions structurelles récidivantes.

Indications au traitement ostéopathique

Adhérences/fixations

Peuvent être en cause diverses chirurgies abdominales ainsi que des maladies inflammatoires – y compris des organes voisins, comme par ex. l'ulcère gastrique.

Spasme

Se produit souvent en relation avec un ulcère duodénal.

Contre-indications au traitement ostéopathique

- ◆ Cicatrices fraîches.
- ◆ Inflammations aiguës, par ex. poussée ulcéreuse ou cholécystite.
- ◆ Changement dans la symptomatologie d'un ulcère connu du patient, par ex. concernant le caractère des douleurs.
- ◆ Il faut interrompre le traitement en cas des réactions neurovégétatives marquées, telles que fortes nausées, vomissements, sudations, vertiges, tachycardie ou tendance au collapsus.

Tests et traitements ostéopathiques

Traitement du sphincter d'Oddi (ampoule de Vater) selon *Barral*

Position de départ
Le patient est couché sur le dos, jambes fléchies. Le thérapeute se tient debout à droite du patient.

Procédure
Pour trouver le sphincter d'Oddi, il faut tout d'abord rechercher sa projection approximative

sur la paroi abdominale. Pour cela, le thérapeute place un doigt sur l'ombilic et remonte de trois travers de doigt. De là, le doigt se déplace horizontalement vers la droite en direction latérale jusqu'à la ligne ombilico-mamillaire (ou la ligne reliant l'ombilic au point d'intersection de la ligne médio-claviculaire et du rebord costal droit). Une fois arrivé là, le thérapeute enfonce lentement ses doigts dans l'abdomen en direction postérieure. Il est important que la palpation soit lente afin de laisser le temps aux anses intestinales superficielles ou au côlon transverse de s'écarter et aux fascias de se relâcher.
Une fois arrivé suffisamment loin, on perçoit dans la plupart des cas, dans un périmètre de 0,5 à 1 cm autour de ce point de palpation, une induration élastique de la grosseur d'un pois. Le sphincter est généralement sensible à la pression.
On effectue alors des petits mouvements circulaires, des vibrations ou des inhibitions jusqu'à ce que le tonus ou la sensation douloureuse aient clairement diminué.

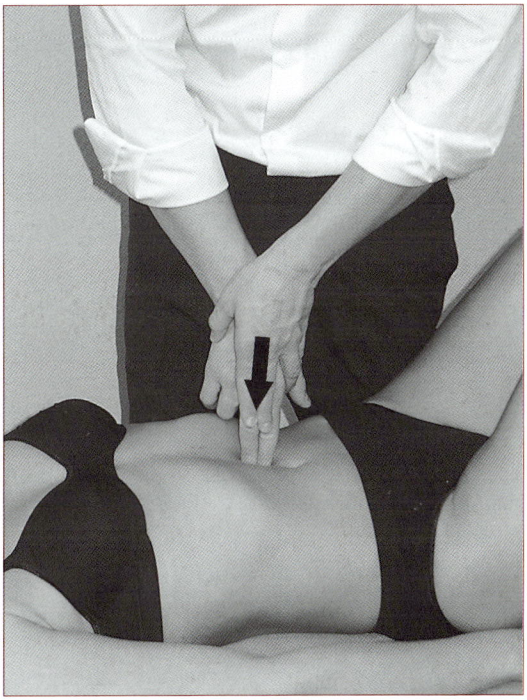

Traitement de l'angle duodéno-jéjunal selon *Barral*

Position de départ
Le patient est couché sur le dos, jambes fléchies. Le thérapeute se tient debout à gauche du patient.

Procédure
Pour trouver l'angle duodéno-jéjunal, il faut procéder comme pour le sphincter d'Oddi, mais en sens opposé. Le thérapeute place un doigt sur l'ombilic et remonte de trois travers de doigt. De là, le doigt se déplace horizontalement vers la gauche en direction latérale jusqu'à la ligne ombilico-mamillaire (ou la ligne reliant l'ombilic au point d'intersection de la ligne médio-claviculaire et du rebord costal gauche). Une fois arrivé là, le thérapeute enfonce lentement ses doigts dans l'abdomen en direction postérieure. Il est important que la palpation soit lente afin de laisser le temps aux anses intestinales superficielles ou au côlon transverse de s'écarter et aux fascias de se relâcher.
Une fois arrivé suffisamment loin, on perçoit dans la plupart des cas, dans un périmètre de 0,5 à 1 cm autour de ce point de palpation, une zone sensible à la pression.
On effectue alors des petits mouvements circulaires, des vibrations ou des inhibitions jusqu'à ce que le tonus ou la sensation douloureuse ait clairement diminué.
Le traitement de ces deux points réflexes (3.1 et 3.2) produit non seulement une diminution du tonus duodénal mais aussi un relâchement général de l'abdomen. Ces manipulations peuvent donc aussi servir indépendamment des indications duodénales comme traitement viscéral général.

Mobilisation du 1er duodénum par-dessus le foie en position assise selon *Barral*

Position de départ

Le patient est assis sur le bord de la table de traitement.
Le thérapeute se tient debout derrière le patient.

Procédure

Le thérapeute passe sa main gauche par-dessus l'épaule gauche du patient et pose la pulpe de ses doigts en dessous du gril costal droit, médialement au point vésiculaire. Les doigts de la main droite viennent se placer à côté de ceux de la main gauche en passant sous l'aisselle droite.
Tout en cyphosant le patient, le thérapeute enfonce ses doigts vers l'arrière, le haut et le côté en direction de D1, médialement à la vésicule biliaire. Il va le plus loin possible dans cette direction afin d'entrer en contact avec le foie. En soulevant cet organe vers le haut, il provoque une traction sur le lig. hépato-duodénal, ce qui permet de mobiliser en même temps D1 vers le haut. Dans un second temps, le thérapeute lâche le foie pour mobiliser D1 en direction caudale.

Déspasmation du 2e et du 3e duodénum en décubitus latéral selon *Barral*

Position de départ

Le patient est couché sur le côté gauche, jambes légèrement fléchies.
Le thérapeute se tient debout derrière le patient.

Procédure

Le thérapeute pose ses deux mains sur l'abdomen du patient, médialement au côlon ascendant et latéralement aux anses grêles. La main droite est placée en dessous du gril costal droit et la main gauche se trouve à côté. Le thérapeute enfonce ses doigts dans l'abdomen en direction médio-postérieure, de manière à avoir les anses grêles dans les paumes. La pulpe des doigts aborde D2 par le côté latéral et étire celui-ci aussi bien en longueur (axe

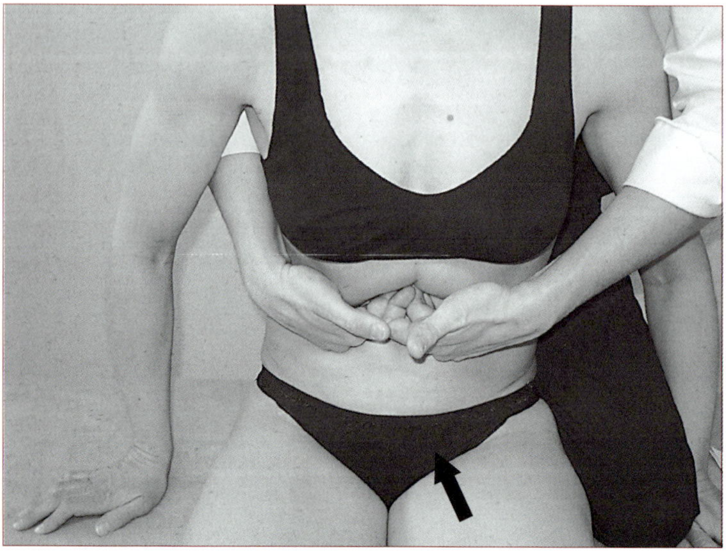

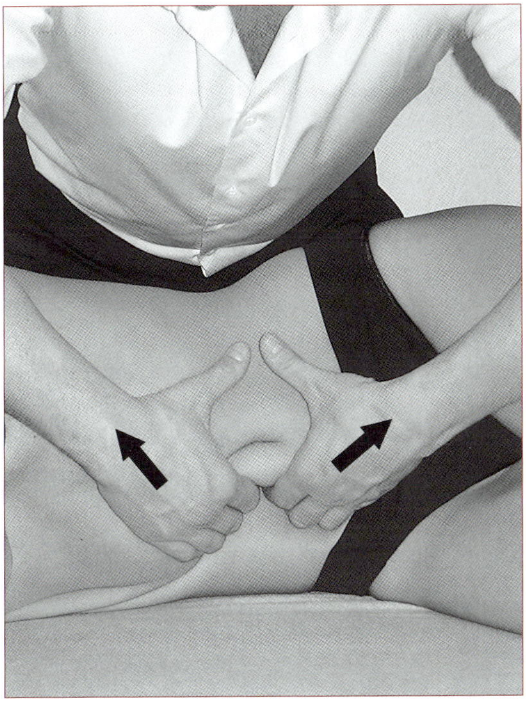

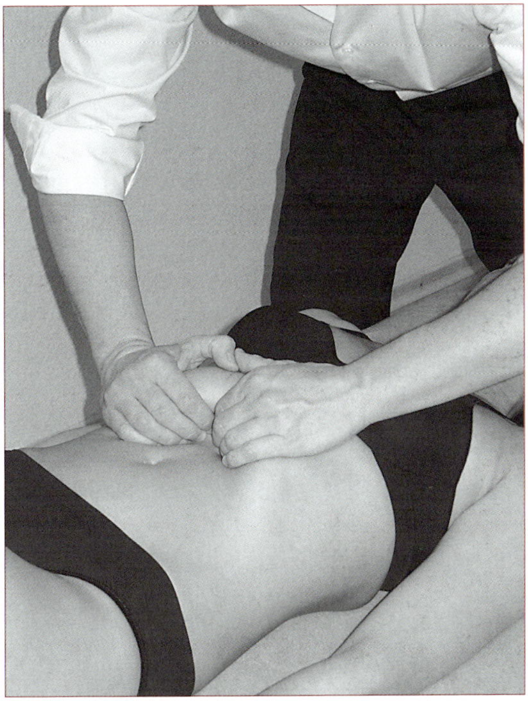

cranio-caudal) qu'en largeur (direction médiale). Cette manœuvre agit également sur D2. La position doit être maintenue jusqu'à ce qu'un relâchement des tissus devienne perceptible.

Variante
Le thérapeute peut aussi s'asseoir face au patient. La procédure est exactement la même à ceci près que c'est la main gauche qui se trouve alors en position sous-costale et que le travail se fait avec les pouces.

Traitement de l'angle entre 1er et 2e duodénum en décubitus dorsal

Position de départ
Le patient est couché sur le dos, jambes fléchies. Le thérapeute se tient debout derrière le patient, du côté de son épaule droite.

Procédure
Le thérapeute place les doigts de sa main gauche sur l'abdomen du patient, un peu à gauche de la projection pylorique, et les doigts de sa main droite sur le bord médial de la projection de D2. Les doigts des deux mains sont alignés le long de l'axe de l'une et l'autre portion du duodénum.
Le thérapeute enfonce lentement ses doigts dans l'abdomen en direction postérieure pour palper en profondeur. Les tissus recouvrant le duodénum sont comprimés et fixés contre D1 et D2. Il faut procéder avec la plus grande délicatesse car la manœuvre peut être très douloureuse. Une fois arrivé suffisamment loin, le thérapeute mobilise l'angle dans deux directions :
1. Ouverture de l'angle.
2. Fermeture de l'angle.

La position doit être maintenue jusqu'à ce qu'une diminution du tonus devienne perceptible.

Comme les ulcères duodénaux intéressent presque toujours le 1er duodénum, il est préférable de ne pas manipuler cette région en phase aiguë.

Test et traitement de la motilité du duodénum selon *Barral*

Position de départ
Le patient est couché sur le dos, jambes tendues. Le thérapeute est assis à droite du patient, face à lui.

Départ du test
Le thérapeute place sa main droite sur l'abdomen du patient sans exercer de pression. Le médius est posé sur la ligne médiane, le bout des doigts est orienté vers le haut. L'avant-bras repose sur l'abdomen.

Déroulement du test
Le thérapeute cherche à ressentir le mouvement de la motilité : dans l'expir D1 se rapproche de D4, si bien que le C s'aplatit. On observe un mouvement inverse dans l'inspir. Le thérapeute peut ainsi juger de l'amplitude et de la direction de l'inspir comme de l'expir ainsi que du rythme du mouvement dans son ensemble. En cas de perturbation de l'un ou l'autre de ces aspects de la motilité, ou *a fortiori* des deux, il convient de traiter.

Traitement
La motilité se traite indirectement. Le thérapeute suit le mouvement non restreint jusqu'au *still point*, s'arrête pendant plusieurs cycles, puis suit le mouvement restreint jusqu'à un nouveau *still point*.
Il peut aussi essayer d'augmenter l'amplitude du mouvement libre (induction). Pour finir, il aura soin de vérifier si le mouvement le plus pauvre s'est amélioré.
La manœuvre doit être répétée jusqu'à ce que la motilité ait retrouvé ses valeurs normales en termes de rythme, de direction et d'amplitude.

Traitement fascial selon *Finet* et *Williame*

Position de départ
Le patient est couché sur le dos, jambes tendues. Le thérapeute se tient debout à droite du patient.

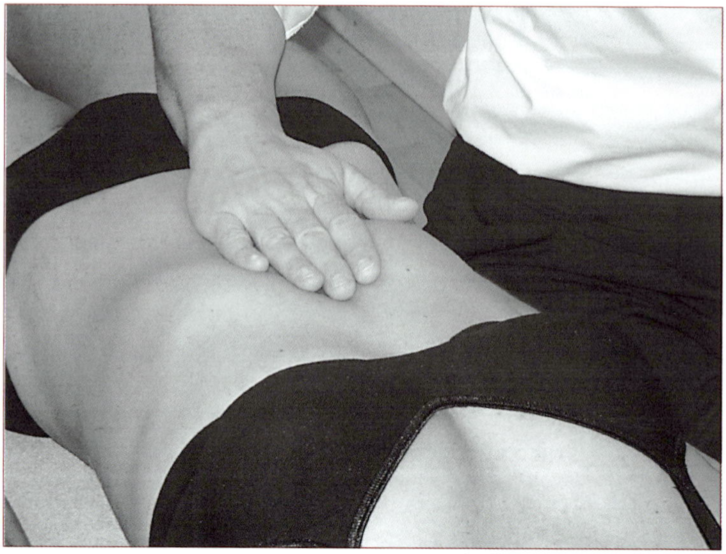

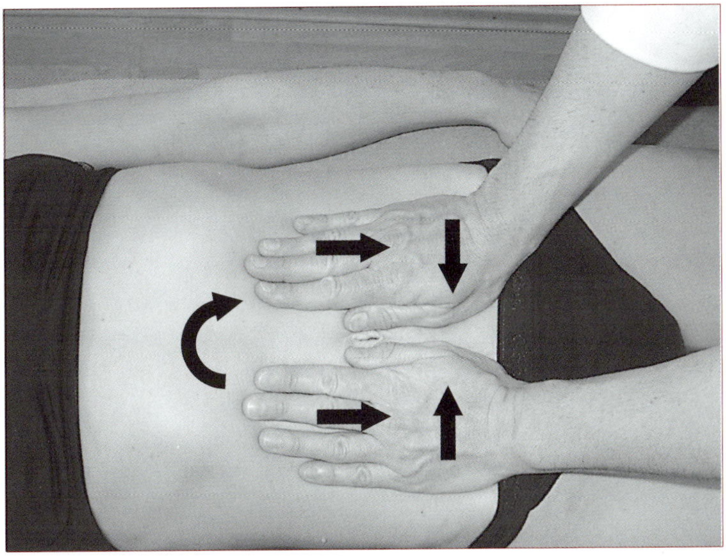

Départ du traitement

Le thérapeute pose ses deux mains sur l'abdomen du patient, de part et d'autre de la ligne médiane. Le bout des doigts est dirigé vers le haut, en contact avec le rebord costal. Le thérapeute appuie ensuite des deux mains vers l'arrière en exerçant une pression suffisante pour atteindre le plan fascial.

Traitement

Lors de l'inspiration, le thérapeute tire des deux mains simultanément vers le bas, puis vers le dedans et effectue une rotation horaire. Durant l'expiration, il maintient la position ainsi atteinte, puis il recommence l'opération jusqu'à ce que l'amplitude fasciale maximale soit atteinte. Il relâche alors la traction sur une expiration.
L'opération doit être répétée 4 ou 5 fois.

Techniques circulatoires selon *Kuchera*

Stimulation artérielle

- Stimulation du tronc cœliaque et de l'a. mésentérique supérieure par un travail sur le rachis.
- Techniques diaphragmatiques.

Stimulation veineuse

- Pompage du foie.
- Étirement du lig. hépato-duodénal.
- Techniques diaphragmatiques.

Stimulation lymphatique

- Drainage lymphatique du thorax et de l'abdomen.
- Techniques diaphragmatiques.

Régulation du système nerveux autonome

Système nerveux sympathique

Stimulation du tronc sympathique Th9-12 par :

- Rib-raising.
- Inhibition des muscles paravertébraux.
- Vibrations.
- Manipulations.
- Maitland.
- Stimulation du plexus solaire et du ganglion mésentérique supérieur.
- Techniques diaphragmatiques.

Système nerveux parasympathique

Stimulation du n. vague par :

- Thérapie cranio-sacrée.
- Techniques laryngiennes.
- Techniques thoraciques (recoïl).
- Techniques diaphragmatiques.

Recommandations au patient

- Éviter le tabac (80 % des patients souffrant d'ulcère duodénal sont fumeurs).
- Éviter les aliments difficiles à digérer.

Physiologie

La structure de la muqueuse duodénale correspond dans ses grandes lignes à celle du jéjunum et de l'iléum (décrite en détail, p. 144). Les plis de Kerckring (valvules conniventes) sont ici particulièrement nombreux.
Le duodénum se caractérise en outre par la présence de glandes tubuleuses ramifiées (glandes de Brunner), qui sécrètent une grande quantité de glaire et pénètrent la muqueuse par endroits jusqu'à la couche musculaire circulaire. La sécrétion glaireuse contient notamment des glycoprotéines et du bicarbonate qui neutralisent le chyme acide.
Les cellules de la muqueuse duodénale ont une durée de vie brève (34-38 heures). Cela signifie, d'un point de vue physiologique, que le renouvellement muqueux dans cette portion de l'intestin est particulièrement rapide. On peut supposer que le remplacement rapide des cellules endommagées correspond à un mécanisme de protection contre l'acidité du chyme.
Ainsi, la muqueuse duodénale bénéficie-t-elle d'une triple protection contre les acides gastriques et les enzymes pancréatiques : mucus sécrété par les glandes de Brunner, bicarbonate contenu dans le suc pancréatique et régénération rapide de la muqueuse.

Pathologies

Symptômes exigeant un examen médical

- Douleurs épigastriques.
- Douleur para-ombilicale droite à la palpation.
- Amélioration significative des troubles lors de la prise d'aliments.

Ulcère duodénal

Définition

Anomalie de la muqueuse pouvant s'étendre jusqu'à la couche musculaire. Quatre-vingt-quinze pour cent des ulcères duodénaux intéressent le 1er duodénum et ont pour site la paroi antérieure. L'ulcère duodénal est trois fois plus fréquent que l'ulcère gastrique.

Étiologie

Quatre-vingts pour cent des patients sont fumeurs.
Infection par *Helicobacter pylori.*
Excès d'acides par rapport aux substances protectrices, telles que bicarbonate.

Symptomatologie

- Douleurs épigastriques.
- Douleur para-ombilicale droite à la palpation.
- Amélioration significative des douleurs après la prise d'aliments (douleurs vespérales, nocturnes et à jeun).

V. Rate

Anatomie et physiologie

Généralités

Taille : 10-12 cm de long.
6-7 cm de large.
3-4 cm d'épaisseur (à peu près grosse comme le poing).
La rate pèse 150-200 g.
Non palpable en temps normal.

Situation

La rate est un organe intra-péritonéal situé dans l'hypochondre droit à la hauteur des 9-11e côtes.
Son axe longitudinal suit approximativement la 10e côte de haut en bas, d'arrière en avant et du dedans vers le dehors.
La loge splénique est limitée dans sa partie inférieure par le lig. phrénico-colique gauche.

Rapports topographiques

- Diaphragme.
- Estomac.
- Rein et surrénale gauches.
- Côlon transverse.
- Lig. phrénico-colique gauche.
- Pancréas.
- Côtes 9-11 gauches.

Moyens de fixité et de suspension

- Pression des organes.
- Effet turgor.
- Lig. phrénico-colique gauche.
- Lig. gastro-splénique.
- Lig. spléno-rénal (anc. néphro-splénique).
- Lig. pancréatico-splénique.

Circulation

Artérielle

A. splénique (via le lig. spléno-rénal).

Veineuse

V. splénique (via le lig. spléno-rénal).

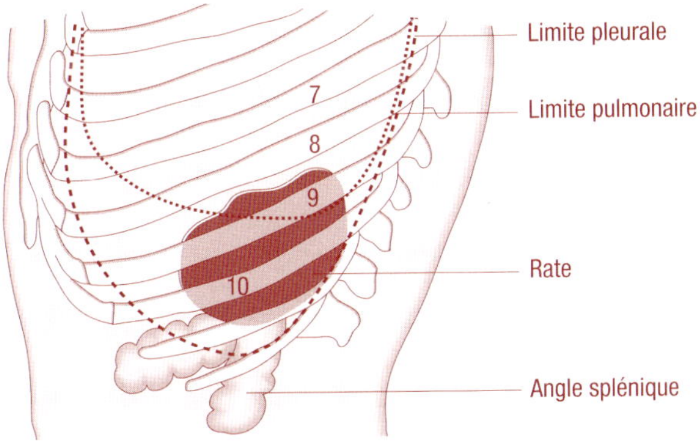

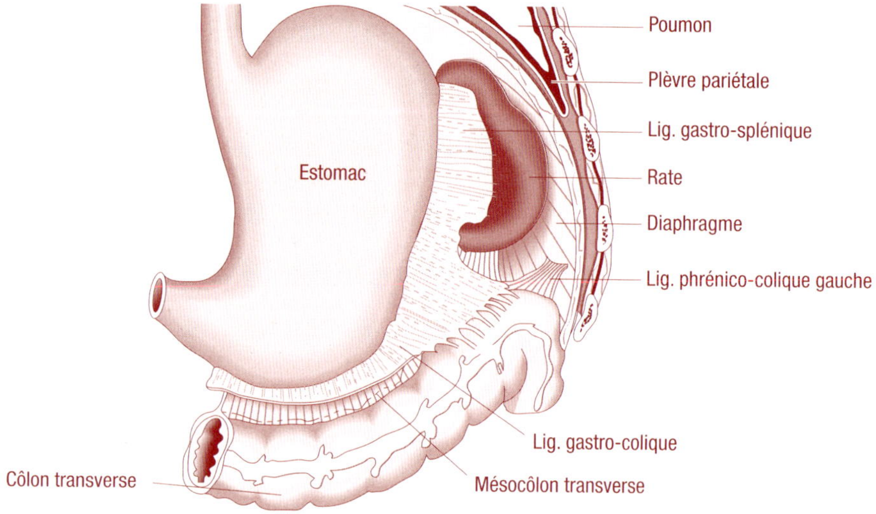

Lymphatique

Nœuds pancréatico-spléniques en relation avec les voies lymphatiques cœliaques, hépatiques et gastriques.

Innervation

- Système nerveux sympathique provenant des segments Th5-9 via le n. grand splanchnique avec échange dans le pl. solaire.
- N. vague.

Biorythme

Temps max.	9-11 h.
Temps min.	21-23 h.

Physiologie des mouvements selon *Barral*

Mobilité

La rate suit les mouvements du diaphragme. Elle est poussée vers le bas lors de l'inspiration et attirée vers le haut lors de l'expiration.

Sa position change également en fonction de la position du corps ainsi que des fluctuations dans la tension et la longueur du lig. phrénico-colique gauche et du côlon transverse. De même, l'estomac pousse la rate vers le bas et l'avant lorsqu'il est plein.

Clinique ostéopathique

Symptôme cardinal

- Splénomégalie.

Dysfonctions caractéristiques

Il n'y a pas pour la rate de dysfonction caractéristique au sens de fixations/adhérences, d'une ptose ou d'un spasme.

Dysfonctions structurelles associées

Côtes 9 et 10 gauches.

Symptômes atypiques

Voici une liste de symptômes pouvant s'expliquer par des chaînes ostéopathiques ou ressortir de l'interrogatoire du patient [pour l'explication des chaînes ostéopathiques, voir *Symptômes atypiques* dans le chapitre sur le foie, p. 41] :

- Point de côté à gauche.
- Faiblesse immunitaire.

Indications au traitement ostéopathique

Le traitement de la rate est indiqué pour stimuler le système immunitaire.

Contre-indications au traitement ostéopathique

- Splénomégalie.
- Hypersplénisme.

Tests et traitements ostéopathiques

Test et étirement du lig. phrénico-colique

Position de départ
Le patient est assis.
Le thérapeute se tient debout derrière le patient.

Départ du test
Le thérapeute pose la pulpe des doigts de ses deux mains sur l'abdomen du patient, juste en dessous du gril costal gauche. Il entre en contact avec le côlon transverse et palpe celui-ci en direction latérale jusqu'à l'angle splénique. Un peu à gauche de l'angle, on perçoit le ligament qui s'étend vers la gauche jusqu'au diaphragme.

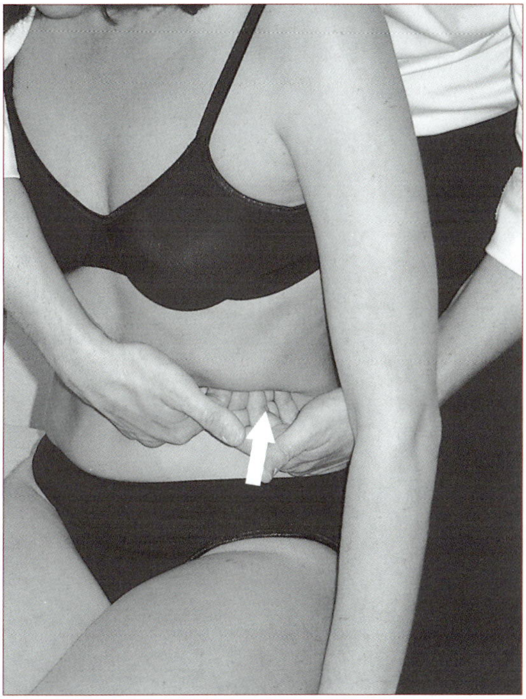

Le thérapeute peut détendre le lig. phrénico-colique en accomplissant une latéroflexion gauche ou au contraire le mettre en tension par une latéroflexion controlatérale.

Déroulement du test
Le tonus et la sensibilité du ligament sont appréciés en état de tension et en état de relâchement.

Traitement
Pour étirer le ligament, le thérapeute tire vers le haut et le dehors. Le fait de combiner ce mouvement avec une latéroflexion controlatérale permet de renforcer l'étirement.

Étirement du lig. gastro-splénique

Position de départ
Le patient est en décubitus latéral droit.
Le thérapeute se tient debout derrière le patient.

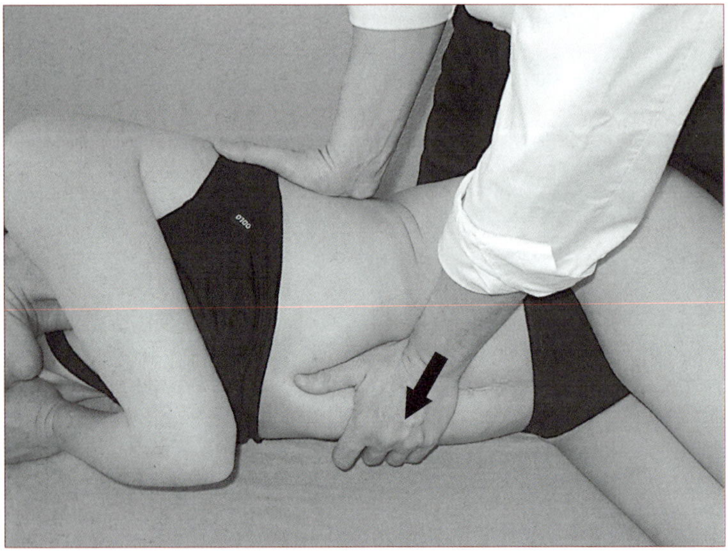

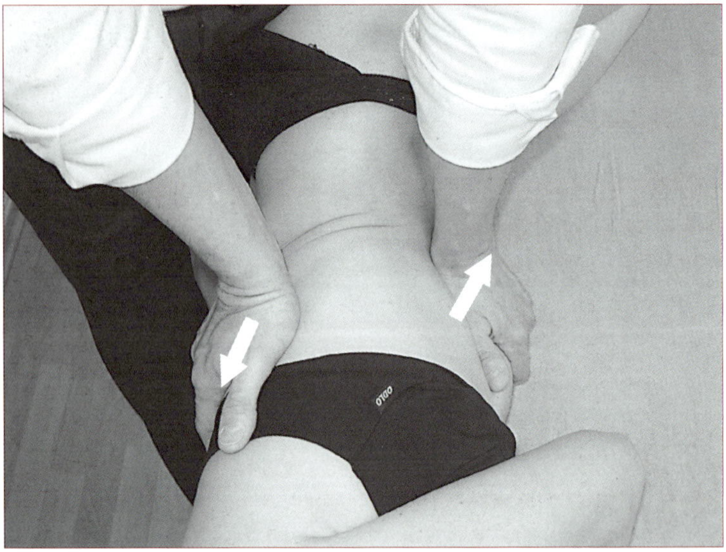

Procédure

Le thérapeute pose sa main crâniale sur la 10e côte droite, par-dessus la rate. La main caudale cherche la grande courbure de l'estomac et la palpe avec l'éminence thénar.

La main caudale mobilise l'estomac en direction médiale, tandis que la main crâniale fixe la 10e côte sur la rate et mobilise l'une et l'autre vers l'arrière et légèrement vers le haut.

Cette manœuvre permet d'étirer le ligament. La position atteinte doit être maintenue 20 à 30 secondes. L'opération peut être répétée plusieurs fois.

Pompage de la rate

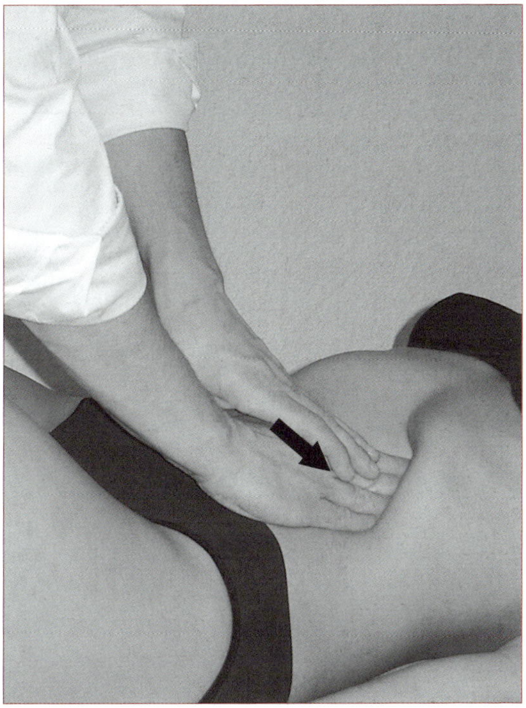

Position de départ
Le patient est couché sur le dos, jambes fléchies. Le thérapeute se tient debout à droite du patient.

Procédure
Le thérapeute pose les doigts de sa main droite sous le gril costal gauche, bord cubital en contact avec le rebord costal. La main gauche vient se placer sur la main droite. Des deux mains, le thérapeute applique des petites pressions intermittentes en direction de la rate, c'est-à-dire vers le haut et le dehors, selon une fréquence de 150-180/min. Ces oscillations doivent durer environ 2 minutes.

Variante
Le thérapeute pose sa main gauche sous le gril costal gauche, bord cubital en contact avec le rebord costal. La main droite vient se placer sur la partie latérale du gril costal gauche, par-dessus la rate (structure conductrice : 10e côte).
La main droite tire le gril costal en direction médiale, légèrement vers le bas, tandis que la main

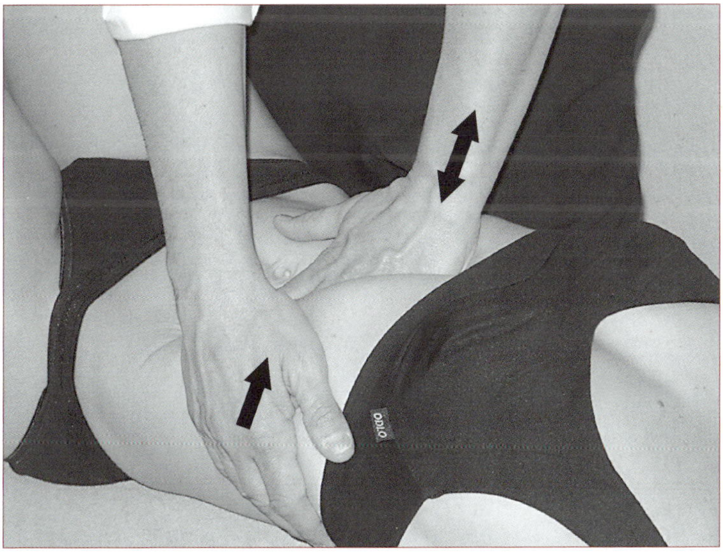

gauche stimule la rate par des petites oscillations rythmiques en direction de la main droite.

Traitement fascial selon *Finet* et *Williame*

Position de départ
Le patient est couché sur le dos, jambes tendues. Le thérapeute se tient debout à droite du patient.

Départ du traitement
Le thérapeute pose sa main gauche sur la partie latéro-postérieure du gril costal gauche, en regard de la rate, en passant l'avant-bras sous le dos du patient. La main droite vient se placer en dessous du gril costal gauche, bord cubital en contact avec le rebord costal, bout des doigts dirigé vers l'aisselle droite. Le thérapeute appuie ensuite avec la main droite vers l'arrière et avec la main gauche

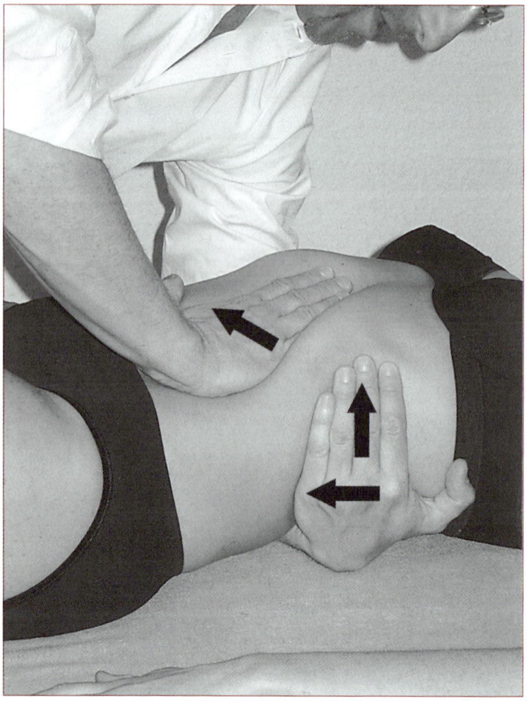

vers le dedans en exerçant une pression suffisante pour atteindre le plan fascial.

Traitement
Lors de l'inspiration, le thérapeute tire vers le bas et le dedans avec sa main droite, tandis que la main gauche tire vers le bas et en direction de la ligne médiane. Durant l'expiration, il maintient la position ainsi atteinte, puis il recommence l'opération jusqu'à ce que l'amplitude fasciale maximale soit atteinte. Il relâche alors la traction sur une expiration.
L'opération doit être répétée 4 ou 5 fois.

Techniques circulatoires selon *Kuchera*

Stimulation artérielle

- Stimulation du tronc cœliaque par un travail sur le rachis.
- Techniques diaphragmatiques.

Stimulation veineuse

- Pompage du foie.
- Étirement du lig. hépato-duodénal.
- Techniques diaphragmatiques.

Stimulation lymphatique

- Drainage lymphatique du thorax et de l'abdomen.
- Techniques diaphragmatiques.

Régulation du système nerveux autonome

Système nerveux sympathique

Stimulation du tronc sympathique Th5-9 par :
- Rib-raising.
- Inhibition des muscles paravertébraux.

- Vibrations.
- Manipulations.
- Maitland.
- Stimulation du plexus solaire.
- Techniques diaphragmatiques.

Système nerveux parasympathique
Stimulation du n. vague par :
- Thérapie cranio-sacrée.
- Techniques laryngiennes.
- Techniques thoraciques (recoïl).
- Techniques diaphragmatiques.

Traitement des points réflexes selon *Chapman*

Position

Face antérieure
7e EIC, du côté gauche, à proximité du cartilage costal.

Face postérieure
Entre les processus transverses de T7 et T8, à mi-chemin entre processus épineux et extrémité du processus transverse – uniquement du côté gauche !

Principe du traitement

Le thérapeute pose un doigt tout doucement sur le point réflexe, puis applique une légère pression. Les points réflexes sont souvent très sensibles. C'est pourquoi il convient de procéder avec la plus grande délicatesse.
Le doigt reste en contact avec le point et effectue des petits mouvements circulaires.
Les points de la face antérieure doivent toujours être traités en premier. On ne passe au point suivant qu'une fois la sensibilité et/ou la consistance du point traité normalisées.
Pour finir, le thérapeute contrôle une dernière fois les points ventraux. Si la normalisation n'a pas tenu ce peut-être signe que la pathologie organique est trop prononcée pour qu'il soit possible d'agir dessus à court terme par voie réflexe ou qu'il existe d'autres dysfonctions nécessitant d'être préalablement traitées.

Recommandations au patient

- Pour renforcer le système immunitaire par l'alimentation, il est conseillé de diminuer le plus possible la consommation de sucres raffinés, de graisses saturées et d'alcool.
- Les aliments suivants renforcent le système immunitaire :
  - Viande maigre.
  - Laitages maigres.
  - Céréales complètes.
  - Fruits et légumes frais.
  - Poisson.
  - Fruits à coque.
- Les aliments précités contiennent des micro-nutriments qui renforcent les défenses immunitaires. Au nombre de ces micro-nutriments figurent les éléments suivants :
  - Vitamine A.
  - Vitamine B_6.
  - Vitamine C.
  - Vitamine E.
  - Sélénium.
  - Zinc.

Physiologie

- Dégradation des cellules sanguines sénescentes ou usées (notamment érythrocytes), des thrombocytes, des micro-organismes ou des complexes immunitaires (régénération sanguine).
- Différenciation et prolifération des lymphocytes B et T induite par les antigènes.
- Stockage des thrombocytes et des érythrocytes.

Pathologies

Symptômes exigeant un examen médical

- Splénomégalie.

Splénomégalie

Définition
Il s'agit d'une hypertrophie de la rate. L'augmentation du volume peut être telle que l'organe devient palpable.

Étiologie
La splénomégalie peut entrer dans la symptomatologie de différentes maladies, telles que :
- Affections sanguines et lymphatiques (lymphome, leucémie, anémies hémolytiques).
- Affections hépatiques (cirrhose, hépatite).
- Affections rhumatismales.
- Hypertension portale.
- Thésaurismoses (par ex. amyloïdose).
- Maladies infectieuses (par ex. paludisme, typhus).
- Sarcome.
- Abcès.
- Échinococcose alvéolaire.

Symptomatologie
La rate est palpable ou tout du moins sa dilatation objectivable par échographie.
En cas d'évolution lente, les symptômes sont dus à des phénomènes de compression. En cas d'évolution relativement rapide, on observe souvent des douleurs de type colique dans l'étage supérieur gauche de l'abdomen avec irradiation scapulaire gauche.
Comme la splénomégalie est souvent un symptôme secondaire, il convient de rechercher d'autres signes de maladie.

Hypersplénisme

Définition
Apparition d'une anémie, d'une granulocytopénie ou d'une thrombocytopénie en relation avec une hyperfonction splénique.
La fonction excessive de la rate est souvent associée à une splénomégalie.

Étiologie
Voir ci-contre.

Symptomatologie
Voir ci-dessus.
Altération de la formule hématologique.

VI. Pancréas

Anatomie et physiologie

Généralités

Le pancréas est une glande de 14-18 cm de long pour un poids de 70-80 g. Il comprend une partie endocrine et une partie exocrine.

Composition

- Tête avec processus unciné.
- Corps.
- Queue.
- Conduit pancréatique (canal de Wirsung).
- Conduit pancréatique accessoire (canal Santorini).

Situation

Le pancréas est un organe rétro-péritonéal (développement secondaire). Il se trouve sur la ligne médiane à la hauteur de L1-L2. La tête est plus basse que la queue. L'axe du corps monte vers la gauche selon une inclinaison d'environ 30° par rapport à l'horizontale. Lorsqu'il est présent, le conduit pancréatique accessoire s'abouche au duodénum à 2-3 cm au-dessus de l'ampoule de Vater.

Rapports topographiques

- Duodénum.
- Corps de L2-L3 (tête), recouvert par le pilier droit du diaphragme.

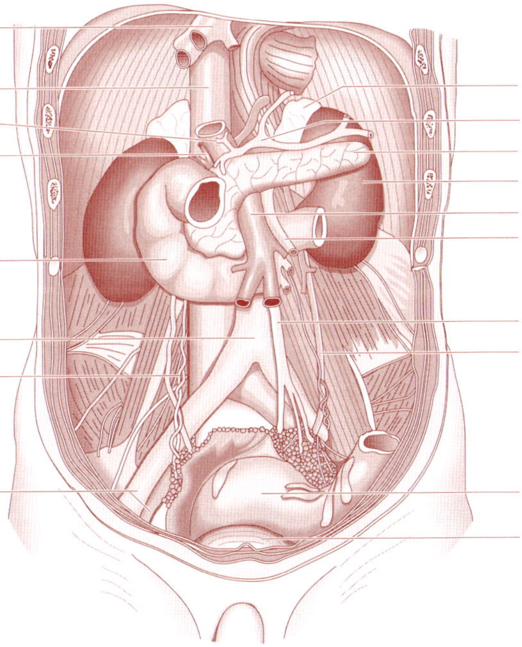

- Conduit cholédoque.
- Aorte.
- V. cave inférieure.
- V. rénale gauche.
- Pylore.
- A. et v. mésentériques supérieures.
- Angle duodéno-jéjunal.
- Bourse épiploïque.
- Estomac.
- Rein.
- Mésocôlon transverse (divise le pancréas en une partie sous-mésocolique et une partie sus-mésocolique).
- Côlon transverse.
- Angle splénique.
- V. splénique.
- Péritoine.
- Rate.
- Petit épiploon.
- V. porte.

Moyens de fixité et de suspension

- Pression des organes.
- Effet turgor.
- Attaches conjonctives à l'espace rétro-péritonéal.
- Lig. pancréatico-splénique.
- Fascia rétro-pancréatique (Treitz).
- Mésocôlon transverse.
- Duodénum.

Circulation

Artérielle

- A. mésentérique supérieure.
- A. gastro-duodénale (naissant de l'a. hépatique commune).
- A. splénique.

Veineuse

- V. mésentérique supérieure.
- V. porte (naissant de la v. splénique et des vv. pancréatico-duodénales).

Lymphatique

- Liaisons lymphatiques directes avec les organes adjacents (duodénum).
- Via les ganglions cœliaques vers les nœuds gastriques et hépatiques gauches.
- Nœuds médiastinaux et cervicaux.
- Nœuds pancréatico-spléniques et pylore.
- Ganglions mésentériques et para-aortiques.

Innervation

- Sympathique provenant des segments Th5-9 (parfois aussi 10 et 11) via les nn. grand et petit splanchniques avec échange dans le pl. solaire.
- N. vague.

Biorythme

Temps max.	9-11 heures.
Temps min.	21-23 heures.

Physiologie des mouvements selon *Barral*

Mobilité

Du fait de la solidité de son amarrage dans l'espace rétro-périotonéal, le pancréas est très peu mobile. Il est toutefois l'objet de pressions et de tractions dues aux mouvements des organes environnants et du diaphragme.

Motilité

La main posée sur la projection abdominale du pancréas (bout des doigts orienté vers la queue et éminence en regard de la tête) peut, dans l'expir, percevoir une onde se propageant de l'éminence jusqu'à la pulpe de doigts. Dans l'inspir, cette onde se déplace dans le sens inverse.

Clinique ostéopathique

Symptômes cardinaux

- Douleurs dans la jonction thoraco-lombaire et en forme de ceinture au-dessus de l'ombilic.
- Abdomen souple et ballonné avec défense épigastrique.

Dysfonctions caractéristiques

Fonction endocrine ou exocrine perturbée.

Dysfonctions structurelles associées

- T9.
- Articulation sacro-iliaque gauche.
- Irritation de l'insertion de l'élévateur de la scapula gauche.

Symptômes atypiques

Voici une liste de symptômes pouvant s'expliquer par des chaînes ostéopathiques ou ressortir de l'interrogatoire du patient [pour l'explication des chaînes ostéopathiques, voir *Symptômes atypiques* dans le chapitre sur le foie, p. 41] :

- Troubles épigastriques après les repas (nausées, réplétion, sensation de pression).
- Fatigue.
- Position antalgique caractéristique avec légère inclinaison vers l'avant.
- Selles pâles.

Contrairement à d'autres auteurs, Barral ajoute à cette liste un certain nombre de symptômes organo-spécifiques, dont :

- Bouffées de chaleur postprandiales.
- Douleur dans l'angle médial gauche de la scapula (notamment après un repas copieux).
- Petite respiration en fin de repas et au début de la phase digestive.
- Le patient est incommodé par les odeurs fortes.
- Inclination pour les mets épicés ou acidulés.

Indications au traitement ostéopathique

Les indications découlent des symptômes atypiques et des dysfonctions structurelles associées.

Contre-indications au traitement ostéopathique

- Pancréatite aiguë.
- Ictère.
- Tumeurs.
- Infections.
- Fièvre.

Il faut interrompre le traitement en cas de réactions neurovégétatives marquées, telles que fortes nausées, vomissements, sudations, vertiges, tachycardie ou tendance au collapsus.

Le pancréas doit toujours être envisagé dans son rapport fonctionnel avec le foie et la vésicule biliaire. Toute affection touchant l'un ou l'autre de ses organes peut retentir sur les deux autres.
Un calcul biliaire obstruant l'ampoule de Vater peut provoquer une pancréatite aiguë par reflux de bile dans le pancréas. Inversement, une pancréatite aiguë peut, du fait de la dilatation de l'organe, provoquer un ictère post-hépatique par rétrécissement du conduit cholédoque.

Tests et traitements ostéopathiques

Étirement fascial du pancréas dans l'axe longitudinal selon *Barral*

Position de départ
Le patient est couché sur le dos, jambes fléchies.
Le thérapeute se tient debout à droite du patient, au niveau de son bassin.

Procédure
Le thérapeute pose sa main gauche sur l'abdomen du patient, doigts sur la projection de la tête du pancréas. La main droite vient également se placer sur l'abdomen, éminence thénar sur la projection de la queue du pancréas. Des deux mains, le thérapeute applique une légère pression vers l'arrière afin de comprimer les tissus superficiels sur la glande pancréatique. Une fois le plan fascial du pancréas atteint, il étire le pancréas des deux mains selon l'axe longitudinal et maintient l'étirement jusqu'à ce qu'un relâchement fascial devienne perceptible.

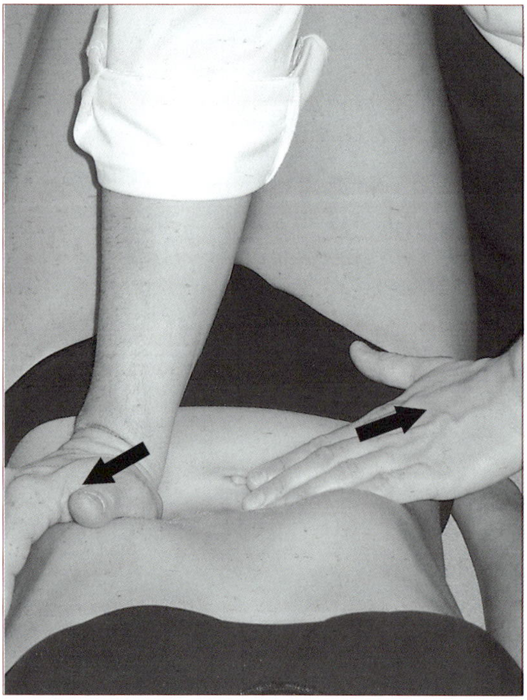

Test et traitement de la motilité pancréatique selon *Barral*

Position de départ
Le patient est couché sur le dos, jambes tendues.
Le thérapeute est assis à droite du patient.

Départ du test
La main droite du thérapeute repose sur la projection abdominale du pancréas, éminence thénar en regard de la tête et bout des doigts en regard de la queue, sans exercer de pression. L'avant-bras repose également sur l'abdomen.
Dans l'expir, le thérapeute perçoit un mouvement ondulatoire se propageant de l'éminence jusqu'au bout des doigts. Dans l'inspir, l'onde se déplace dans le sens inverse.

Déroulement du test
Le thérapeute cherche à ressentir le mouvement de la motilité afin de juger de l'amplitude et de la direction de l'inspir et de l'expir ainsi que du rythme du mouvement dans son ensemble. En cas de perturbation de l'un ou l'autre de ces aspects de la motilité, ou *a fortiori* des deux, il convient de traiter.

Traitement
La motilité se traite indirectement. Le thérapeute suit le mouvement non restreint jusqu'au *still point*, s'arrête pendant plusieurs cycles, puis suit le mouvement restreint jusqu'à un nouveau *still point*.
Il peut aussi essayer d'augmenter l'amplitude du mouvement libre (induction). Pour finir, il aura

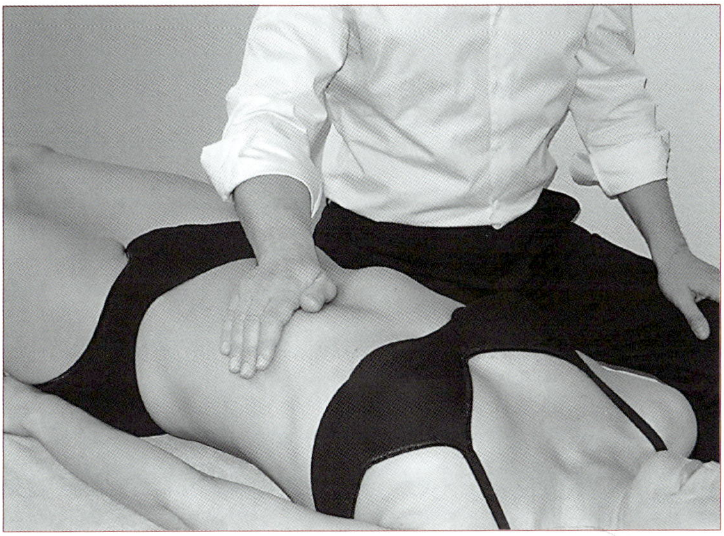

soin de vérifier si le mouvement le plus pauvre s'est amélioré.
La manœuvre doit être répétée jusqu'à ce que la motilité ait retrouvé ses valeurs normales en termes de rythme, de direction et d'amplitude.

Techniques fasciales selon *Finet* et *Williame*

Position de départ
Le patient est couché sur le dos, jambes tendues. Le thérapeute se tient debout à droite du patient.

Procédure
Le thérapeute pose sa main droite sur la projection abdominale du pancréas, éminence thénar en regard de la tête et extrémité des doigts en regard de la queue. La main gauche vient se placer sur la projection dorsale du pancréas, éminence thénar en regard de la tête et extrémités des doigts en regard de la queue.

Traitement
Lors de l'inspiration, le thérapeute tire des deux mains simultanément vers le bas. Durant l'expiration, il maintient la position ainsi atteinte, puis il recommence l'opération jusqu'à ce que l'amplitude fasciale maximale soit atteinte. Il relâche alors la traction sur une expiration.
L'opération doit être répétée 4 ou 5 fois.

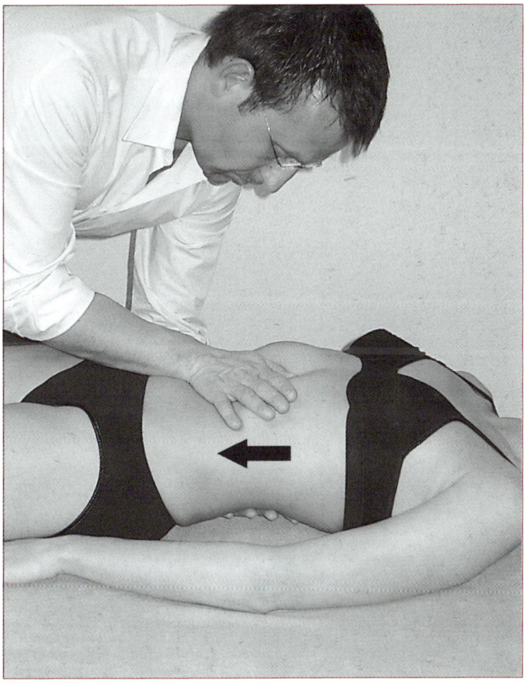

Techniques circulatoires selon *Kuchera*

Stimulation artérielle

- Stimulation du tronc cœliaque et de l'a. mésentérique supérieure par un travail sur le rachis.
- Techniques diaphragmatiques.

Stimulation veineuse

- Pompage du foie.
- Étirement du lig. hépato-duodénal.
- Techniques diaphragmatiques.

Stimulation lymphatique

- Drainage lymphatique du thorax et de l'abdomen.
- Techniques diaphragmatiques.

Régulation du système nerveux autonome

Système nerveux sympathique
Stimulation du tronc sympathique Th5-9 par :
- Rib-raising.
- Inhibition des muscles paravertébraux.
- Vibrations.
- Manipulations.
- Maitland.
- Stimulation du plexus solaire.
- Techniques diaphragmatiques.

Système nerveux parasympathique
Stimulation du n. vague par :
- Thérapie cranio-sacrée.
- Techniques laryngiennes.
- Techniques thoraciques (recoïl).
- Techniques diaphragmatiques.

Traitement des points réflexes selon *Chapman*

Position

Face antérieure
7e EIC, du côté droit, à proximité du cartilage costal.

Face postérieure
Entre les processus transverses de T7 et T8, à mi-chemin entre processus épineux et extrémité du processus transverse – uniquement du côté droit !

Principe du traitement

Le thérapeute pose un doigt tout doucement sur le point réflexe, puis applique une légère pression. Les points réflexes sont souvent très sensibles. C'est pourquoi il convient de procéder avec la plus grande délicatesse.
Le doigt reste en contact avec le point et effectue des petits mouvements circulaires.
Les points de la face antérieure doivent toujours être traités en premier. On ne passe au point suivant qu'une fois la sensibilité et/ou la consistance du point traité normalisées.
Pour finir, le thérapeute contrôle une dernière fois les points ventraux. Si la normalisation n'a pas tenu ce peut-être l'indice que la pathologie organique est trop prononcée pour qu'il soit possible d'agir dessus à court terme par voie réflexe ou qu'il existe d'autres dysfonctions nécessitant d'être préalablement traitées.

Recommandations au patient

Conseils alimentaires en cas de diabète insulinodépendant
- Éviter le surpoids.
- Réduire la consommation de sucres raffinés.
- Privilégier les glucides complexes.
- Complémentation en vitamine C, vitamine E et chrome (levure de bière).

Physiologie

Le pancréas est une glande qui comprend une partie endocrine et une partie exocrine.
La **partie endocrine** est représentée par les îlots de Langerhans, petites structures disséminées dans l'ensemble de l'organe mais surtout concentrées dans le corps et la queue. C'est dans ces structures que sont produites les hormones de régulation du sucre sanguin : insuline, glucagon, somatostatine.

Insuline

Synthétisée dans les cellules B des îlots de Langerhans (environ 2 mg/j), elle fait baisser la glycémie en rendant la paroi de chaque cellule de l'organisme perméable au glucose. De la même manière, l'insuline permet d'augmenter le passage dans les cellules de différents acides aminés.

Elle initie divers processus métaboliques dans le foie :
- ◆ Synthèse du glycogène, inhibition de la glycogénolyse.
- ◆ Synthèse des lipides et inhibition de la lipolyse.
- ◆ Inhibition de la protéolyse.

Glucagon

Le glucagon est produit dans les cellules A des îlots. C'est l'antagoniste de l'insuline : il provoque une augmentation de la glycémie par stimulation de la glycogénolyse et de la gluconéogenèse dans le foie.

Somatostatine

Cette hormone est synthétisée par les cellules D. Elle inhibe la libération d'insuline et de glucagon et ralentit l'activité digestive par diminution du péristaltisme intestinal et inhibition de la sécrétion des sucs digestifs. Son rôle est de maintenir au mieux l'équilibre glycémique.

La partie exocrine du pancréas sécrète dans le conduit pancréatique. Ce sont ainsi chaque jour environ 1-1,5 L de suc pancréatique qui sont déversés dans le duodénum.
Ce suc se compose de :
- ◆ Bicarbonate pour la neutralisation du chyme gastrique acide.
- ◆ Trypsinogène et chymotrypsinogène (enzyme pour la digestion des protéines).
- ◆ α-Amylase (également présente dans la salive) pour la dégradation des glucides.
- ◆ Lipase (enzyme pour la dégradation des graisses).

Les enzymes du suc pancréatique restent normalement inactifs jusqu'à ce que celui-ci soit expulsé du pancréas et entre en contact avec la bile ou les entérokinases du suc duodénal. En cas d'activation intrapancréatique des enzymes, il y a autodigestion des tissus pancréatiques et survenue d'une pancréatite aiguë.

Pathologies

Symptômes exigeant un examen médical

- Ictère.
- Douleurs profondes dans la partie supérieure de l'abdomen avec dorsalgie dans le bas de la colonne thoracique irradiant vers le ventre en ceinture.
- Abdomen souple et ballonné avec défense épigastrique.

Pancréatite aiguë

Définition
Inflammation du pancréas avec trouble de la fonction exocrine et de la fonction endocrine.

Étiologie
- ◆ Affection des voies biliaires (40-50 %).

- Alcoolisme (30-40 %).
- Idiopathique (10-30 %).

Causes rares
- Médicaments (diurétiques, bêtabloquants, glucocorticoïdes, antibiotiques, AINS).
- Traumatisme.
- Infections (oreillons, virus coxsackie).
- Hypercalcémie (par ex. hyperparathyroïdie).
- Hyperlipoprotéinémie.
- Sténose papillaire.

Symptomatologie
- Symptômes directeurs :

Douleurs épigastriques survenant environ 8-12 heures après un repas copieux ou un excès d'alcool avec irradiation dorsale en ceinture autour du tronc.
- Symptômes de choc.

Pancréatite chronique

Définition
L'inflammation chronique du pancréas se caractérise par des douleurs persistantes ou récidivantes avec altérations morphologiques du parenchyme pancréatique et troubles pancréatiques fonctionnels généralement irréversibles.

Étiologie
- Alcool (70-90 %).
- Idiopathique (10-25 %).

Causes rares
- Anomalie du système canalaire pancréatique.
- Hyperparathyroïdie.
- Traumatisme.
- Abus d'antalgiques.

Symptomatologie
- Douleurs dans la partie supérieure de l'abdomen.
- Nausées, vomissements.
- Ictère.
- Dépression.
- Diabète insulinodépendant.
- Constipation.
- Thrombophlébite.
- Insuffisance excrétoire.
- Perte de poids.
- Stéatorrhée.
- Diarrhées.
- Météorisme.
- Œdème.

Lorsque le tissu pancréatique est désintégré à environ 90 %, on observe une stéatorrhée comme signe de maldigestion et des symptômes de carence en vitamines liposolubles (cécité nocturne, troubles de la coagulation, ostéomalacie).

Cancer du pancréas

Définition
Tumeur de la glande pancréatique, généralement issue de l'épithélium du système canalaire.

Étiologie
Genèse inconnue. La consommation d'alcool, de tabac et de café est considérée par beaucoup comme un facteur prédisposant.

Symptomatologie
Pas de prodromes.
- Perte de poids.
- Thrombophlébites récidivantes.
- Dorsalgies.
- Ictère rétentionnel.

VII. Péritoine

Anatomie et physiologie

Généralités

Fonctions

- Protection mécanique du fait de l'action amortissante de la graisse.
- Fonction vasculaire.
- Défense immunitaire.

Situation

Péritoine pariétal

- Partie diaphragmatique – située en dessous du diaphragme.
- Partie postérieure – recouvre le fascia transversal et est séparé de la paroi abdominale par l'espace rétro-péritonéal.
  - L'espace rétro-péritonéal renferme l'aorte, la v. cave inférieure, les reins, les uretères et les surrénales. L'uretère est attaché au péritoine par son enveloppe conjonctive.
- Partie antérieure – tapisse la paroi abdominale antéro-latérale et recouvre :
  - L'orifice inguinal superficiel.
  - L'orifice inguinal moyen.
  - L'orifice inguinal profond (point faible de paroi abdominale – orifice herniaire).
- Partie inférieure – tapisse les parois latérales de l'excavation pelvienne et repose le long de la ligne blanche sur l'espace conjonctif sous-péri-

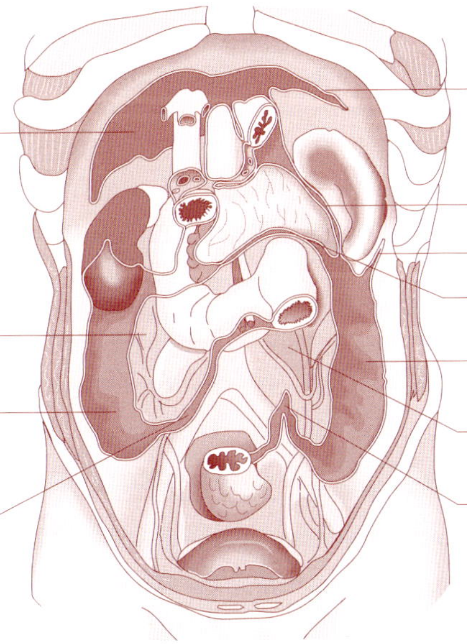

tonéal. Chez la femme, le péritoine forme deux récessus profonds :

- Le cul-de-sac vésico-utérin.
- Le cul-de-sac recto-utérin (cul-de-sac de Douglas).

Péritoine viscéral

Est (fermement) accolé à la face interne du péritoine pariétal et à la surface des viscères abdominaux.

Rapports topographiques

Le péritoine est en rapport avec tous les organes intra-péritonéaux et avec la plupart des organes et structures rétro- et extra-péritonéales.

Moyens de fixité et de suspension

Mésos

Ce sont les mésos qui fixent les organes à la paroi du tronc et assurent leur vascularisation et leur innervation.

Mésogastre

- Lig. gastro-pancréatique (avec l'a. gastrique gauche) et lig. duodéno-pancréatique (avec a. hépatique commune).

Mésentère

- 12-15 cm de long et 18 mm de large.
- Passe devant le corps des vertèbres L2-5.
- Les vaisseaux mésentériques supérieurs pénètrent dans le mésentère à la hauteur de L3/4.
- Le mésentère croise l'uretère droit entre L4/5.

Le méso-appendice prend naissance sur le mésentère et se prolonge dans le lig. appendico-ovarien.

Mésocôlon transverse

Divise l'espace péritonéal en une portion sus-mésocolique et une portion sous-mésocolique.

Mésocôlon sigmoïde

- Une origine descend de l'a. mésentérique inférieure verticalement jusqu'au corps de S3.
- Une seconde racine part en diagonale de l'a. mésentérique inférieure pour aller s'insérer sur le bord médian du psoas gauche.
- D'autres liens existent avec l'a. iliaque, la trompe de Fallope gauche et le mésentère.

Le **muscle de Treitz (m. suspenseur du duodénum)** s'étend du pilier du diaphragme, du bord droit de l'œsophage et du hiatus aortique jusqu'à l'angle duodéno-jéjunal.
Le **fascia de Treitz** relie le duodénum au pancréas et fixe en outre ce dernier au fascia transversal, situé en arrière.
Le **fascia de Toldt** relie le côlon ascendant au côlon descendant.
Ces deux fascias constituent les mésentères embryonnaires rudimentaires de ces organes et dénotent de leur situation initialement intra-péritonéale.

Ligaments

Relient deux organes entre eux ou un organe à la paroi du tronc, mais aucun vaisseau important n'y chemine.

- Lig. rond du foie (v. ombilicale oblitérée).
- Lig. coronaire avec lig. triangulaire g. et dr.
- Lig. gastro-phrénique (repli des deux feuillets péritonéaux qui entourent l'estomac) – se prolonge dans le petit épiploon et le lig. gastro-splénique.
- Lig. large de l'utérus (fixe le péritoine à l'utérus et à ses annexes).
- Ligg. phrénico-coliques (prolongements latéraux du grand épiploon).

Épiploons

Plis de réflexion du péritoine en partie parcourus par des vaisseaux et reliant deux organes entre eux.

- Petit épiploon.
- Grand épiploon (une partie du grand épiploon forme le lig. gastro-colique).

- Lig. gastro-splénique (prolonge le lig. gastro-colique en direction sénestro-latérale).
- Lig. pancréatico-splénique (le feuillet postérieur court se transforme en péritoine pariétal postérieur).

Bourse épiploïque

Limites.
ARR : péritoine pariétal postérieur.
AV : petit épiploon, estomac, côlon transverse.
BAS : mésocôlon transverse.
Gauche : lig gastro-splénique et lig. pancréatico-splénique.

Circulation

La vascularisation artérielle, veineuse et lymphatique du péritoine viscéral correspond à celle des différents organes. La vascularisation du péritoine pariétale est segmentaire.

Innervation

Le péritoine est innervé par des fibres sensibles et vasomotrices provenant du n. phrénique ainsi que des nerfs segmentaires thoraciques et lombaires.

Physiologie des mouvements selon *Barral*

Motricité

Le péritoine étant fixé à la paroi du tronc par son feuillet pariétal (voir ci-dessus), il est soumis, sous l'effet des mouvements du tronc, à des étirements et à des compressions.

Lorsque, par exemple, on incline le buste vers l'arrière, la partie ventrale du péritoine, accolée à la paroi abdominale, est étirée. En cas d'adhérences post-opératoires, ce mouvement peut provoquer des douleurs.

Lorsqu'on incline le buste sur le côté droit, la face latérale droite est comprimée tandis que la face latérale gauche s'étire.

Mobilité

Cette forme de mouvement est créée par les mouvements respiratoires de l'abdomen et du diaphragme.
Lors de l'inspiration, les mouvements respiratoires diaphragmatiques provoquent un déplacement vers le bas de l'ensemble du sac péritonéal. Les zones latérales des portions sous-diaphragmatiques sont en outre simultanément poussées vers le dedans.
La paroi abdominale est poussée vers l'avant par les organes abdominaux et le péritoine suit le mouvement. Lors de l'expiration, on observe un mouvement inverse.

Motilité

Lorsque le péritoine est exempt de dysfonctions, il accomplit une rotation autour d'un axe longitudinal. La partie droite tourne vers la droite et la partie gauche vers la gauche.

Clinique ostéopathique

Symptôme cardinal

- Signes de péritonite.

Dysfonctions caractéristiques

Adhérences/fixations

- Cures chirurgicales.
- Traumatismes fermés.
- Inflammation, par ex. appendicite.

Indications au traitement ostéopathique

Étant donné que le péritoine tapisse l'ensemble de la cavité abdominale et qu'il est en rapport avec tous les organes intra-péritonéaux et presque tous les organes rétro-périnéaux, le traitement ostéopathique admet un nombre particulièrement élevé d'indications.
Comme il appartient en outre au système du « tendon central », il peut être le siège de réactions fasciales liées à des dysfonctions situées plus haut ou plus bas. Seule une analyse ostéopathique précise et une bonne connaissance de la topographie permettent de déterminer les indications au cas par cas.

Contre-indications au traitement ostéopathique

Péritonite aiguë

Elle peut être locale, auquel cas il s'agit généralement d'une réaction secondaire à l'inflammation d'un organe, par ex. appendicite, ou généralisée, par ex. en cas de perforation appendiculaire.
Symptômes, voir p. 133.

Tests et traitements ostéopathiques

Test et traitement de la mobilité selon *Barral*

Position de départ
Le patient est couché sur le dos, jambes tendues. Le thérapeute se tient debout latéralement au patient.

Départ du test
Le thérapeute pose ses deux mains sur l'abdomen du patient et y enfonce les doigts verticalement jusqu'à atteindre le plan de palpation correspondant au péritoine (si l'on perçoit les organes, c'est qu'on est allé trop loin ; il faut alors diminuer la pression exercée sur l'abdomen jusqu'à ce que, par exemple, les anses intestinales ne soient plus perceptibles).

Déroulement du test
L'une des deux mains fixe, tandis que l'autre mobilise. La main qui mobilise étire le péritoine

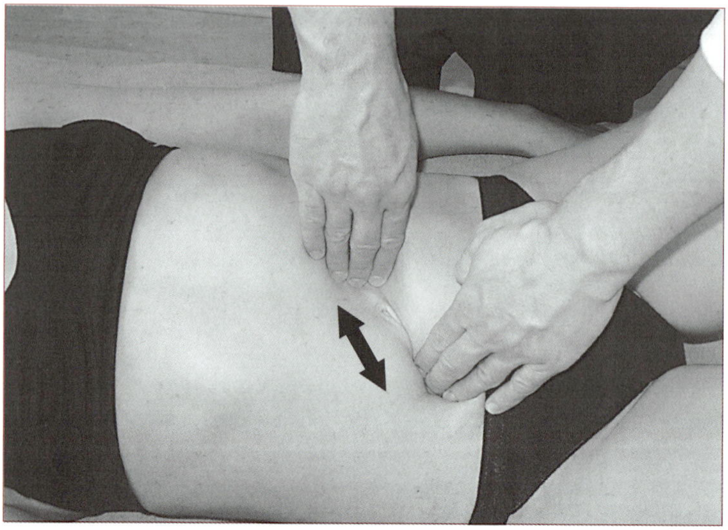

autour du point d'appui. Cette manœuvre permet au thérapeute d'évaluer les différences de tension et de détecter les zones douloureuses à la traction. Il parcourt ainsi l'ensemble de l'abdomen et examine l'ensemble du péritoine ventral. Rien n'interdit de changer de main en cours de test.

Traitement
Les zones de tension élevée ou douloureuses peuvent être traitées directement (par étirement des tissus) ou indirectement (par compression des tissus). La mobilisation peut se faire indifféremment avec l'une ou l'autre main ou même avec les deux simultanément.

Variante
Le patient peut aussi être placé en position assise.

Test et traitement de la motilité selon *Barral*

Position de départ
Le patient est couché sur le dos, jambes tendues.
Le thérapeute se tient debout latéralement au patient.

Départ du test
Le thérapeute pose ses deux mains sur l'abdomen du patient, de part et d'autre de la ligne médiane, doigts écartés. Il n'exerce aucune pression. En l'absence de troubles, il peut percevoir le mouvement de supination imprimé à ses mains.

Déroulement du test
Le thérapeute cherche à ressentir le mouvement de la motilité afin de juger de l'amplitude et de la direction de l'inspir et de l'expir ainsi que du rythme du mouvement dans son ensemble. En cas de perturbation de l'un ou l'autre de ces aspects de la motilité, ou *a fortiori* des deux, il convient de traiter.

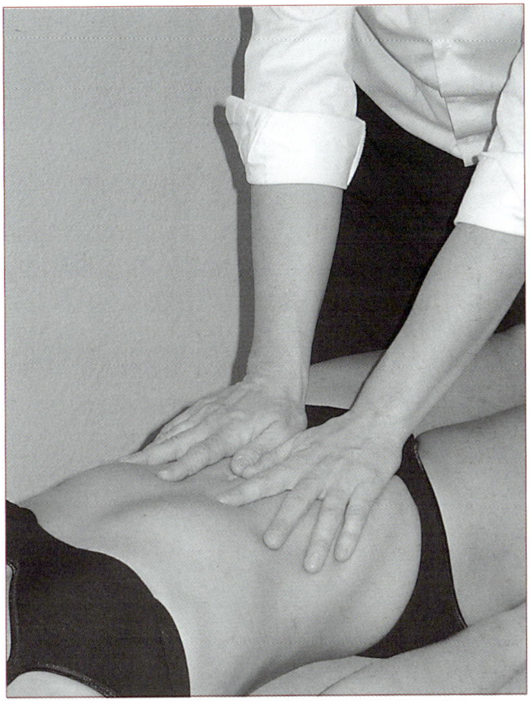

Traitement
La motilité se traite indirectement. Le thérapeute suit le mouvement non restreint jusqu'au *still point*, s'arrête pendant plusieurs cycles, puis suit le mouvement restreint jusqu'à un nouveau *still point*.
Il peut aussi essayer d'augmenter l'amplitude du mouvement libre (induction). Pour finir, il aura soin de vérifier si le mouvement le plus pauvre s'est amélioré.
La manœuvre doit être répétée jusqu'à ce que la motilité ait retrouvé ses valeurs normales en termes de rythme, de direction et d'amplitude.

Test d'écoute locale

Position de départ
Le patient est couché sur le dos, jambes tendues.
Le thérapeute se tient debout latéralement au patient.

Procédure
Le thérapeute pose une main sur l'abdomen du patient, à côté de l'ombilic, et exerce la pression nécessaire pour atteindre le plan de palpation correspondant au péritoine (voir ci-dessus). Il cherche à percevoir le mouvement fascial, puis le suit. La région vers laquelle la main est attirée est le siège d'une tension tissulaire anormale (zone diagnostique). Une fois la région conflictuelle atteinte, le thérapeute se replace et cherche à localiser précisément la zone où la tension est la plus forte. À cet endroit, plus aucun mouvement fascial n'est perceptible. C'est là qu'il faut traiter.

Mobilisation indirecte du péritoine avec bras de levier long selon *Barral*

Position de départ
Le patient est couché sur le dos, jambes tendues. Le thérapeute se tient debout latéralement au patient.

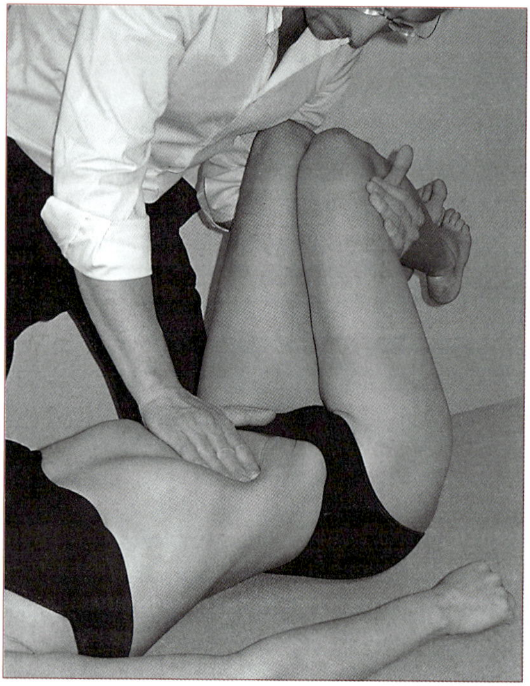

Procédure
De sa main crâniale, le thérapeute fixe le péritoine. De sa main caudale, il saisit les jambes du patient au niveau du creux poplité et les tire vers lui de manière à provoquer l'étirement de la région péritonéale fixée. L'étirement peut être continu ou dynamique.

Variante
Le patient peut être placé en position assise. Dans ce cas, c'est la main caudale qui fixe une région du péritoine. Le patient croise ses doigts dans la nuque. De sa main crâniale, le thérapeute saisit les deux coudes et facilite le patient en extension et rotation de manière à étirer la région péritonéale fixée.

Technique générale de soulagement selon *Barral*

Position de départ
Le patient est couché sur le dos, jambes fléchies. Le thérapeute se tient debout latéralement au patient.

Procédure
Le thérapeute prend en pince l'ensemble de la paroi abdominale, y compris le péritoine, et étire délicatement toutes les structures vers l'avant. Le patient peut éprouver une sensation d'étirement jusque dans la colonne vertébrale. L'étirement est maintenu pendant 30 à 60 secondes. La prise peut aussi être appliquée sur différentes régions du péritoine. Cette technique est très efficace mais nécessite la plus grande délicatesse car elle peut être très douloureuse.

Variante
Le patient peut aussi être placé en appui sur les genoux et les coudes. Cette position présente l'avantage de favoriser le relâchement de la paroi abdominale. La prise en pince est appliquée et effectuée exactement de la même façon.

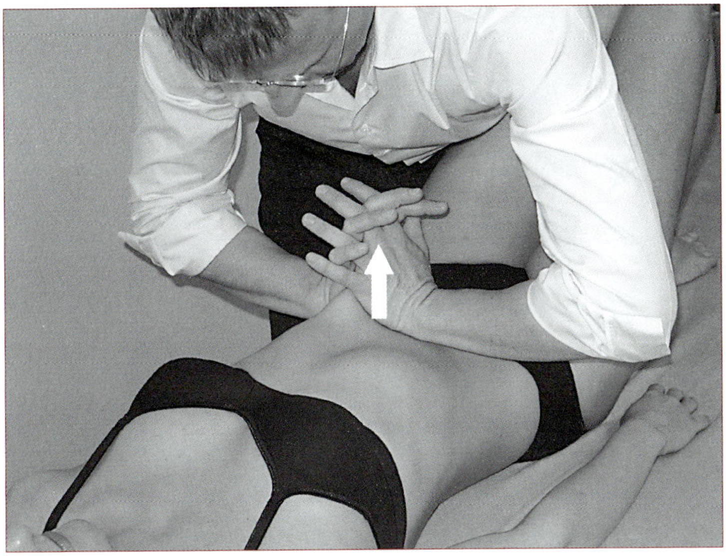

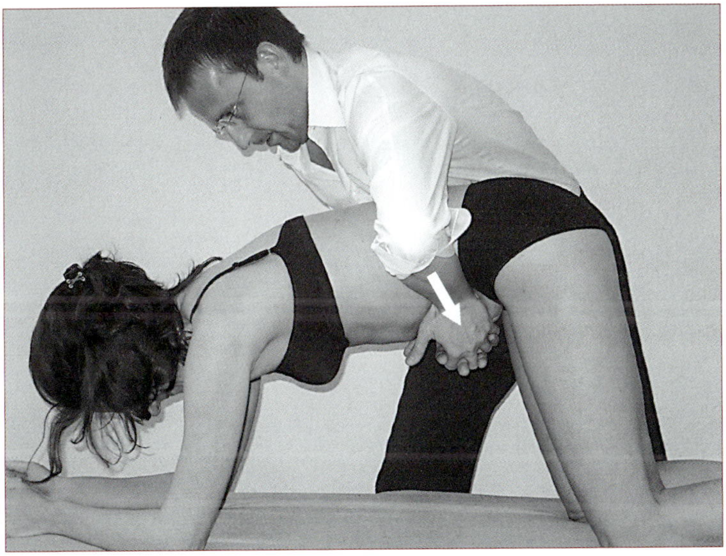

Mobilisation du péritoine postérieur selon *Roussé*

Position de départ

Le patient est couché sur le dos, jambes tendues. Le thérapeute se tient debout latéralement au patient.

Procédure

Le thérapeute pose sa main crâniale sur le tiers inférieur du sternum. Son avant-bras repose sur le sternum. La main caudale vient se placer sur le flanc controlatéral du patient en passant sous son dos, à la hauteur de la colonne lombaire. Le bras est en contact avec le flanc ipsilatéral.

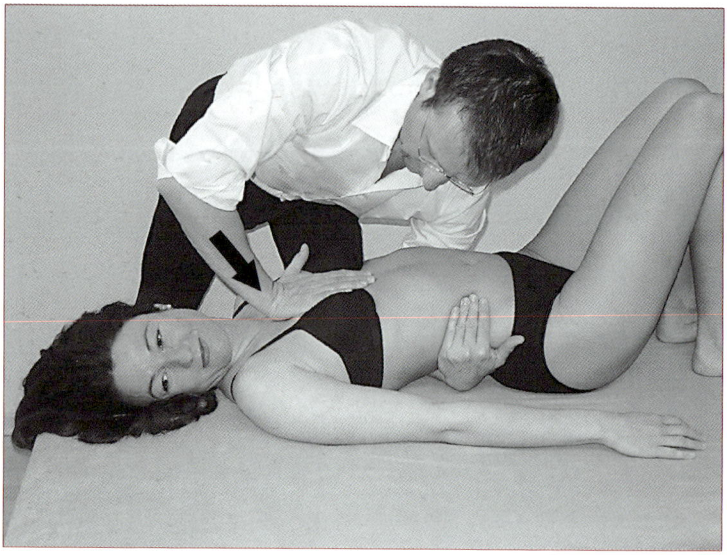

Le bras crânial exerce une pression vers le bas et l'arrière, tandis que le bras caudal se fléchit de manière à ce que la main se rapproche de l'épaule. Ces mouvements doivent être réglés sur la respiration. Lors de l'expiration, le thérapeute accentue la pression. Lors de l'inspiration, il maintient la pression atteinte. On procède ainsi 3 ou 4 fois, puis on relâche subitement la pression sur une expiration.

Mobilisation du péritoine caudal selon *Roussé*

Position de départ

Le patient est couché sur le dos, jambes fléchies. Le thérapeute se tient debout latéralement au patient.

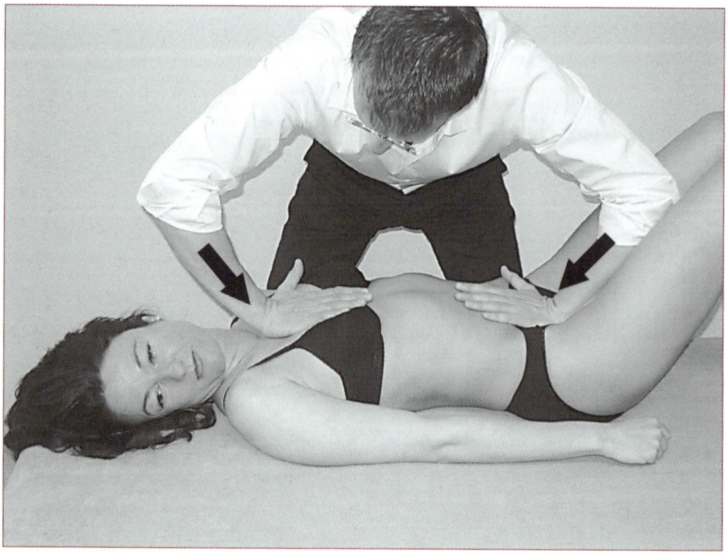

Procédure
La position de la main crâniale est la même que pour la manœuvre précédente. La main caudale vient se placer au-dessus du pubis. Lors de l'expiration, la main crâniale appuie vers l'arrière et le bas, tandis que la main caudale pousse vers le haut. La pression est maintenue durant l'inspiration, puis elle est accentuée lors de l'expiration suivante. On procède ainsi 3 ou 4 fois, puis on relâche subitement la pression sur une expiration.
La main caudale peut aussi être placée sur le bord médial de la fosse iliaque interne. La poussée se fait alors vers le haut et le dedans.

Physiologie

Fonctions du péritoine et du grand épiploon :
- Protection mécanique de la paroi abdominale antérieure.
- Fonction immunologique par stockage de nombreuses cellules et vaisseaux lymphatiques, notamment dans le grand épiploon.
- Stockage des graisses : le grand épiploon peut stocker une quantité considérable de graisses, ce qui peut conduire à une élévation de la pression intra-abdominale et provoquer des dysfonctions au niveau des organes abdominaux ou du diaphragme.

Pathologies

Symptômes exigeant un examen médical

- Signes de péritonite.

Péritonite

Définition
Inflammation aiguë ou chronique, locale, diffuse ou généralisée, du péritoine.

Causes

Infectieuses
- Environ 95 % des cas.
- Perforation d'un organe creux.
- Iatrogène/post-opératoire.
- Par voie ascendante via les trompes de Fallope.

Chimiotoxiques
- Liquide biliaire.
- Sécrétion pancréatique.
- Urine.
- Baryte.
- Corps étranger (matériel de suture).

Radio-induites

Symptomatologie
Douleurs somatiques violentes et persistantes, mettant quelques secondes à plusieurs heures pour se déclarer ou faisant suite à des coliques.
- Douleur à la décompression.
- Défense abdominale ou rigidité.
- Bruits intestinaux d'abord exagérés, puis absents (iléus paralytique).
- Ballonnements.
- Déshydratation.
- Choc.

VIII. Jéjunum et iléum

Anatomie et physiologie

Généralités

La longueur totale de l'ensemble jéjunum/iléum est de 5 ou 6 m, dont 2/5 reviennent au jéjunum et 3/5 à l'iléum. Cette portion du grêle commence à l'angle duodéno-jéjunal et se termine à la valvule iléo-cæcale, où elle s'abouche au cæcum.

Situation

Le grêle comprend 15 ou 16 anses. Le jéjunum est plutôt horizontal et l'iléum vertical. En outre, le jéjunum est davantage péri-ombilical, alors que l'iléum occupe une partie de l'étage inférieur droit de l'abdomen. Dans l'ensemble, le jéjunum et l'iléum s'étendent plus loin du côté gauche : les anses couvrent le côlon descendant, alors que le côlon ascendant reste découvert.

Racine du mésentère

La racine du mésentère mesure environ 12 à 15 cm de long et 18 mm de large. Elle s'étend de l'angle duodéno-jéjunal jusqu'à la valvule iléo-cæcale et passe en diagonale en avant de L2-L5.
Les vaisseaux mésentériques supérieurs pénètrent dans le mésentère à la hauteur de L3/4. La racine du mésentère croise l'uretère droit entre L4 et L5.
Le méso-appendice prend naissance dans le mésentère et se prolonge dans le ligament appendico-ovarien. À son extrémité distale, la racine croise les vaisseaux testiculaires/ovariens.

Rapports topographiques

Faces antérieure et supérieure

- Côlon transverse.
- Mésocôlon transverse.
- Grand épiploon.
- Paroi abdominale antérieure.

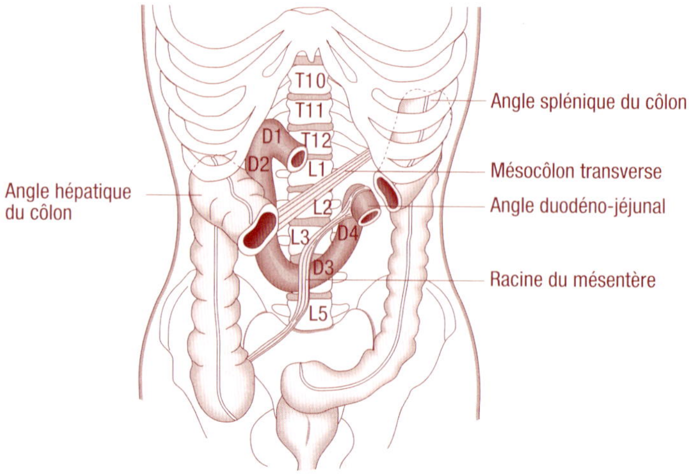

Face postérieure

- Péritoine pariétal postérieur.
- Reins.
- Uretère.
- Aorte.
- V. cave inférieure.
- Vaisseaux iliaques communs.
- Duodénum.
- Côlon descendant et ascendant.

Face inférieure

- Vessie.
- Utérus.
- Rectum.

Face latérale

- Côlon ascendant.
- Paroi abdominale.
- Cæcum.
- Côlon sigmoïde.

Moyens de fixité et de suspension

- Pression des organes.
- Effet turgor.
- Racine du mésentère.

Circulation

Artérielle

A. mésentérique supérieure.

Veineuse

V. porte.

Écoulement de la lymphe

Via les vaisseaux jusqu'aux nœuds mésentéraux – ganglions cœliaques et lombaires.

Innervation

- Sympathique provenant des segments Th10-12 via le n. petit splanchnique, qui rejoint le ganglion mésentérique supérieur.
- N. vague.

Biorythme

Temps max.	13-15 h.
Temps min.	1-3 h.

Physiologie des mouvements selon *Barral*

Mobilité

Le diaphragme a une influence restreinte sur la région de l'intestin grêle. À en juger par le mode de suspension, il semble toutefois évident que le jéjunum et l'iléum sont soumis à des mouvements importants. Il s'agit des mouvements intrinsèques indispensables au malaxage du bol alimentaire et à la progression du chyme (péristaltisme).

Motilité

L'ensemble des anses grêles effectue une rotation horaire durant l'expiration et une rotation antihoraire durant l'inspiration.

Clinique ostéopathique

Symptômes cardinaux

- Douleurs et crampes dans la région para-ombilicale.
- Selles sanglantes.

Dysfonctions caractéristiques

- Adhérences/fixations.
- Ptose.
- Spasme.

Dysfonctions structurelles associées

T10-L2.

Symptômes atypiques

Voici une liste de symptômes pouvant s'expliquer par des chaînes ostéopathiques ou ressortir de l'interrogatoire du patient [pour l'explication des chaînes ostéopathiques, voir *Symptômes atypiques* dans le chapitre sur le foie, p. 41] :

- Gêne et sensation de tiraillement en dessous de l'ombilic environ 3-4 heures après les repas.
- Difficulté à supporter les ceintures et les vêtements serrés.
- Lombalgie en station debout prolongée.
- Difficulté respiratoire, notamment lors de l'expiration, en station debout prolongée.
- Ptose visible souvent associée à une hypomobilité de la jonction cervico-dorsale (bosse de bison).
- Les asthéniques ont une susceptibilité aux problèmes de grêle (ptose).

Indications au traitement ostéopathique

Adhérences/fixations

Elles peuvent survenir après n'importe quelle intervention chirurgicale intéressant la cavité abdominale. Les anses grêles peuvent adhérer les unes aux autres, à d'autres organes ou individuellement à la paroi abdominale.
Certaines maladies inflammatoires peuvent également être en cause, telles que maladie de Crohn, gastro-entérite aiguë ou appendicite. Dans ce cas, le traitement ostéopathique ne peut débuter qu'après guérison.
On peut observer une ptose de l'ensemble du grêle le long de la racine du mésentère dans la partie gauche de l'étage inférieur de l'abdomen sous l'action de la gravité. Lorsqu'il y a suffisamment de place, par ex. après une hystérectomie, certaines anses grêles peuvent même migrer dans le petit bassin.
La ptose du grêle peut être due à des synéchies. Des adhérences/fixations peuvent par exemple se former dans l'étage inférieur gauche de l'abdomen suite à une diverticulite récidivante. En exerçant des tractions conjonctives sur les anses intestinales, elles entraînent l'ensemble du grêle vers le bas et la gauche.

Autres causes de ptose iléo-jéjunale :

- Cicatrices chirurgicales.
- Rétroversion utérine.
- Chirurgie gynécologique avec ablation d'organes.
- Accouchements.
- Relâchement hormonal du tissu conjonctif après une grossesse.
- Perte de tension tissulaire liée à l'âge.
- Asthéniques.

Contre-indications au traitement ostéopathique

- Inflammation aiguë.
- Fièvre.
- Cicatrice fraîche.
- Selles sanglantes.
- Signes de péritonite.

Tests et traitements ostéopathiques

Test et traitement des anses intestinales en décubitus dorsal selon *Barral*

Position de départ
Le patient est couché sur le dos, jambes fléchies.
Le thérapeute se tient debout latéralement au patient.

Départ du traitement
Le thérapeute enfonce les doigts de ses deux mains dans l'abdomen du patient à la hauteur de l'ombilic et palpe les anses grêles afin d'évaluer les différences de tonus (spasme) et de sensibilité. Il parcourt ainsi toute la région occupée par les anses : autour de l'ombilic, vers le dehors (notamment à gauche) et l'ensemble de l'étage inférieur de l'abdomen.

Traitement
Le thérapeute étire les anses douloureuses ou présentant un tonus accru, les inhibe ou les presse délicatement les unes contre les autres jusqu'à normalisation du tonus ou disparition de la douleur.

Recherche de ptose du grêle en position assise ou debout selon *Barral*

Position de départ
Le patient est assis.
Le thérapeute se tient debout derrière le patient.

Procédure
Le thérapeute soulève des deux mains l'ensemble du grêle le plus haut possible, puis le laisse subitement retomber.

Évaluation
Si le retour est douloureux ou, *a fortiori*, déclenche une douleur caractéristique, c'est là le signe d'une participation iléo-jujénale.

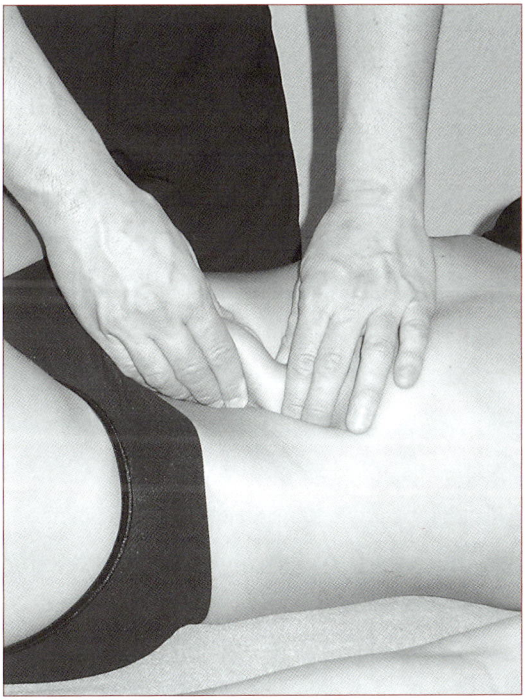

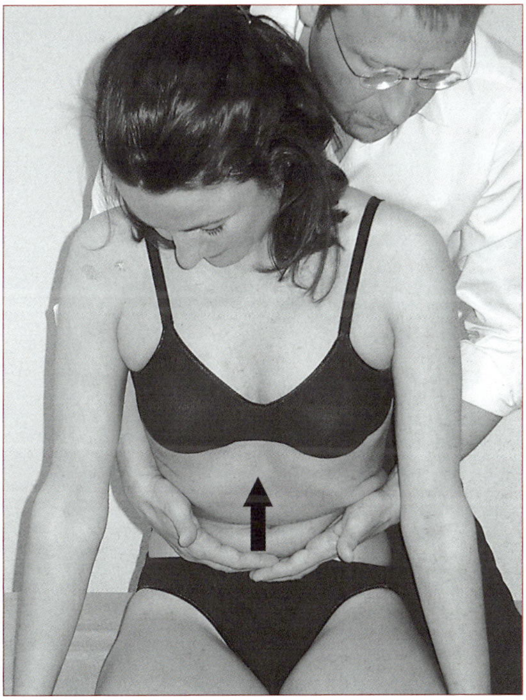

Test et traitement de la racine du mésentère en décubitus latéral selon *Barral*

Position de départ
Le patient est en décubitus latéral gauche, jambes fléchies.
Le thérapeute se tient debout derrière le patient.

Départ du traitement
Le thérapeute insinue les doigts de ses deux mains entre les anses grêles et le côlon, de manière à avoir les anses dans les paumes, puis appuie ensuite vers l'arrière et le dedans afin d'atteindre la racine du mésentère, qui se porte obliquement du haut vers le bas et de gauche à droite. Une fois là, il palpe la racine sur toute sa longueur pour évaluer les éventuelles différences de tension et détecter les zones douloureuses. Il en profite aussi pour étirer la racine en direction de l'épaule droite du patient.

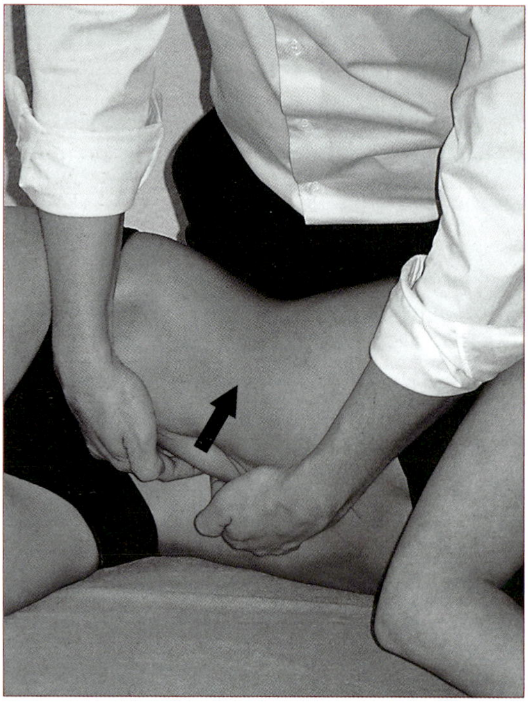

Traitement
En cas de différences de tension ou de sensation douloureuse, la racine doit être étirée de manière continue en direction de l'épaule droite du patient jusqu'à disparition ou, du moins, diminution tangible des symptômes. La manœuvre peut être exécutée sur toute la longueur de la racine ou seulement sur certains segments.

Variante
La région autour de la valvule iléo-cæcale peut aussi être abordée de la manière suivante.
La position de départ est la même. On visualise le parcours de la racine du mésentère et l'on enfonce les doigts dans l'abdomen sur le côté médial du cæcum. Les deux mains sont l'une à côté de l'autre, le dos des doigts en contact avec les anses intestinales. La racine, abordée par la droite, doit ensuite être mobilisée en direction de la fosse iliaque gauche.
La région entourant la valvule iléo-cæcale est généralement très sensible. Il convient donc de procéder avec beaucoup de délicatesse.

Technique générale de soulagement du péritoine et des anses intestinales en décubitus dorsal selon *Barral*

Position de départ
Le patient est couché sur le dos, jambes fléchies.
Le thérapeute se tient debout latéralement au patient.

Procédure
Le thérapeute prend en pince l'ensemble de la paroi abdominale, y compris le péritoine, et étire délicatement toutes les structures vers l'avant. Le patient peut éprouver une sensation d'étirement jusque dans la colonne vertébrale. L'étirement est maintenu pendant 30 à 60 secondes. La prise peut

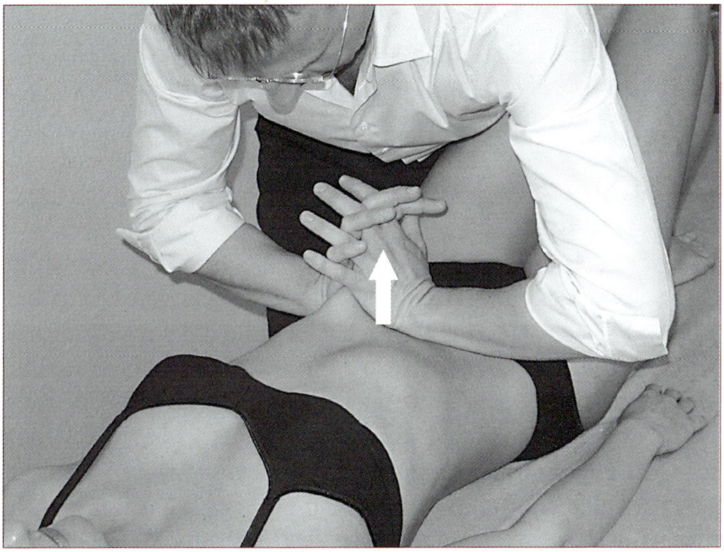

aussi être appliquée sur différentes régions du péritoine. Cette technique est très efficace mais nécessite la plus grande délicatesse car elle peut être très douloureuse.
En pinçant plus profondément dans l'abdomen, on saisit en plus une partie du grêle. De cette manière, la traction ventrale porte également sur la racine du mésentère.

Variante
Le patient peut aussi être placé en appui sur les genoux et les coudes. Cette position présente l'avantage de favoriser le relâchement de la paroi abdominale. La prise en pince est appliquée et effectuée exactement de la même façon.

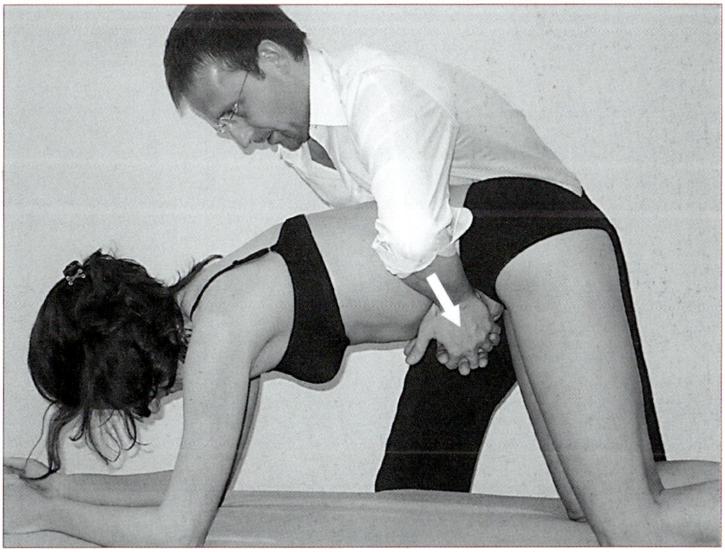

Traitement de l'entéroptose

Position de départ
Le patient est en décubitus latéral gauche, jambes fléchies.
Le thérapeute se tient debout derrière le patient.

Procédure
Le thérapeute saisit des deux mains l'ensemble des anses intestinales et les mobilise en direction de l'épaule droite du patient en exerçant dessus une traction continue ou intermittente.
L'objectif n'est pas de ramener l'intestin ptotique à sa position anatomique initiale, mais de lui conférer la plus grande liberté de mouvement possible au niveau de ses nouvelles surfaces de glissement.

Variante
On peut travailler dans différentes positions. Le décubitus dorsal avec surélévation du bassin se prête bien à l'automobilisation.

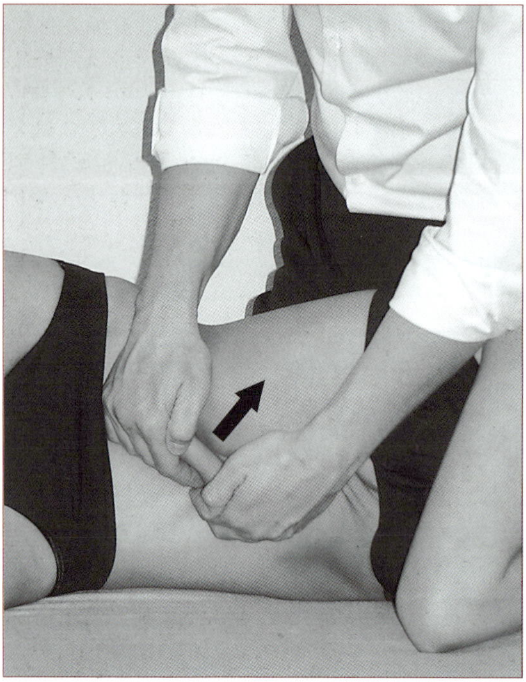

Traitement de la valvule iléo-cæcale selon *Barral*

Position de départ
Le patient est couché sur le dos, jambes tendues.
Le thérapeute se tient debout à droite du patient.

Procédure
Pour trouver la valvule iléo-cæcale, il faut tout d'abord rechercher sa projection approximative sur la paroi abdominale. Pour cela, on trace une ligne allant de l'épine iliaque antéro-supérieure (EIAS) droite jusqu'à l'ombilic et l'on divise cette ligne en trois. On pose ensuite les doigts sur la paroi abdominale au niveau de la jonction entre le tiers latéral et le tiers médian. Une fois là, les doigts s'enfoncent lentement dans l'abdomen en direction postérieure. Il est important que la palpation soit lente afin de laisser le temps aux structures superficielles de s'écarter et aux fascias de se relâcher.

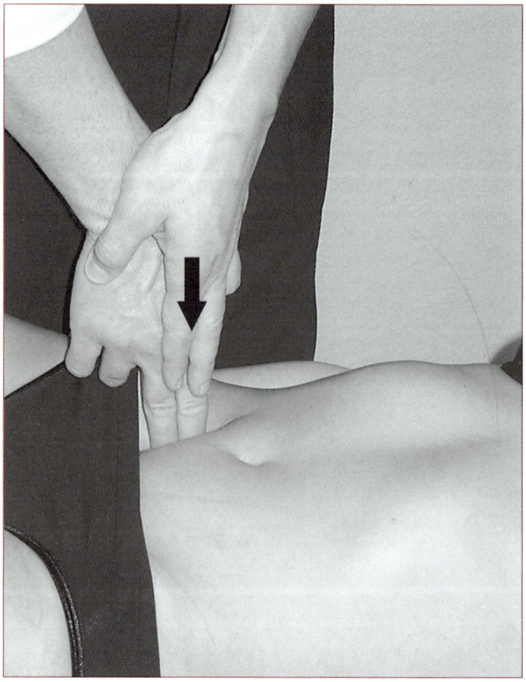

Une fois arrivé suffisamment loin, on perçoit dans la plupart des cas, dans un périmètre de 0,5 à 1 cm autour de ce point de palpation, une induration élastique de la grosseur d'un pois. La valvule iléo-cæcale est généralement sensible à la pression.
On effectue alors des petits mouvements circulaires, des vibrations ou des inhibitions jusqu'à ce que le tonus ou la sensation douloureuse ait clairement diminué.

Test et traitement de la motilité selon *Barral*

Position de départ
Le patient est couché sur le dos, jambes tendues.
Le thérapeute se tient debout à droite du patient.

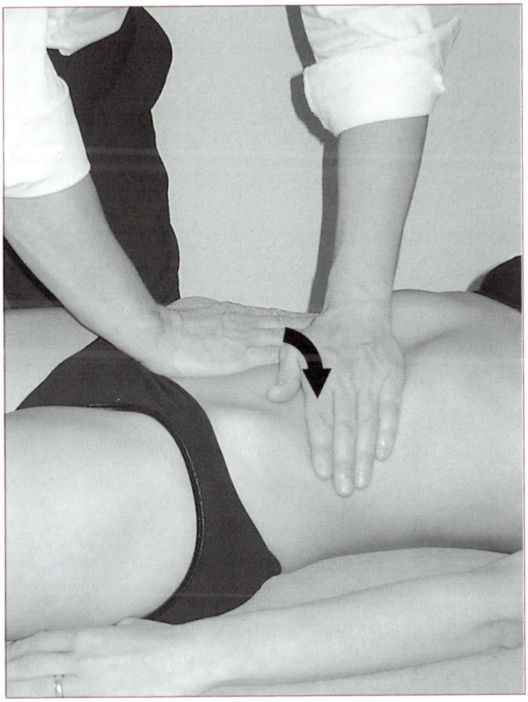

Départ du test
Le thérapeute pose sa main crâniale à gauche de la ligne médiane, sur la région des anses grêles horizontales, sans exercer de pression. Le bout des doigts est dirigé latéralement vers la gauche. La main caudale vient se placer à droite de la ligne médiane, sur la région des anses verticales, sans exercer de pression. Le bout des doigts est dirigé vers le haut.

Déroulement du test
Le thérapeute cherche à ressentir le mouvement de la motilité : dans l'expir l'ensemble des anses grêles accomplissent une rotation horaire. On observe un mouvement inverse dans l'inspir. Le thérapeute peut ainsi juger de l'amplitude et de la direction de l'inspir comme de l'expir ainsi que du rythme du mouvement dans son ensemble. En cas de perturbation de l'un ou l'autre de ces aspects de la motilité, ou *a fortiori* des deux, il convient de traiter.

Traitement
La motilité se traite indirectement. Le thérapeute suit le mouvement non restreint jusqu'au *still point*, s'arrête pendant plusieurs cycles, puis suit le mouvement restreint jusqu'à un nouveau *still point*.
Il peut aussi essayer d'augmenter l'amplitude du mouvement libre (induction). Pour finir, il aura soin de vérifier si le mouvement le plus pauvre s'est amélioré.
La manœuvre doit être répétée jusqu'à ce que la motilité ait retrouvé ses valeurs normales en termes de rythme, de direction et d'amplitude.

Traitement fascial selon *Finet* et *Williame*

Position de départ
Le patient est couché sur le dos, jambes tendues.
Le thérapeute se tient debout à droite du patient.

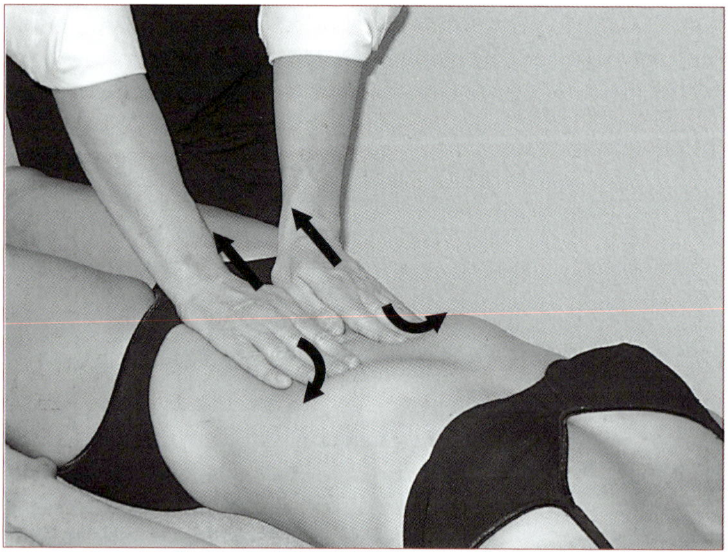

Départ du traitement

Le thérapeute pose ses deux mains sur l'abdomen du patient, de part et d'autre de la ligne médiane. Le bout des doigts est dirigé vers le haut. Des deux mains, le thérapeute appuie vers l'arrière en exerçant une pression suffisante pour atteindre le plan fascial.

Traitement

Lors de l'inspiration, le thérapeute tire des deux mains simultanément vers le bas et effectue avec les doigts une rotation divergente (la main droite dans le sens des aiguilles d'une montre, la main gauche dans le sens inverse). Durant l'expiration, il maintient la position ainsi atteinte, puis il recommence l'opération jusqu'à ce que l'amplitude fasciale maximale soit atteinte. Il relâche alors la traction sur une expiration.
L'opération doit être répétée 4 ou 5 fois.

Techniques circulatoires selon *Kuchera*

Stimulation artérielle

- Stimulation du tronc cœliaque par un travail sur le rachis.
- Techniques diaphragmatiques.

Stimulation veineuse

- Pompage du foie.
- Étirement du lig. hépato-duodénal.
- Techniques diaphragmatiques.

Stimulation lymphatique

- Drainage lymphatique du thorax et de l'abdomen.
- Techniques diaphragmatiques.

Régulation du système nerveux autonome

Système nerveux sympathique
Stimulation du tronc sympathique Th10-12 par :
- Rib-raising.
- Inhibition des muscles paravertébraux.
- Vibrations.
- Manipulations.
- Maitland.
- Stimulation du plexus solaire.
- Techniques diaphragmatiques.

Système nerveux parasympathique
Stimulation du n. vague par :
- Thérapie cranio-sacrée.
- Techniques laryngiennes.
- Techniques thoraciques (recoïl).
- Techniques diaphragmatiques.

Traitement des points réflexes selon *Chapman*

Position

Face antérieure
8e, 9e et 10e EIC, à proximité du cartilage costal (des deux côtés).

Face postérieure
Entre les processus transverses de T8 et T9, de T9 et T10 et de T10 et T11, à mi-chemin entre processus épineux et extrémité du processus transverse (des deux côtés).

Principe du traitement

Le thérapeute pose un doigt tout doucement sur le point réflexe, puis applique une légère pression. Les points réflexes sont souvent très sensibles. C'est pourquoi il convient de procéder avec la plus grande délicatesse.

Le doigt reste en contact avec le point et effectue des petits mouvements circulaires.
Les points de la face antérieure doivent toujours être traités en premier. On ne passe au point suivant qu'une fois la sensibilité et/ou la consistance du point traité normalisées.
Pour finir, le thérapeute contrôle une dernière fois les points ventraux. Si la normalisation n'a pas tenu ce peut-être l'indice que la pathologie organique est trop prononcée pour qu'il soit possible d'agir dessus à court terme par voie réflexe ou qu'il existe d'autres dysfonctions nécessitant d'être préalablement traitées.

Recommandations au patient

- Diminuer la consommation des glucides raffinés.
- Privilégier les aliments riches en fibres.
- Éviter si possible les aliments riches en protéines (viande, fromage) le soir.

Autotraitement de la ptose :
- Le patient doit se coucher sur le dos, bassin surélevé par rapport à la tête, et mobiliser l'ensemble de ses anses intestinales en direction crâniale.

Physiologie

Composition pariétale microscopique

On retrouve dans cette portion de l'intestin la composition pariétale caractéristique de l'ensemble du tube digestif (de l'œsophage jusqu'au rectum). Détail des couches :

Muqueuse

- Couche épithéliale.
- Lamina propria des muqueuses (tissu réticulaire).
- Muscularis mucosae (muscles lisses).

La surface interne de l'intestin possède une texture soyeuse, et cela en raison des innombrables villosités, petites saillies filiformes de 0,5-1 mm de long, dont elle est couverte. C'est à la base de ces villosités que se trouve l'orifice des cryptes intestinales, glandes mucipares en forme de tube allongé.
Les cellules épithéliales des villosités se caractérisent en outre par la présence de microvillosités (bordure en brosse), saillies membraneuses qui, s'ajoutant aux villosités et aux cryptes, démultiplient la surface de l'intestin, qui est de ce fait près de deux fois supérieure à celle de la peau (4 m^2).
Les villosités sont le lieu de la réabsorption, les cryptes celui de la régénération et de la sécrétion. Les divers constituants des aliments sont absorbés par la surface villositaire démultipliée, tandis que les cellules cryptiques assurent la régénération des cellules épithéliales mortes et la production du mucus recouvrant la surface interne de l'intestin.

Sous-muqueuse

Est formée de tissu conjonctif.
Contient les éléments suivants :

- Plexus de Meissner (plexus sous-muqueux).
- Vaisseaux sanguins et lymphatiques.
- Plaques de Peyer (follicules lymphatiques dont le nombre augmente en direction distale).

La muqueuse et la sous-muqueuse forment des replis circulaires macroscopiques (valvules conniventes = plis de Kerckring). Ils contribuent à l'accroissement de la surface de l'intestin et leur nombre diminue en direction distale.

Tunique musculaire

Cellules musculaires lisses disposées de manière à former une couche interne circulaire et une couche externe longitudinale. Elles sont à l'origine des mouvements péristaltiques assurant le broyage et la progression du bol alimentaire.

Le plexus d'Auerbach (plexus mésentérique), qui assure l'innervation végétative de l'une et l'autre couche, est inclus dans une couche de tissu conjonctif intermédiaire.

Tunique externe

Couche de tissu conjonctif particulièrement épaisse dans les portions non péritonisées de l'intestin. Dans la région du jéjunum et de l'iléum, où elle est appelée sous-séreuse, elle est donc naturellement très fine.

Séreuse

= Péritoine viscéral.

Différences régionales dans la composition pariétale entre jéjunum et iléum

Jéjunum : dans les parties proximales du jéjunum, les valvules conniventes et les villosités sont très serrées et la quantité d'enzymes contenue dans les microvillosités est particulièrement élevée : c'est dans les premiers 100 cm du jéjunum qu'ont lieu la plupart des phénomènes de réabsorption des glucides, lipides et protéines. Plus on avance en direction distale, plus les valvules conniventes diminuent en nombre et en volume, et plus les follicules lymphatiques deviennent nombreux.

Iléum : en avançant en direction distale, les valvules conniventes finissent par disparaître complètement, tandis qu'augmente le nombre des plaques de Peyer, partie intégrante du système immunitaire.

Processus de réabsorption iléo-jéjunale

Ces deux portions de l'intestin constituent le principal lieu de digestion et de réabsorption des

graisses, des sucres, des protéines, des vitamines, des sels inorganiques et de l'eau. Les enzymes digestives produites par le grêle, sont contenues pour partie dans les villosités, côté luminal. Les autres sont dissoutes dans le cytoplasme des cellules épithéliales et ne sont libérées qu'à la mort de ces dernières. La brève durée de vie des cellules de la muqueuse intestinale (2-3 jours) est en accord avec cette physiologie.
L'intestin grêle réabsorbe chaque jour 8-9 litres d'eau contenant 50-100 g d'électrolytes, mais seul 1,5 litre de l'eau réabsorbée provient de l'alimentation, le reste étant sécrété par l'intestin pour les besoins de la digestion.

Digestion des glucides

Les amidons sont scindés par l'α-amylase salivaire et l'α-amylase pancréatique en oligosaccharides, qui seront à leur tour scindés en même temps que les disaccharides en monosaccharides par les enzymes contenues dans les microvillosités. C'est sous cette forme qu'ils sont absorbés par la membrane.

Digestion des graisses

Les triglycérides alimentaires sont scindés par la lipase salivaire, la lipase pancréatique et les sels biliaires en monoglycérides et en acides gras libres. Les sels biliaires se lient ensuite avec ces produits cataboliques ainsi qu'avec des vitamines liposolubles pour former des micelles. Les micelles se fixent sur l'épithélium du grêle et facilitent l'absorption des produits de la digestion des lipides par la muqueuse. Les sels biliaires eux-mêmes intègrent la circulation entéro-hépatique dans l'iléum terminal.

Digestion des protéines

Le suc gastrique, acide, dénature les protéines alimentaires – la structure tridimensionnelle des protéines est dissoute. La pepsine du suc gastrique scinde ensuite les protéines en peptides moyens et courts. Les enzymes pancréatiques (trypsine et chymotrypsine) scindent les protéines en oligopeptides, qui sont ensuite dégradés en acides aminés, di- ou tripeptides par les enzymes de la bordure en brosse et réabsorbés par la muqueuse de l'intestin grêle.

Localisation de l'absorption des différentes substances dans le grêle

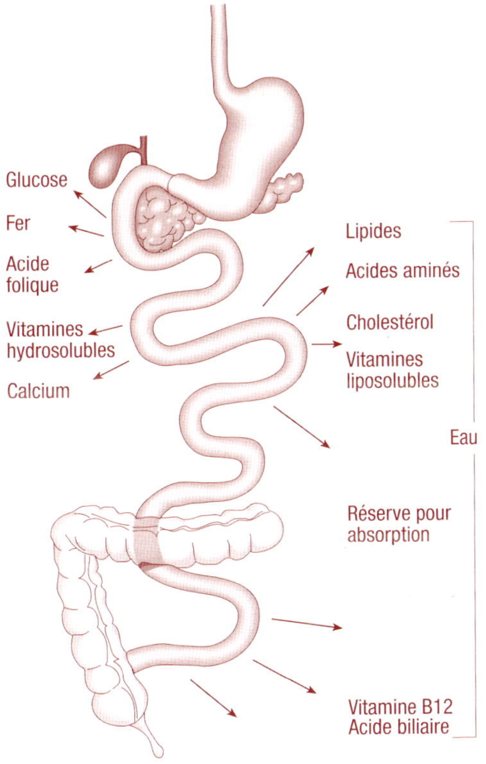

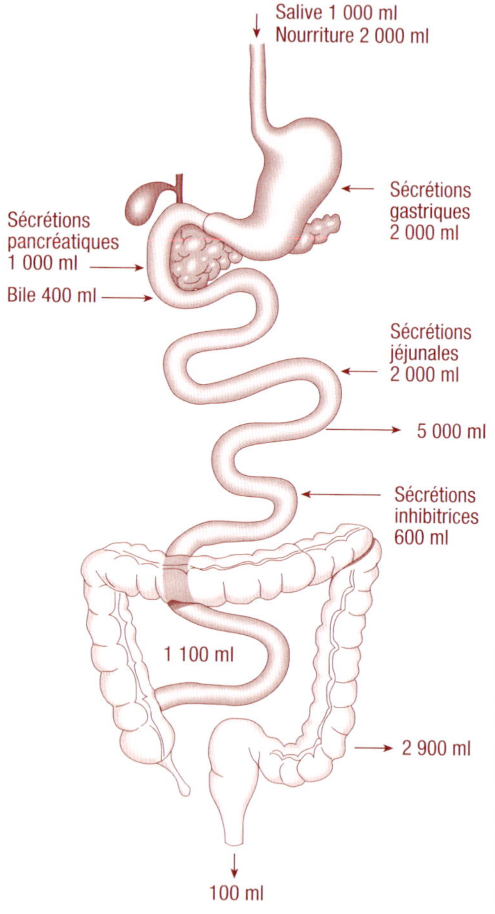

Pathologies

Symptômes exigeant un examen médical

- Selles sanglantes.
- Diarrhée de plus de 5 jours.
- Signes de péritonite.

Maladie de Crohn

Définition

Inflammation chronique de la paroi intestinale. L'inflammation peut toucher toutes les couches pariétales. La maladie intéresse généralement l'iléum terminal et le côlon, mais peut s'étendre à l'ensemble du tube gastro-intestinal.

Étiologie

La cause est inconnue, mais une agrégation familiale a été observée.

Symptomatologie

Les symptômes surviennent périodiquement en fonction de l'activité des processus inflammatoires :

- Douleurs abdominales aspécifiques.
- Selles mal liées et besoin d'exonération fréquent (3-6 passages quotidiens, y compris la nuit).
- Perte de poids.
- Fièvre.
- Accélération de la vitesse de sédimentation.
- Fistules péri-anales comme signe avant-coureur.

Complications les plus fréquentes :

- Fistules.
- Abcès.
- Sténoses.

Les symptômes de la maladie de Crohn peuvent être confondus avec ceux de l'appendicite aiguë.

Maladie cœliaque/ sprue non tropicale

Définition

Allergie au gluten des espèces céréalières européennes provoquant l'atrophie des villosités et se traduisant par une malabsorption.

Étiologie

Réaction d'intolérance au gluten.

Symptomatologie

- Augmentation du calibre des selles, 1-4 passages par jour, stéatorrhée.
- Intolérance au lactose.

- Malabsorption avec carence en oligo-éléments et vitamines ainsi que troubles de croissance et de développement, par ex. :
  - Ostéomalacie.
  - Tétanie.
  - Tendance hémorragique.
  - Dystrophies capillaires et cutanées.
  - Œdèmes de carence.
  - Sous-poids.

IX. Côlon

Anatomie et physiologie

Généralités

Longueur : environ. 1,5 m.

Diamètre :	Côlon ascendant	7-8 cm.
	Côlon transverse	5 cm.
	Côlon descendant	3-5 cm.
	Côlon sigmoïde	3-5 cm.

Angles importants :
- Angle hépatique (angle colique droit).
- Angle splénique (angle colique gauche).
- Valvule iléo-cæcale.
- Angle iléo-pelvien.

Particularités :
- Pas de villosités ni replis muqueux, seulement des cryptes.
- Plis semi-lunaires (muscles circulaires contractés, non constants).
- Haustrations (portions intestinales non contractées).
- Ténias (bandelettes musculaires longitudinales très résistantes, formant au niveau de l'appendice et du sigmoïde une couche musculaire continue).
- Appendices épiploïques (lobules séreux remplis de graisse).

Situation

Cæcum

- Intra-péritonéal.
- Se porte obliquement vers le bas, le dedans et l'avant et s'appuie sur la fosse iliaque.
- Mesure environ 7 cm de long.
- La valvule iléo-cæcale se trouve sur le côté gauche du cæcum (en haut et un peu en arrière).

Appendice vermiforme

- Mesure 5-10 cm de long.
- Situation variable.
- Projection sur la paroi du tronc : à environ 2 cm au-dessus du point de McBurney.

Côlon ascendant

- Rétro-péritonéal.
- Parcours : du côté droit, dans la région latérale, se porte vers le haut et légèrement vers l'arrière.

Angle hépatique

- Angle de 70-80°.
- Orientation sagittale avec ouverture dirigée vers l'arrière, le bas et le dedans.
- Projection sur la paroi du tronc : 10e côte droite, face ventrale.

Côlon transverse

- Intra-péritonéal.
- L'extrémité gauche est située plus haut que l'extrémité droite.
- Arqué vers le bas.
- Situation variable. Est généralement compris entre deux lignes horizontales, l'une passant par le 9e cartilage costal et l'autre par l'ombilic, mais il arrive qu'il descende jusqu'au petit bassin.

Angle splénique

- Mobilité plus grande que celle de l'angle hépatique.
- Angle de 50°.

- Orientation fronto-sagittale avec ouverture dirigée vers l'arrière et le dedans.
- Projection : 8e côte gauche, face ventrale.

Côlon descendant

- Rétro-péritonéal.
- Est situé plus en arrière que le côlon ascendant, dans la région latérale gauche.

Côlon sigmoïde

- Intra-péritonéal.
- Commence dans la partie postéro-supérieure de la fosse iliaque, longe le bord externe du psoas gauche, qu'il coupe 3-4 cm avant le lig. inguinal, pénètre dans le petit bassin et se termine dans le rectum, à la hauteur de S3.
- La partie moyenne peut mesurer 15 cm de diamètre.
- La partie pelvienne du sigmoïde peut être poussée vers le haut par une vessie pleine, le rectum ou son propre taux de remplissage.

Rectum proximal

Rétro-péritonéal.

Rectum distal

Extra-péritonéal.

Rapports topographiques

Cæcum

- Paroi abdominale.
- Péritoine postérieur.
- Fascia iliaque.
- M. iliaque.
- Gaine de l'a. et de la v. iliaque externe.
- Lig. Inguinal.
- Grand psoas.
- N. cutané latéral de la cuisse.
- N. fémoral.
- N. génito-fémoral.
- Anses grêles.

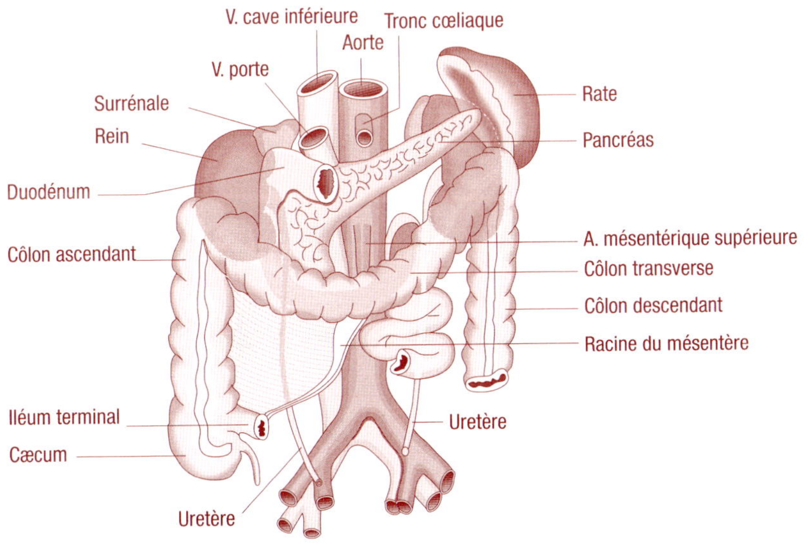

Appendice vermiforme

- Ovaire droit.
- Contact possible avec la vessie, le rectum et l'utérus.

Côlon ascendant

- Fosse iliaque.
- Couvert de péritoine.
- Rein droit.
- Fascia de Toldt.
- N. subcostal.
- N. ilio-hypogastrique.
- N. ilio-inguinal.
- Aponévrose du carré des lombes, fascia rénal, fascia iliaque.
- Paroi abdominale latérale et antérieure.
- Diaphragme.
- Anses grêles.
- Duodénum (partie descendante).
- Foie.
- 11e côte.

Angle hépatique

- Foie.
- Duodénum (D2).
- Diaphragme.
- Rein droit.
- Lig. phrénico-colique droit.

Côlon transverse

- Foie.
- Vésicule biliaire.
- Paroi abdominale indirectement par le grand épiploon.
- Grande courbure de l'estomac.

Mésocôlon transverse

- Pancréas.
- Duodénum.
- Jéjunum.
- Rein gauche.
- Rate.

Angle splénique

- Grande courbure de l'estomac.
- Rate.
- Lig. phrénico-colique gauche.
- Diaphragme.
- Paroi abdominale latérale.
- 8/9e côte.

Côlon descendant

- Couvert de péritoine.
- Rein gauche.
- Anses grêles.
- Fascia de Toldt.
- Paroi abdominale postérieure.
- N. subcostal.
- N. ilio-hypogastrique.
- N. ilio-inguinal.
- 10/11e côte.

Côlon sigmoïde

- Fascia iliaque.
- Fascia de Toldt.
- M. iliaque.
- Anses grêles.
- N. cutané latéral de la cuisse.
- Rectum.
- Utérus.
- Ovaire et trompe de Fallope gauche.

Mésocôlon sigmoïde

- Uretère gauche.
- Vaisseaux testiculaires/ovariens gauches.
- Vaisseaux iliaques externes.

Moyens de fixité et de suspension

- Effet turgor.
- Pression des organes.

Cæcum

- Péritoine postérieur (partie supérieure).
- Mésentère (partie inférieure).

Côlon ascendant

- Péritoine.
- Fascia de Toldt.

Angle hépatique

- Péritoine.
- Lig. phrénico-colique.
- Lig. hépatico-colique (reliant le foie au rein droit en passant par l'angle hépatique du côlon).
- Lig. cysto-duodénal (prolongement du lig. hépato-duodénal).

Côlon transverse

- Mésocôlon transverse.
- Grand épiploon (se termine dans les ligg. phrénico-coliques).
- Lig. gastro-colique (partie du grand épiploon) : du fait de ce ligament, la partie droite du côlon transverse présente une plus grande mobilité.

Angle splénique

- Lig. phrénico-colique.

Côlon descendant

- Fascia de Toldt.

Côlon sigmoïde

- Mésocôlon sigmoïde.

Circulation

Artérielle

- A. mésentérique supérieure.
- A. mésentérique inférieure.

Veineuse

- V. porte.

Écoulement de la lymphe

- Ganglions mésentériques supérieurs.
- Ganglions cœliaques.
- Ganglions lombaires.
- Ganglions mésentériques inférieurs.
- Tronc lymphatique lombaire gauche.

Innervation

- Sympathique provenant des segments Th10-L2 via les n. grand et petit splanchnique.
- Th10-11 par le ganglion mésentérique supérieur.
- Th12-L2 par le ganglion mésentérique inférieur.
- N. vague (se termine dans le ganglion mésentérique supérieur).

Innervation sacrée parasympathique provenant de S2-4 et transitant par :

- les nn. splanchniques pelviens – le plexus hypogastrique inférieur – les nn. hypogastriques;
- le plexus hypogastrique supérieur – le plexus mésentérique inférieur.

Biorythme

Temps max.	5-7 heures.
Temps min.	17-19 heures.

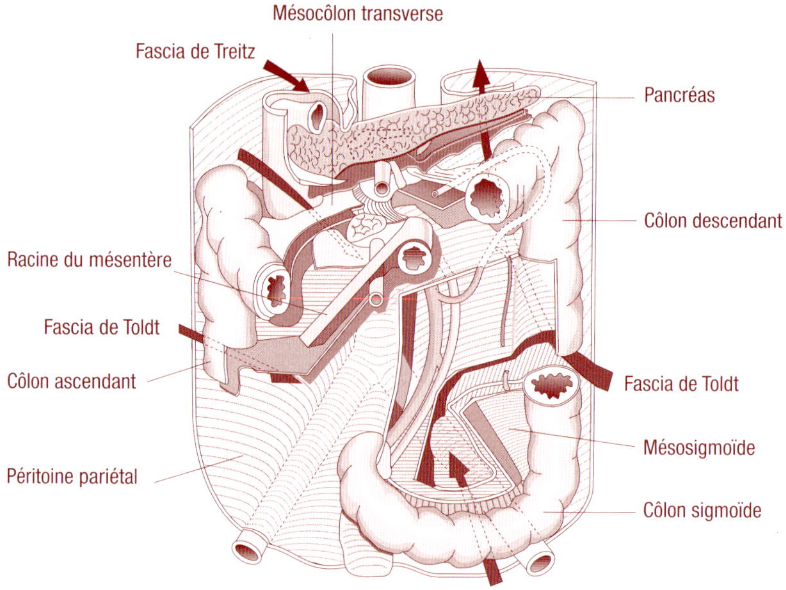

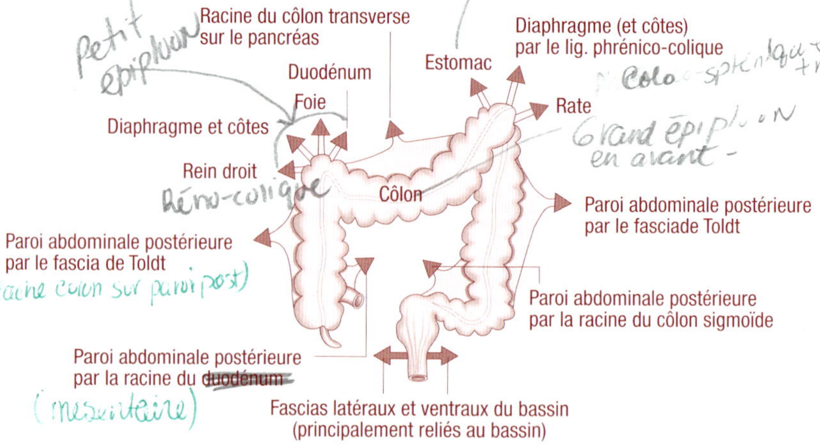

Physiologie des mouvements selon *Barral*

Mobilité

C'est au niveau des angles et du côlon transverse que les mouvements sont le plus amples.

Le mouvement des angles coliques est créé par le diaphragme : dans le plan frontal, le mouvement diaphragmatique est plus ample du côté latéral que du côté médial – les angles sont poussés vers le bas et le dedans (environ 3 cm lors d'une inspiration normale et jusqu'à 10 cm lors d'une inspiration forcée).

Dans le plan sagittal, les angles sont poussés vers l'arrière et le bas.
Le côlon transverse se déplace également vers le bas dans le plan frontal, la règle voulant que plus il est plein plus il s'élève.

Motilité

Chaque portion du côlon accomplit un mouvement transversal au niveau de sa fixation pariétale (fascia de Toldt, mésocôlon). Il en résulte une déformation concave médio-latérale ou supéro-inférieure (pour le côlon transverse) dans le plan frontal.
On observe également un mouvement rotatif autour de l'axe longitudinal du côlon.

Clinique ostéopathique

Symptômes cardinaux

- Symptômes d'appendicite à droite ou à gauche.
- Irrégularité des selles (alternance entre constipation et diarrhée).
- Selles sanglantes.

Dysfonctions caractéristiques

- Adhérences/fixations.
- Spasme avec problème de transit.

Dysfonctions structurelles associées

- Jonction lombo-sacrée.
- Articulation sacro-iliaque.

Symptômes atypiques

Voici une liste de symptômes pouvant s'expliquer par des chaînes ostéopathiques ou ressortir de l'interrogatoire du patient [pour l'explication des chaînes ostéopathiques, voir *Symptômes atypiques* dans le chapitre sur le foie, p. 41] :

- Sensation de pesanteur ou crampes abdominales.
- Ballonnements.
- Décubitus ventral difficile.

Contrairement à d'autres auteurs, Barral ajoute à cette liste un certain nombre de symptômes organo-spécifiques, dont :

- Langue saburrale et mauvaise haleine.
- Fatigue en fin d'après-midi ou fatigue sans pouvoir dormir.
- Yeux piquants et photosensibles 3-4 heures après le repas.
- Jambes lourdes au réveil.
- Petite respiration.

Indications au traitement ostéopathique

- PSH.
- Constipation.
- Douleurs récidivantes dans l'articulation sacro-iliaque.
- Blocage récidivant de la jonction lombo-sacrée.
- Côlon irritable (colopathie fonctionnelle).

Contre-indications au traitement ostéopathique

- Inflammations.
- Tumeurs.
- Cicatrices fraîches.

Tests et traitements ostéopathiques

Mobilisation du cæcum selon *Barral*

Position de départ
Le patient est couché sur le dos, jambes fléchies. Le thérapeute se tient debout à droite du patient.

Mobilité en direction médiale

Déroulement du test
Le thérapeute pose les doigts de ses deux mains sur le muscle iliaque, du côté médial de l'ilium droit, et les enfonce vers l'arrière. Il pousse ensuite le cæcum vers le dedans, puis obliquement en direction de l'épaule gauche du patient afin de tester les fixations latérales. Ce faisant, il prête attention à la sensibilité et aux tensions atypiques.

Traitement
La procédure est la même que pour le test.
Le thérapeute peut en outre exercer une traction continue, initier des vibrations ou effectuer des rebonds pour améliorer la mobilité.

Mobilité en direction latérale

Déroulement du test
Le thérapeute pose les doigts de ses deux mains sur l'abdomen du patient, du côté médial du cæcum, et les enfonce vers l'arrière. Il tire ensuite le cæcum vers le dehors, puis obliquement en direction de la hanche droite afin de tester les fixations médiales. Là aussi, il prête attention à la sensibilité et aux tensions atypiques.

Traitement
La procédure est la même que pour le test.

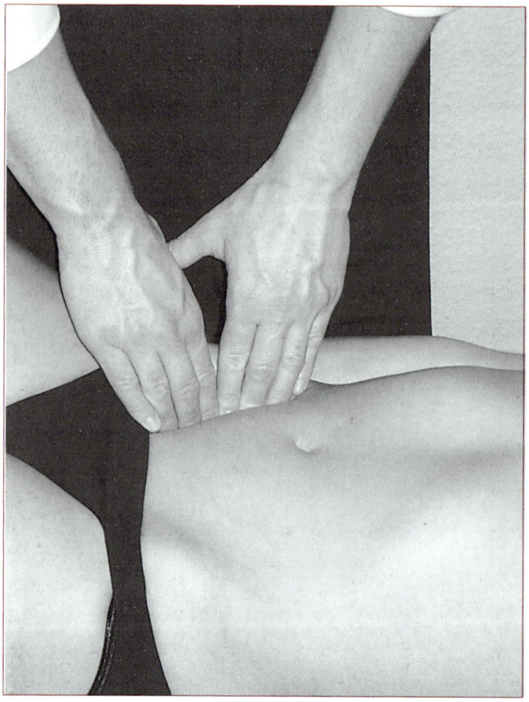

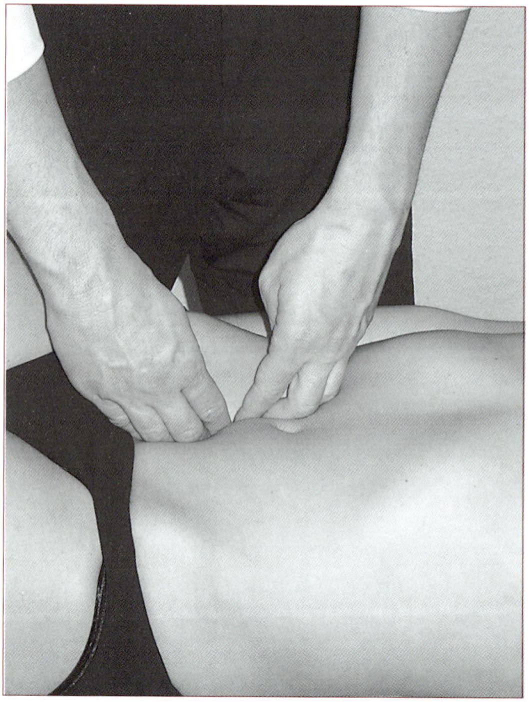

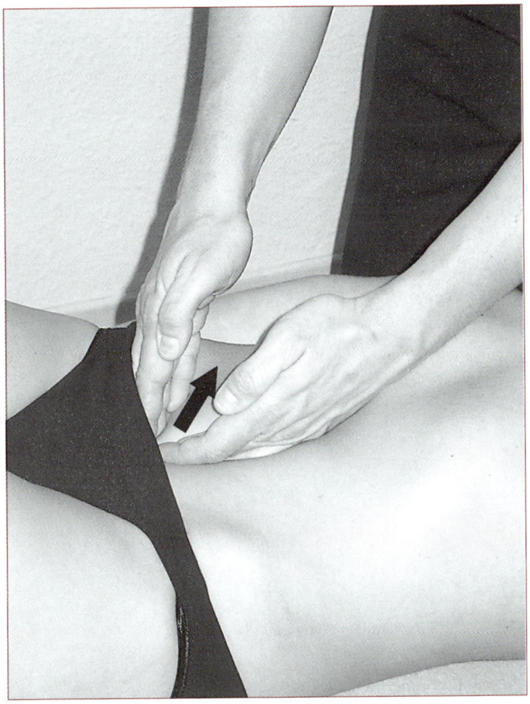

Le thérapeute peut en outre exercer une traction continue, initier des vibrations ou effectuer des rebonds pour améliorer la mobilité.

Mobilité en direction crâniale

Déroulement du test

Le thérapeute pose les doigts de ses deux mains sur la paroi abdominale du patient en dessous du cæcum et les enfonce vers l'arrière. Il tire ensuite le cæcum vers le haut, puis un peu obliquement en direction de l'épaule droite pour tester les fixations inférieures. Là aussi, il prête attention à la sensibilité et aux tensions atypiques.

Variante

Ces trois manipulations peuvent aussi s'effectuer dans les positions suivantes :

- décubitus latéral gauche ;
- en appui sur les genoux et les coudes.

Traitement combiné du cæcum en utilisant la jambe comme bras de levier selon *Barral*

Position de départ

Le patient est couché sur le dos, jambes fléchies. Le thérapeute se tient debout à gauche du patient.

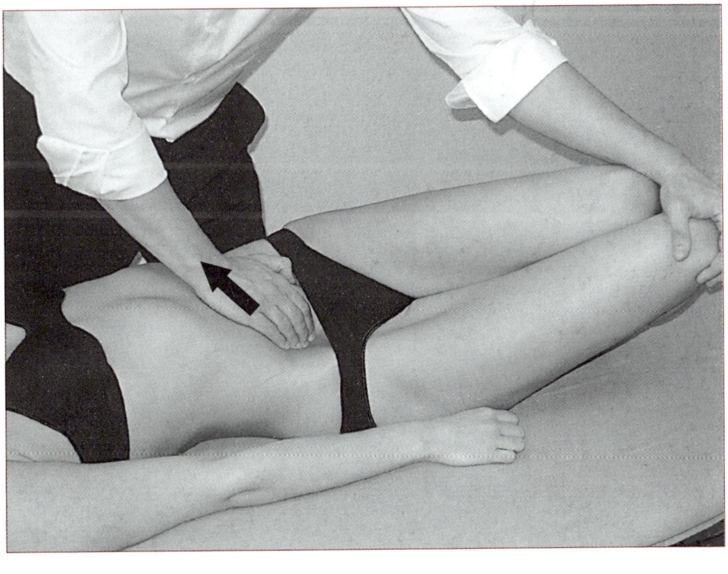

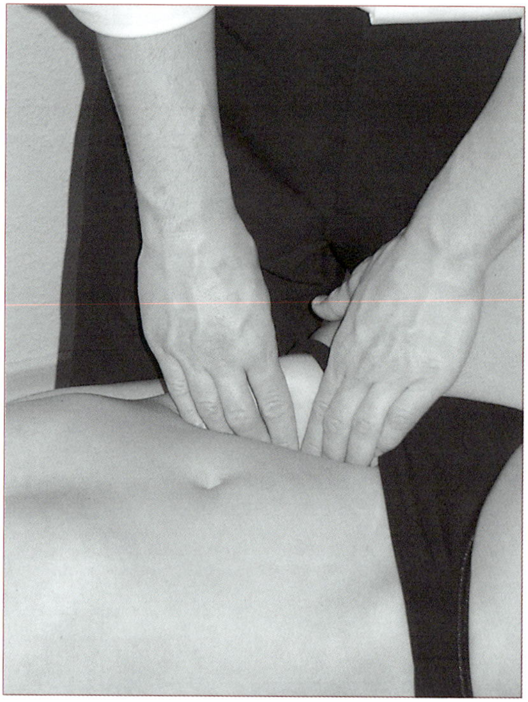

Départ du traitement
Le thérapeute enfonce les doigts de sa main crâniale dans l'abdomen du patient, du côté latéral du cæcum, au niveau du m. iliaque, puis tire le cæcum vers le haut et le dedans, en direction de l'ombilic. De sa main caudale, il saisit les jambes par les genoux.

Traitement
Tandis que la main crâniale fixe le cæcum, la main caudale pousse les jambes vers la droite et le bas en direction de la table de traitement. Une fois arrivé en bout de course, il peut maintenir la position ou mobiliser en effectuant des mouvements rythmiques. Cette technique peut aussi être utilisée dans le traitement du côlon ascendant.

Mobilisation du côlon sigmoïde selon Barral

Position de départ
Le patient est couché sur le dos, jambes fléchies.
Le thérapeute se tient debout à gauche du patient.

Mobilité en direction médiale

Déroulement du test
Le thérapeute pose les doigts de ses deux mains sur le muscle iliaque, du côté médial de l'ilium gauche, et les enfonce vers l'arrière. Il pousse ensuite le côlon sigmoïde vers le dedans, puis obliquement en direction de l'ombilic afin de tester les fixations latérales. Ce faisant, il prête attention à la sensibilité et aux tensions atypiques.

Traitement
La procédure est la même que pour le test.
Le thérapeute peut en outre exercer une traction continue, initier des vibrations ou effectuer des rebonds pour améliorer la mobilité.

Mobilité en direction latérale

Déroulement du test
Le thérapeute pose les doigts de ses deux mains sur l'abdomen du patient, du côté médial du sigmoïde, et les enfonce vers l'arrière. Il tire ensuite le côlon sigmoïde vers le dehors, puis obliquement en direction de la hanche gauche afin de tester les fixations médiales. Là aussi, il prête attention à la sensibilité et aux tensions atypiques.

Traitement
La procédure est la même que pour le test.
Le thérapeute peut en outre exercer une traction continue, initier des vibrations ou effectuer des rebonds pour améliorer la mobilité.

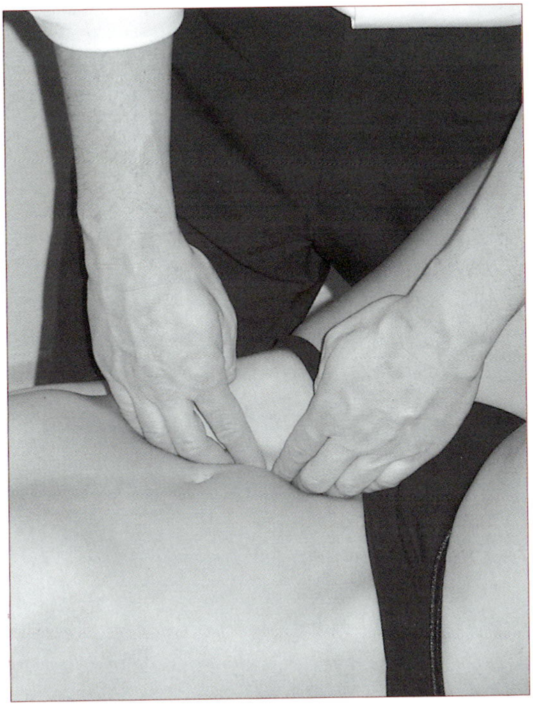

- en décubitus latéral droit ;
- en appui sur les genoux et les coudes.

Traitement du mésocôlon sigmoïde

Position de départ
Le patient est couché sur le dos, jambes fléchies. Le thérapeute se tient debout à gauche du patient.

Traitement de la portion oblique du mésocôlon

Départ du traitement
Le thérapeute pose les doigts de sa main caudale sur la paroi abdominale du patient du côté médial du côlon sigmoïde, dans la région de la fosse iliaque. La main crâniale vient se placer à plat sur la région épigastrique, pouce planté à environ 2-3 cm en dessous de l'ombilic, sur la ligne oblique reliant l'ombilic à la hanche gauche.

Variante
Ces deux manipulations peuvent aussi s'effectuer dans les positions suivantes :

Traitement
Le thérapeute enfonce les doigts de la main caudale et le pouce de la main crâniale vers l'arrière,

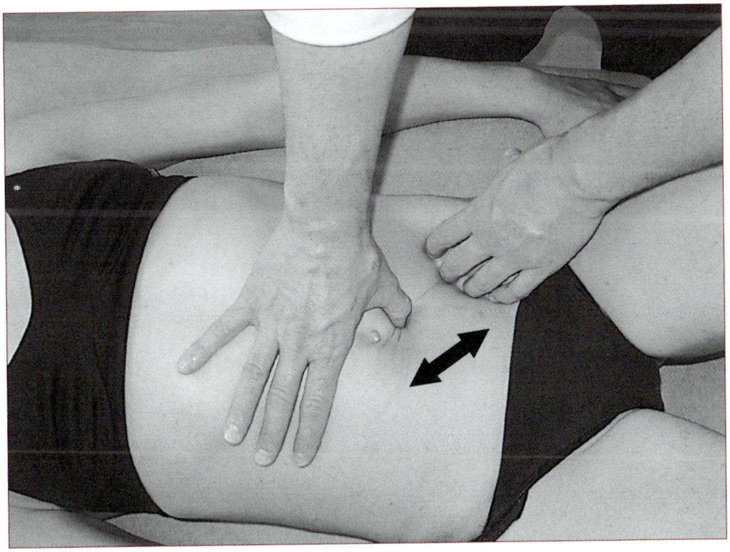

de part et d'autre du mésocôlon sigmoïde, et tire en sens opposé de manière à étirer le mésocôlon : la main caudale tire obliquement en direction de la hanche gauche et le pouce de la main crâniale obliquement en direction de l'ombilic.

Traitement de la portion verticale du mésocôlon

Départ du traitement
Le thérapeute pose les doigts de sa main caudale sur la paroi abdominale du patient du côté médial du sigmoïde, à gauche de la ligne médiane. La main crâniale vient se placer à plat sur la région épigastrique, pouce planté à environ 2-3 cm en dessous de l'ombilic, à gauche de la ligne médiane.

Traitement
Le thérapeute enfonce les doigts de la main caudale et le pouce de la main crâniale vers l'arrière, de part et d'autre du mésocôlon sigmoïde, et tire en sens opposé de manière à étirer le mésocôlon : la main caudale tire verticalement vers le bas et le pouce de la main crâniale tire verticalement vers le haut.

Traitement combiné du côlon sigmoïde en utilisant la jambe comme bras de levier selon *Barral*

Position de départ
Le patient est couché sur le dos, jambes fléchies. Le thérapeute se tient debout à droite du patient.

Départ du traitement
Le thérapeute enfonce les doigts de sa main crâniale dans l'abdomen du patient, du côté latéral du sigmoïde, au niveau du m. iliaque, puis tire le sigmoïde vers le haut et le dedans, en direction de l'ombilic. De sa main caudale, il saisit les jambes par les genoux.

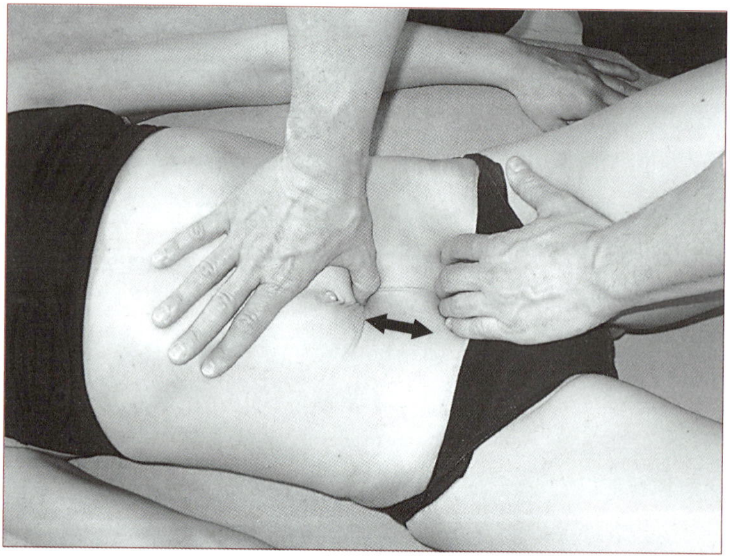

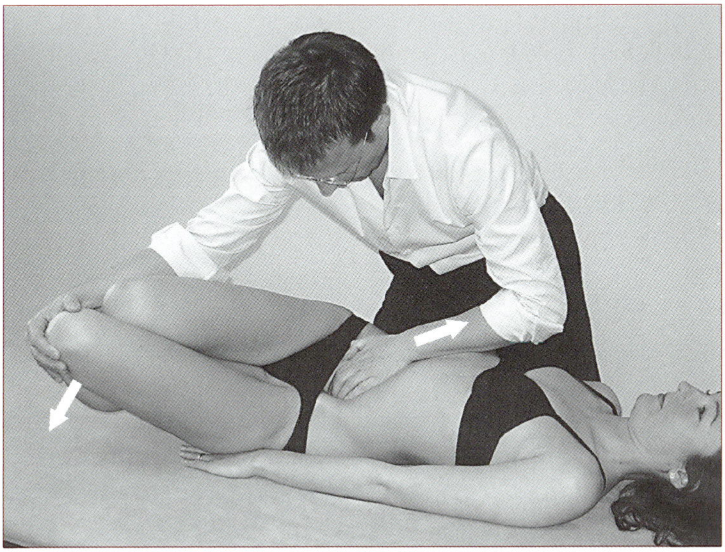

Traitement

Tandis que la main crâniale fixe le sigmoïde, la main caudale pousse les jambes vers la gauche et le bas en direction de la table de traitement. Une fois arrivé en fin de course, il peut maintenir la position ou mobiliser en effectuant des mouvements rythmiques.
Cette technique peut aussi servir dans le traitement du côlon descendant.

Mobilisation du côlon ascendant selon *Barral*

Position de départ
Le patient est en décubitus latéral gauche, jambes fléchies.
Le thérapeute se tient debout derrière le patient.

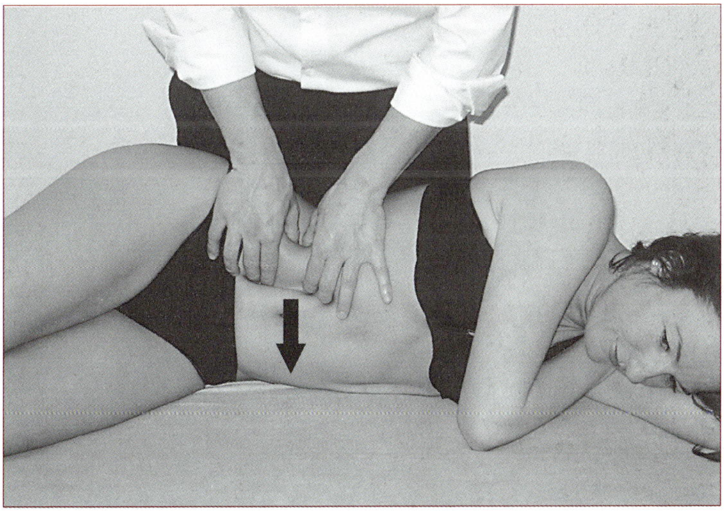

Départ du test
Le thérapeute place ses deux pouces sur l'abdomen du patient du côté dorsal du côlon ascendant. Les doigts des deux mains viennent se placer entre le côlon ascendant et les anses grêles de manière à ce que le côlon ascendant se retrouve pris en pince.

Déroulement du test
Le thérapeute pousse le côlon vers le dedans en direction de l'ombilic, puis il le laisse revenir passivement à sa position initiale. Ce faisant, il prête attention à la sensibilité et aux tensions atypiques. Il répète ensuite la manœuvre en différents points du côlon ascendant.

Traitement
La technique utilisée pour le test peut aussi servir au traitement.
On mobilise les portions du côlon ascendant les moins mobiles par des mouvements rythmiques ou bien l'on maintient la position atteinte et l'on effectue des petits rebonds.

Cette technique peut aussi s'employer pour le côlon descendant. Il faut seulement se souvenir que cette portion de l'intestin est située plus en arrière.

Étirement longitudinal du côlon ascendant selon *Barral*

Position de départ
Le patient est en décubitus latéral gauche.
Le thérapeute se tient debout derrière le patient.

Départ du test
Avec sa main crâniale, le thérapeute saisit la paroi abdominale en dessous du gril costal droit et enfonce ses doigts vers le haut et le dehors, en direction de l'angle hépatique. Les doigts de la main caudale s'enfoncent dans la paroi abdominale, au niveau de la crête iliaque, là où se trouve la partie initiale du côlon ascendant, et fixent celui-ci.

Traitement
La main crâniale tire vers l'arrière, le haut et le dehors, tandis que la main caudale mobilise le

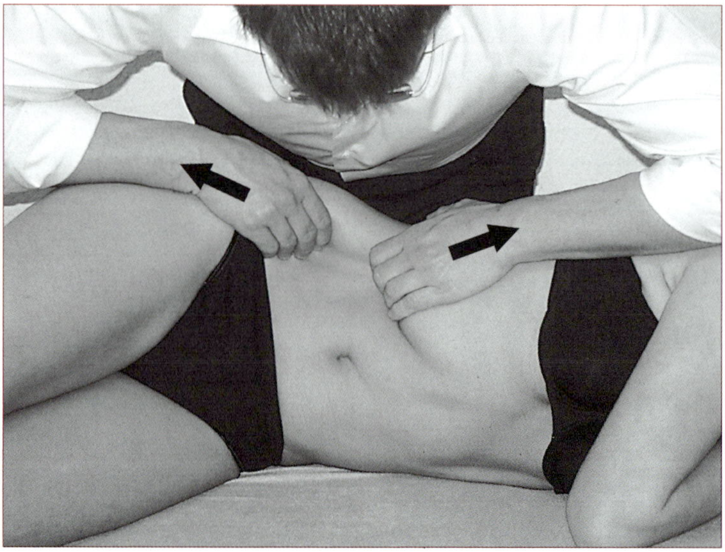

côlon vers le bas. Il résulte de ce mouvement un étirement longitudinal du côlon ascendant.
Cette technique peut aussi s'employer pour le côlon descendant. La main caudale doit alors venir se placer sur la partie inférieure du côlon descendant.

Traitement du fascia de Toldt selon *Barral*

Position de départ
Le patient est en décubitus latéral, jambes légèrement fléchies.
Le thérapeute se tient debout derrière le patient.

Procédure
Le thérapeute enfonce les doigts de ses deux mains entre le côlon et la paroi abdominale latérale de manière à entrer en contact avec la face dorsale du côlon.

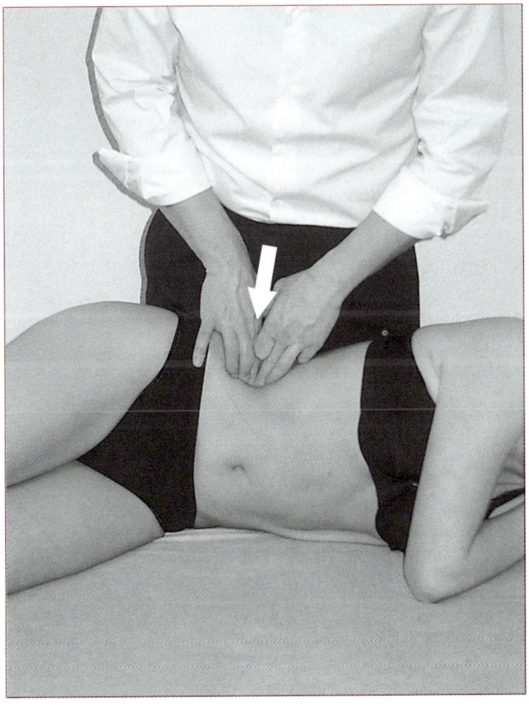

Une fois là, il mobilise le fascia par une pression constante, des vibrations ou des rebonds.
Cette technique peut aussi s'employer pour le côlon descendant.

Test et traitement des angles coliques

Position de départ
Le patient est assis, en cyphose.
Le thérapeute se tient debout derrière le patient.

Déroulement du test
Le thérapeute passe sa main droite par-dessus l'épaule droite du patient et sa main gauche sous son aisselle gauche. Les doigts des deux mains viennent se placer sur la paroi abdominale, en dessous du gril costal gauche, côté latéral.

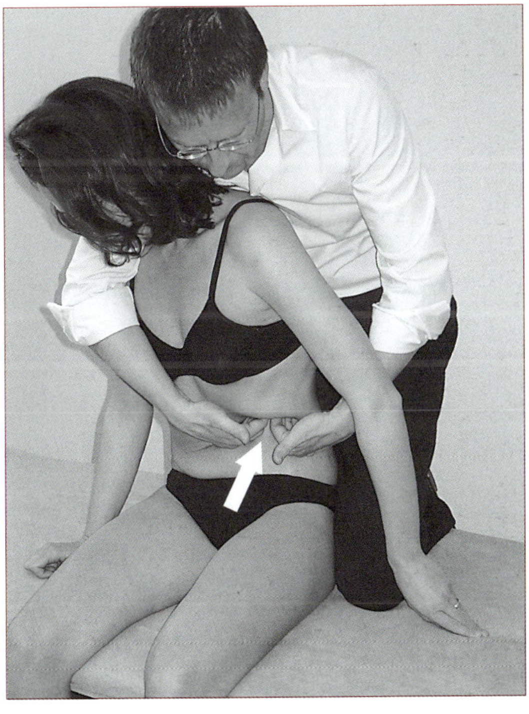

Tout en cyphosant le patient, le thérapeute enfonce ses doigts dans l'abdomen. Pour palper superficiellement l'angle, il facilite le patient en latéroflexion ipsilatérale et rotation controlatérale. Les doigts s'insinuent vers l'arrière, le haut et le dehors. Le thérapeute peut ainsi juger de la sensibilité de l'angle et du lig. phrénico-colique, droit ou gauche, et détecter les tensions atypiques.

Traitement

Pour traiter le lig. phrénico-colique, le thérapeute facilite le patient de façon intermittente en latéroflexion controlatérale tout en étirant avec les doigts par une pression supéro-latérale.

Pour traiter l'angle, il faut exercer une pression postéro-supéro-latérale.

On peut également recourir aux rebonds, aux frictions ou aux vibrations.

Étirement simultané des deux angles selon *Barral*

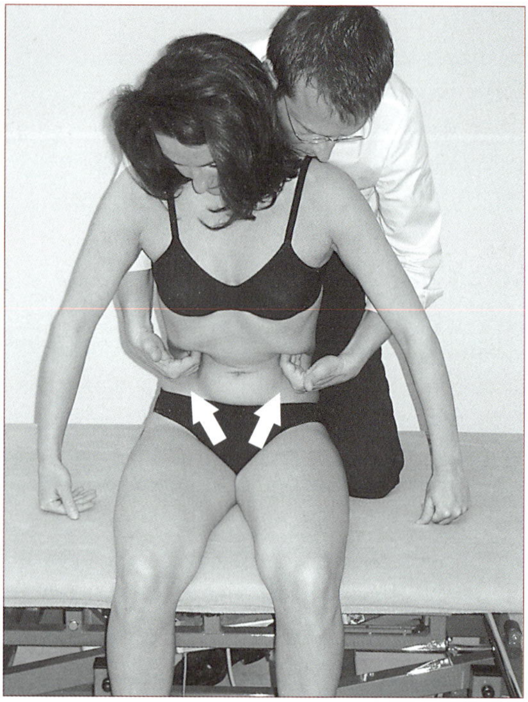

Position de départ

Le patient est assis.

Le thérapeute se tient debout derrière le patient.

Départ du traitement

Le thérapeute enfonce les doigts de ses deux mains le plus profondément possible sous l'un et l'autre gril costal vers l'arrière, le haut et le dehors, en direction des angles coliques, et les fixe.

Traitement

Le thérapeute facilite légèrement le patient en extension et l'attire vers lui. Cela permet d'accroître l'étirement des angles en direction latérale. Il maintient la position et effectue des deux mains un étirement supplémentaire en direction postéro-supéro-latérale.

Cette manœuvre a aussi un effet mobilisateur sur le côlon transverse.

Mobilisation des angles dans le plan sagittal selon *Barral*

Position de départ

Le patient est en décubitus latéral.

Le thérapeute se tient debout derrière le patient.

Départ du traitement

Le thérapeute pose sa main crâniale en arrière de la ligne axillaire, sur les côtes inférieures. La main caudale vient se poser en avant de la ligne axillaire, en dessous du gril costal.

Traitement

La main caudale mobilise la partie du côlon située à proximité de l'angle en direction antéro-médiale, tandis que la main crâniale pousse le gril costal vers l'arrière et le haut.

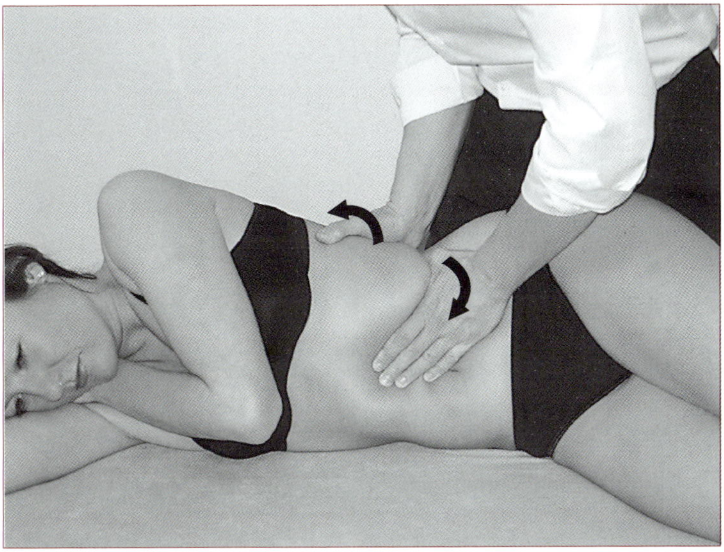

Traitement de la motilité selon *Barral*

Position de départ
Le patient est couché sur le dos.
Le thérapeute se tient à droite du patient.

Départ du test
Le thérapeute pose sa main gauche sur le côlon ascendant (éminence thénar sur le cæcum). La main droite vient se placer sur côlon descendant (éminence thénar sur le sigmoïde).

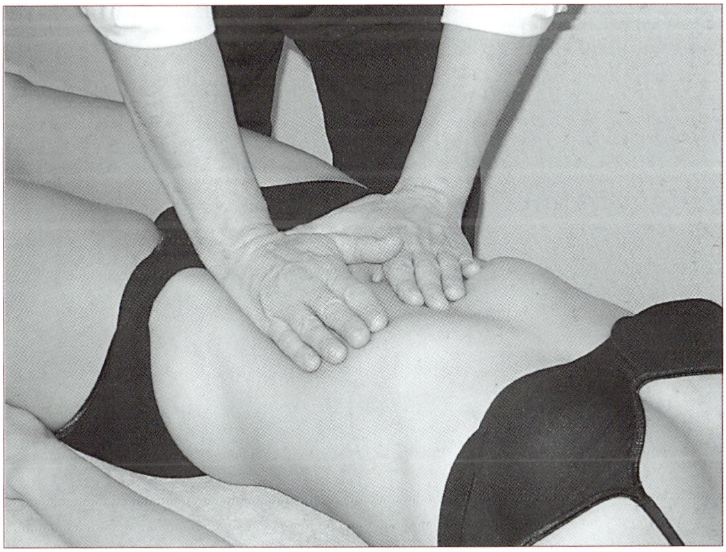

Déroulement du test
Le thérapeute cherche à ressentir les mouvements de motilité : dans l'expir le côlon accomplit une rotation horaire; le cæcum et le côlon sigmoïde effectuent en plus un mouvement supéro-médial. On observe un mouvement inverse dans l'inspir.
Le thérapeute peut ainsi juger de l'amplitude et de la direction de l'inspir comme de l'expir ainsi que du rythme du mouvement dans son ensemble. En cas de perturbation de l'un ou l'autre de ces aspects de la motilité, ou *a fortiori* des deux, il convient de traiter.

Traitement
La motilité se traite indirectement. Le thérapeute suit le mouvement non restreint jusqu'au *still point*, s'arrête pendant plusieurs cycles, puis suit le mouvement restreint jusqu'à un nouveau *still point*. Il peut aussi essayer d'augmenter l'amplitude du mouvement libre (induction). Pour finir, il aura soin de vérifier si le mouvement le plus pauvre s'est amélioré.

La manœuvre doit être répétée jusqu'à ce que la motilité ait retrouvé ses valeurs normales en termes de rythme, de direction et d'amplitude.
C'est dans le plan frontal que la motilité est le plus facile à percevoir.

Traitement fascial selon *Finet* et *Williame*

Cæcum et côlon ascendant

Position de départ
Le patient est couché sur le dos.
Le thérapeute se tient debout à droite du patient.

Départ du traitement
Le thérapeute pose sa main droite à plat sur le cæcum, bout des doigts dirigé vers le dedans et le haut, en direction de l'ombilic. La main gauche saisit le flanc, le plus près possible du gril costal, bout des doigts en contact avec la face dorsale. Le côlon ascendant se trouve ainsi dans la main.

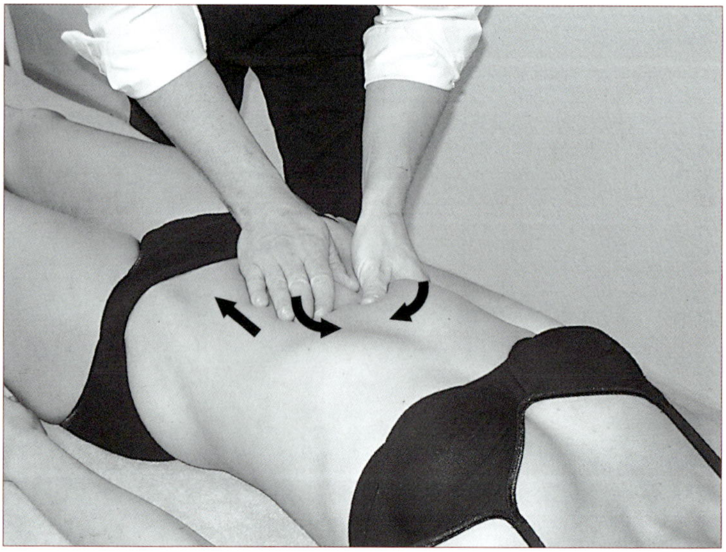

Traitement
Lors de l'inspiration, le thérapeute tire des deux mains simultanément vers le bas. Ce faisant, la main droite pivote de manière à ce que les doigts pointent vers le dehors, tandis que la main gauche appuie vers le dedans.
Durant l'expiration, il maintient la position ainsi atteinte, puis il recommence l'opération jusqu'à ce que l'amplitude fasciale maximale soit atteinte. Il relâche alors la traction sur une expiration.
L'opération doit être répétée 4 ou 5 fois.

Côlon ascendant, angle hépatique et partie droite du côlon transverse

Position de départ
Le patient est couché sur le dos.
Le thérapeute se tient debout à gauche du patient.

Départ du traitement
De sa main gauche, le thérapeute saisit le flanc le plus près possible du gril costal, bout des doigts en contact avec la face dorsale. La main droite vient se poser à plat sur l'abdomen, bout des doigts en contact avec le rebord costal droit et dirigé vers l'épaule droite.

Traitement
Lors de l'inspiration, le thérapeute tire des deux mains simultanément vers le bas tout en pivotant dans le sens des aiguilles d'une montre de manière à tirer l'angle hépatique vers le bas et la gauche.
Durant l'expiration, il maintient la position ainsi atteinte, puis il recommence l'opération jusqu'à ce que l'amplitude fasciale maximale soit atteinte. Il relâche alors la traction sur une expiration.
L'opération doit être répétée 4 ou 5 fois.

Côlon descendant et côlon sigmoïde

Position de départ
Le patient est couché sur le dos.
Le thérapeute se tient debout à gauche du patient.
Le positionnement des mains et la technique employée sont les mêmes que pour *Cæcum et côlon ascendant*. Il suffit seulement de changer de côté.

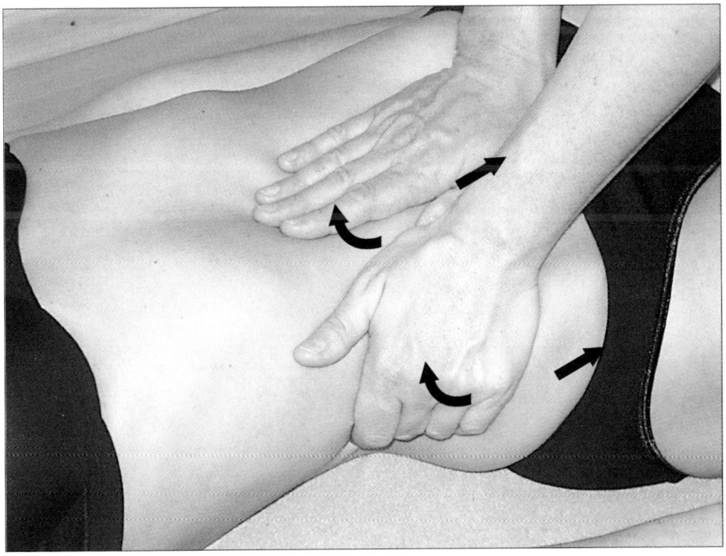

Partie gauche du côlon transverse, angle splénique et côlon descendant

Position de départ
Le patient est couché sur le dos.
Le thérapeute se tient debout à droite du patient.

Départ du traitement
Le positionnement des mains et la technique employée sont les mêmes que pour *Côlon ascendant, angle hépatique et partie droite du côlon transverse.* Il suffit seulement de changer de côté.

Traitement
Lors de l'inspiration, le thérapeute tire des deux mains simultanément vers le bas. Ce faisant, la main droite pivote dans le sens antihoraire et la main gauche dans le sens horaire de manière à provoquer une mobilisation de l'angle splénique vers le bas.
Durant l'expiration, il maintient la position ainsi atteinte, puis il recommence l'opération jusqu'à ce que l'amplitude fasciale maximale soit atteinte. Il relâche alors la traction sur une expiration.
L'opération doit être répétée 4 ou 5 fois.

Techniques circulatoires selon *Kuchera*

Stimulation artérielle

- Stimulation des aa. mésentériques supérieure et inférieure par un travail sur le rachis.
- Techniques diaphragmatiques.

Stimulation veineuse

- Pompage du foie.
- Étirement du lig. hépato-duodénal.
- Techniques diaphragmatiques.

Stimulation lymphatique

- Drainage lymphatique du thorax et de l'abdomen.
- Techniques diaphragmatiques.

Régulation du système nerveux autonome

Système nerveux sympathique
Stimulation du tronc sympathique Th10-L2 par :
- Rib-raising.
- Inhibition des muscles paravertébraux.
- Vibrations.
- Manipulations.
- Maitland.
- Stimulation du plexus solaire.
- Techniques diaphragmatiques.

Système nerveux parasympathique
Stimulation du n. vague par :
- Thérapie cranio-sacrée.
- Techniques laryngiennes.
- Techniques thoraciques (recoïl).
- Techniques diaphragmatiques.

Stimulation des segments S2-4 :
- Techniques de l'articulation sacro-iliaque.
- Technique de la fosse ischio-rectale.
- Traitement du plancher pelvien.

Traitement des points réflexes selon *Chapman*

Position pour le méso-appendix

Face antérieure
Bord supérieur de la 12e côte, à proximité de la pointe – seulement à droite !

Face postérieure
Limite médiale du 11e espace intercostal.

Position pour le rectum

Face antérieure
Du petit trochanter vers le bas (des deux côtés).

Face postérieure
Sur le sacrum, à proximité de l'ilium, au niveau de l'extrémité inférieure de l'articulation sacro-iliaque (des deux côtés).

Position pour le côlon

Face antérieure
Zone de 2,5-5 cm de large allant du grand trochanter jusqu'à environ 3 cm au-dessus de la patella, sur la face fronto-latérale de la cuisse (des deux côtés).

À droite
Le premier cinquième en partant du haut correspond d'un point de vue diagnostique au cæcum, les 3 cinquièmes suivants au côlon ascendant et le dernier cinquième au côlon transverse.

À gauche
Le premier cinquième en partant du bas correspond au côlon transverse, les 3 cinquièmes suivants au côlon descendant et le dernier cinquième au côlon sigmoïde.

Face postérieure
Zone triangulaire comprise entre la pointe des processus transverses de L2-L4 et la crête iliaque (des deux côtés).

Principe du traitement

Le thérapeute pose un doigt tout doucement sur le point réflexe, puis applique une légère pression. Les points réflexes sont souvent très sensibles. C'est pourquoi il convient de procéder avec la plus grande délicatesse.
Le doigt reste en contact avec le point et effectue des petits mouvements circulaires.
Les points de la face antérieure doivent toujours être traités en premier. On ne passe au point suivant qu'une fois la sensibilité et/ou la consistance du point traité normalisées.
Pour finir, le thérapeute contrôle une dernière fois les points ventraux. Si la normalisation n'a pas tenu ce peut-être l'indice que la pathologie organique est trop prononcée pour qu'il soit possible d'agir dessus à court terme par voie réflexe ou qu'il existe d'autres dysfonctions nécessitant d'être préalablement traitées.

Recommandations au patient

- Manger léger le soir.
- Manger des aliments riches en fibres.
- Stimuler le foie et le pancréas par la consommation d'huile d'olive, de citron et d'aromates.

Physiologie

Dans le côlon, la teneur du bol alimentaire en eau et en électrolytes diminue – les selles s'épaississent. Elles peuvent en outre séjourner plusieurs jours dans le sigmoïdes et le rectum avant d'être expulsées.

Pathologie

Symptômes exigeant un examen médical

- Signes d'appendicite à droite ou à gauche (diverticulite).
- Selles sanglantes.
- Changement dans les habitudes défécatoires (d'une durée supérieure à 3 semaines).

Appendicite

Définition
Inflammation aiguë de l'appendice vermiforme avec signes d'abdomen aigu.

Étiologie
Cause inconnue.

Symptomatologie
- Douleurs, parfois violentes, commençant dans l'épigastre et migrant au fil des heures vers l'étage inférieur droit de l'abdomen.
- Différence supérieure à 0,5 °C entre la température rectale et la température axillaire pour une température corporelle d'environ 38 °C.
- Sensibilité marquée en regard des points de McBurney et de Lanz.
- Douleur à la décompression.
- Signe de Blumberg (douleur controlatérale à la décompression de la fosse iliaque gauche).
- Signe de Rovsing (compression rétrograde du côlon ascendant).
- Signe du psoas positif à droite.
- Douleur à la palpation du cul-de-sac de Douglas.

Colite ulcéreuse

Définition
Inflammation chronique de la muqueuse colique avec ulcérations. L'inflammation, qui part du rectum et s'étend en direction proximale, se limite à la muqueuse et à la sous-muqueuse.

Étiologie
La cause est inconnue. Infections, facteurs alimentaires, facteurs psychologiques et immunologiques sont les hypothèses le plus souvent avancées.
Une agrégation familiale a été observée.

Symptomatologie
- Diarrhées muco-sanglantes (symptôme directeur).
- La maladie évolue par poussées avec des intervalles asymptomatiques.
- Selon le degré de sévérité de la maladie, les poussées se manifestent par une fièvre, des crampes abdominales et un sentiment évident d'être malade.

Côlon irritable (colopathie fonctionnelle)

Définition
Trouble intestinal fonctionnel.

Étiologie
Déclenchement psychogène.
Les malades présentent les particularités suivantes :
- Abaissement du seuil de la douleur à l'étirement.
- Augmentation de la motricité du côlon sigmoïde.
- Modification du temps de transit des aliments.
- Augmentation du reflux gazeux dans l'estomac.

Symptomatologie
- Selles caprines (scybales) ou minces.
- Glaires (pas de sang).
- Diarrhées matutinales (les premières selles sont fermes, les deuxièmes pultacées et les troisièmes aqueuses).
- Douleurs abdominales changeantes, généralement du côté gauche.
- Intolérances à certains aliments sans notion d'allergie.
- Symptômes neurovégétatifs (céphalées, insomnies, dysurie).
- Anxiété généralisée.
- Dysménorrhée.
- Cancérophobie.
- Amélioration des symptômes durant les congés.

Diverticulite

Définition
Inflammation d'un diverticule (= saillie de la muqueuse ou de la sous-muqueuse à travers la musculeuse) par nécrose de pression due à un coprolithe.

Étiologie
Les diverticules se forment en raison d'écarts de pression importants dans le sigmoïde, favorisés par

une faiblesse du tissu conjonctif et une constipation chronique.

Symptomatologie
- « Appendicite gauche ».
- Fièvre.
- Troubles dans l'étage inférieur gauche de l'abdomen avec douleur à la pression et défense abdominale.

Cancer colorectal

Définition
Adénocarcinome du côlon.
À l'échelle mondiale, le cancer colorectal est la deuxième cause de décès par cancer après le cancer du poumon.

Étiologie
- Adénomes (polypes coliques).
- Consommation excessive de protéines et de graisses.
- Surpoids.
- Consommation insuffisante d'aliments riches en fibres.
- Agrégation familiale.
- Colite ulcéreuse.

Symptomatologie
- Selles sanglantes (sang occulte ou visible).
- Changement dans les habitudes défécatoires (d'une durée supérieure à 3 semaines).
- Signe d'iléus.
- Perte de poids.
- Fièvre.
- Anémie.

X. Reins

Anatomie et physiologie

Généralités

Taille du rein : 12 cm de long.
7 cm de large.
3 cm d'épaisseur.

Situation

Face postérieure
Rein gauche.
Pôle supérieur : T11.
Bassinet : L1.
Pôle inférieur : L3.
Le rein droit est situé environ 1-1,5 cm plus bas que le rein gauche.

Face antérieure
Rein gauche :
Pôle supérieur : 9e côte.
Pôle inférieur : 1-2 cm au-dessus de l'ombilic.

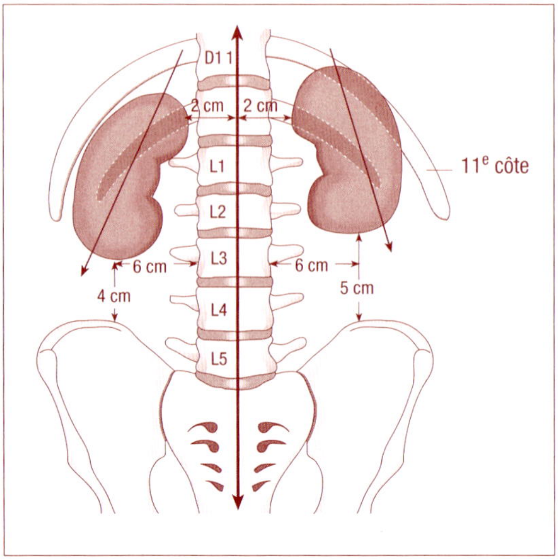

Rein droit :
Pôle supérieur : 9e côte.
Pôle inférieur : hauteur de l'ombilic.
Le rein est orienté selon un axe cranio-médial/caudo-latéral légèrement incliné.

Fascia rénal
Consiste en un feuillet pré-rénal et un feuillet rétro-rénal. Les deux feuillets se rejoignent au-dessus et sur le côté latéral du rein. Ce « sac fascial » est ouvert en bas.
Les fascias des deux reins se rejoignent à la hauteur de T12/L1 en avant du rachis.

Feuillet pré-rénal
Recouvre le carré des lombes et le grand psoas. Est fixé à la face antéro-latérale du rachis (côté médial du psoas et du diaphragme).

Feuillet rétro-rénal
Est appliqué contre le péritoine et le fascia de Toldt. Sa zone de contact avec les fascias est plus étendue du côté gauche que du côté droit. Il recouvre le rein, le hile rénal et les gros vaisseaux pré-vertébraux.
Les deux feuillets entourent la surrénale, se rejoignent au-dessus du rein et sont fixés au diaphragme. La capsule adipeuse qui entoure le rein est comprise entre les deux feuillets. Elle se développe vers la dixième année.

Rapports topographiques

AV
- Diaphragme et arcade du psoas.
- Plèvre (indirectement dans la région du cul-de-sac costo-diaphragmatique jusqu'à la hauteur de L1).

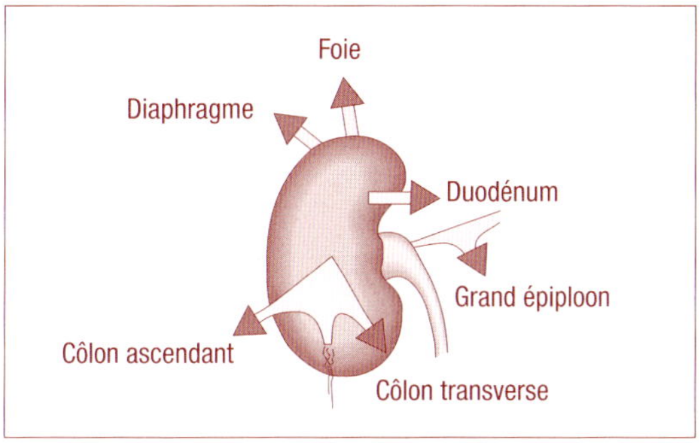

Moyens d'union du rein droit

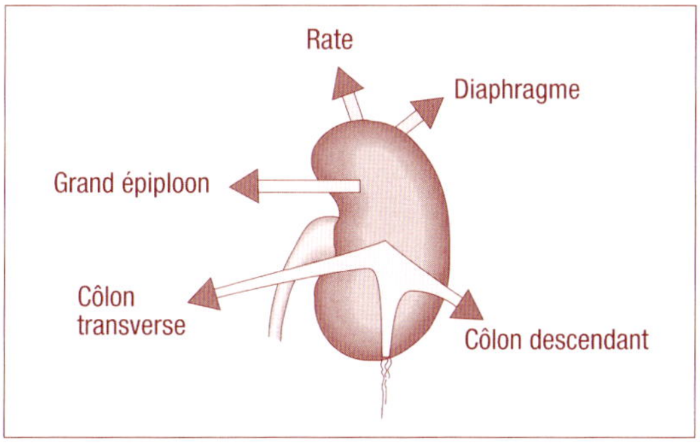

Moyens d'union du rein gauche

- 12e côte et à gauche aussi 11e côte.
- Grand psoas et son fascia.
- Carré des lombes et m. transverse de l'abdomen.
- N. subcostal, ilio-hypogastrique, ilio-inguinal.
- Triangle lombaire (quadrilatère de Grynfelt).

ARR

Rein droit :

- Foie.
- Lig. hépato-duodénal.
- Angle hépatique du côlon.
- Mésocôlon transverse.
- 2e duodénum.
- Côlon ascendant.

Rein gauche :

- Rate.
- Estomac.
- Pancréas.
- Angle duodéno-jéjunal.
- Jéjunum.
- Angle splénique du côlon (fixation plus solide qu'avec l'angle hépatique).

Les surrénales se trouvent au-dessus de l'un et l'autre rein.

Moyens de fixité et de suspension

- Effet turgor.
- Pression exercée par d'autres organes et tonus des muscles abdominaux.
- Capsule adipeuse.
- Vaisseaux du hile et uretère (fonction de freinage).
- Dépression thoracique et tonus des muscles abdominaux lors de la respiration.

Circulation

Artérielle

A. rénale (naissant de l'aorte environ 1 cm en dessous de l'a. mésentérique supérieure – la gauche est plus courte que la droite).

Veineuse

V. rénale (la gauche est plus longue que la droite – débouche dans la v. cave inférieure).

Écoulement de la lymphe

- Ganglions lombaires.
- Tronc lombaire.
- Conduit thoracique.

Innervation

Sympathique provenant des segments Th10-L1 via les nn. petit splanchnique, splanchnique infé-

rieur et splanchniques lombaires 1 et 2, qui rejoignent le plexus solaire, le ganglion aortico-rénal, le plexus rénal et le ganglion rénal postérieur.
N. vague (par le pl. solaire).
Parasympathique (S2-4) via le pl. hypogastrique supérieur et rejoignant le plexus rénal.

Biorythme

Temps max.	17-19 heures.
Temps min.	5-7 heures.

Physiologie des mouvements selon *Barral*

Trois facteurs déterminent le mouvement des reins :
- ◆ Le fascia rénal est ouvert en bas et en dedans.
- ◆ Les vaisseaux du hile tirent sur le rein.
- ◆ Le psoas constitue un rail de glissement.

Mobilité

Le mouvement est créé par le diaphragme. Lors de l'inspiration, le rein se déplace vers le bas d'environ 3-4 cm (environ 20 000 fois par jour).
Lors de l'expiration, le pôle supérieur est poussé vers l'avant (sur le rail psoïque), puis le rein poursuit sa course vers le bas et le dehors pour terminer par une rotation externe.

Motilité

Lors de l'inspiration, on ressent un mouvement partant du dedans et du bas vers le dehors et le haut. Ce mouvement est doublé d'une rotation externe (mouvement d'essuie-glace). Lors de l'expiration, le rein effectue le mouvement inverse.

Clinique ostéopathique

Symptômes cardinaux

- Douleurs pulsatiles dans la loge rénale.
- Hématurie.

Dysfonctions caractéristiques

- ◆ Ptose.
- ◆ Adhérences/fixations.

Théorie de ptose rénale selon *Barral*

Causes
- ◆ La ptose jusque dans le petit bassin est liée à une prédisposition.
- ◆ Asthéniques.
- ◆ Traumatisme (chute sur le coccyx, vibrations).
- ◆ Perte de poids importante et rapide.
- ◆ Dépression.
- ◆ Diminution de l'effet turgor avec l'âge.
- ◆ Ptose par accouchement.
- ◆ Aspiration par le bas et pression par le haut lors d'un accouchement.
- ◆ Laxité ligamentaire.

Ptose du rein droit
« Rein de la digestion »
Le foie et le côlon ascendant sont les principaux facteurs d'influence concernant le rein.
La ptose rénale est plus fréquente à droite qu'à gauche car :
- ◆ La masse hépatique fait davantage pression.
- ◆ Le fascia de Toldt est plus faible à droite.
- ◆ L'angle splénique du côlon fixe plus solidement.
- ◆ La scoliose lombaire pousse le rein droit vers l'avant, accentuant ainsi la pression exercée par le foie.

Ptose du rein gauche
« Rein génital »
Symptômes :
- Varicocèles.
- Dysménorrhée gauche.
- Baisse de la libido.
- Impuissance.

La v. ovarienne/testiculaire débouche à gauche dans la v. rénale et à droite directement dans la v. cave inférieure.

Degré de la ptose

Degré 1
- Le rein descend.
- Le n. subcostal est irrité.

Symptômes :
- Le patient éprouve des douleurs diffuses dans la région des côtes inférieures.
- Douleur aiguë dans la région des côtes inférieures avec irradiation en direction de l'ombilic et troubles respiratoires.

Degré 2
- Le rein se déplace vers le bas et le dehors, la rotation externe s'accentue, le pôle inférieur bascule vers l'avant (le psoas sert de rail).
- Les nn. génito-fémoral, cutané latéral de la cuisse, ilio-inguinal et ilio-hypogastrique sont irrités.

Symptômes :
- Eu égard au parcours des nerfs irrités, le patient peut éprouver des douleurs dans les régions inguinale, coxale latérale, crurale ou génitale.

Degré 3
- Le pôle inférieur se dirige vers le bas et le dedans en accomplissant une rotation interne (du fait de la traction exercée par les vaisseaux et l'uretère).
- La rotation interne est mieux tolérée que la rotation externe. Le psoas ne remplit plus la fonction de rail.
- Le n. fémoral est irrité.

Symptôme :
- Douleurs dans le genou (accentuées par la flexion).

Dysfonctions structurelles associées

- T11/12 et articulations costo-vertébrales de T10 à L1.
- L1/2 (en raison de réflexes neurovégétatifs).
- Coccyx.
- Dysfonction de l'ilion.

Symptômes atypiques

Voici une liste de symptômes pouvant s'expliquer par des chaînes ostéopathiques ou ressortir de l'interrogatoire du patient [pour l'explication des chaînes ostéopathiques, voir *Symptômes atypiques* dans le chapitre sur le foie, p. 41] :
- Polyurie avec soif intense au réveil ou la nuit.
- Malaise abdominal avec dyspnée.
- Douleurs sous-diaphragmatiques ou dans le petit bassin.
- Douleurs lombaires disparaissant peu après le lever.
- Douleurs lombaires diurnes déclenchées par un effort (toux, sternutation, position assise ou debout prolongée, ceinture serrée).
- Gingivite, aphtose, stomatite.
- Peau sèche.
- Le patient est courbé vers l'avant et se tient le ventre ou les côtes inférieures.
- Lorsqu'il tousse ou qu'il éternue, il fléchit la hanche homolatérale pour atténuer l'augmentation de pression.

Indications au traitement ostéopathique

- Ptose.
- Adhérences/fixations.

Contre-indications au traitement ostéopathique

- Inflammation aiguë.
- Hématurie.
- Carcinome.
- Rein kystique.

Tests et traitements ostéopathiques

La mobilité du rein est plus importante que sa position.

Palpation du rein selon *Barral*

Position de départ
Le patient est couché sur le dos, jambes fléchies. Le thérapeute se tient derrière le patient, du côté controlatéral.

Procédure pour le rein droit

Le thérapeute entre contact avec la paroi abdominale côté droit, à peu près à la hauteur de la valvule iléo-cæcale. Il écarte délicatement les anses grêles, enfonce ses doigts à côté du bord médial du côlon ascendant et remonte en direction crâniale.
À peu près à la hauteur de l'ombilic, le rein se présente à la palpation comme une masse lisse et solide (évoquant un savon).
Normalement, la face antérieure est palpable, ainsi que le pôle inférieur en cas de ptose ou chez un sujet longiligne.

Procédure pour le rein gauche

Le thérapeute place ses doigts sur la partie gauche de la paroi abdominale, sur le quart inférieur d'une ligne reliant l'ombilic à l'EIAS, par-dessus le côlon sigmoïde. Il écarte délicatement les anses grêles, enfonce ses doigts à côté du bord médial du côlon descendant et remonte en direction crâniale.
La face antérieure du rein ou son pôle inférieur sont palpables à environ 1 cm au-dessus du niveau ombilical.

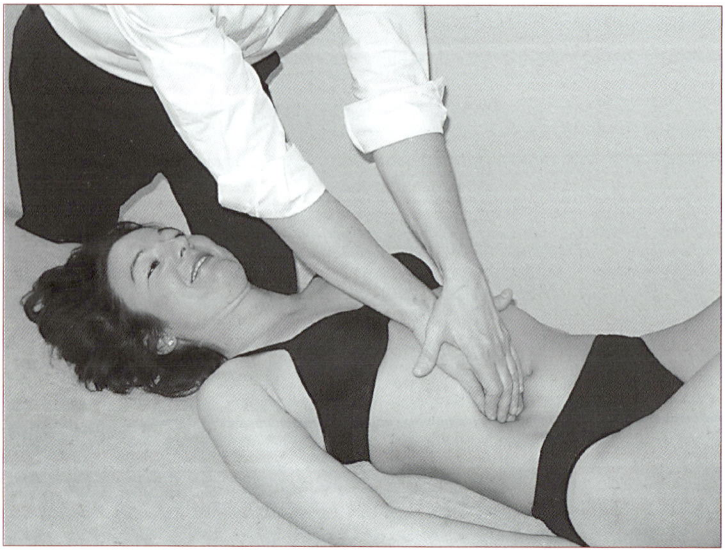

L'une et l'autre manœuvre peuvent aussi être effectuées en position assise.

Variante pour le rein droit

Position de départ
Le patient est couché sur le dos, jambes fléchies.
Le thérapeute se tient debout latéralement au patient, du côté de la région à investiguer.

Procédure
Le pouce de la main gauche s'insinue délicatement dans l'abdomen par le côté latéral, à la hauteur de l'ombilic, de manière à entrer en contact avec le bord médial du côlon ascendant. Les doigts de la main droite poussent les anses intestinales vers le pouce actif afin de créer une tension fasciale dans la région de palpation.
Le rein se présente à la palpation comme une masse solide.

Variante pour le rein gauche

Position de départ
Le patient est couché sur le dos, jambes fléchies.
Le thérapeute se tient debout latéralement au patient, du côté de la région à examiner.

Procédure
Le pouce de la main gauche s'insinue délicatement dans l'abdomen par le côté latéral, à environ 1 cm au-dessus du niveau ombilical, de manière à entrer en contact avec le bord médial du côlon descendant. Les doigts de la main droite poussent les anses intestinales vers le pouce actif afin de créer une tension fasciale dans la région de palpation.
Le rein se présente à la palpation comme une masse solide.

Mobilisation du rein

En décubitus dorsal selon *Barral*

Position de départ
Le patient est couché sur le dos, jambes fléchies.
Le thérapeute se tient derrière le patient, du côté controlatéral.

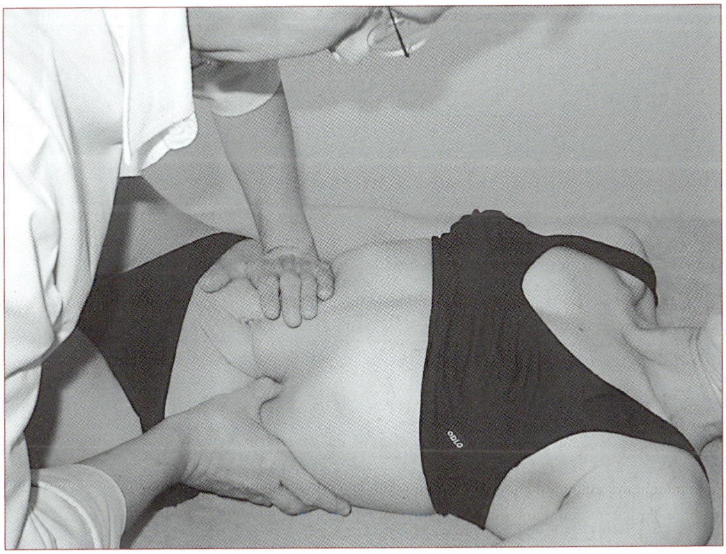

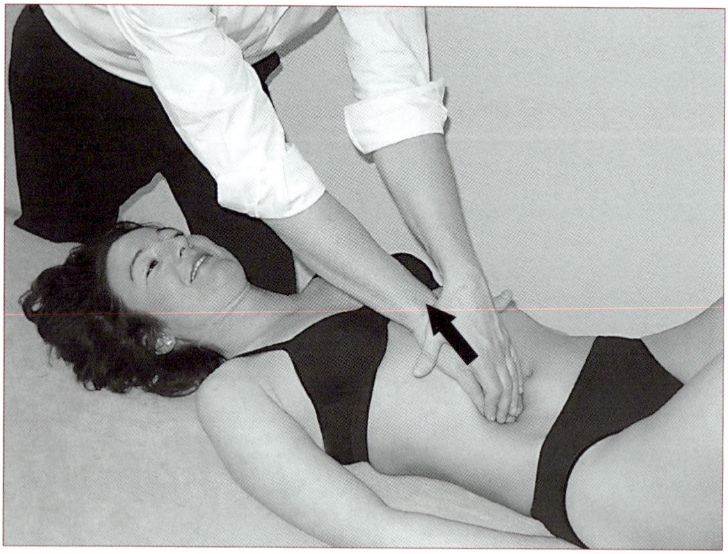

Départ du traitement
La palpation du rein s'effectue comme décrit au point précédent.

Traitement
Lors de l'expiration, le thérapeute mobilise le rein le long de son axe en direction cranio-médiale. Sur l'inspiration, il maintient la position atteinte.
Cette manœuvre doit être répétée plusieurs fois.

Mobilisation du rein

En position assise selon *Barral*

Position de départ
Le patient est assis en cyphose.
Le thérapeute se tient debout derrière le patient.

Départ du traitement
Le thérapeute se tient debout derrière le patient et prend contact, comme décrit plus haut, avec le rein.

Traitement
Lors de l'expiration, le thérapeute mobilise le rein le long de son axe en direction cranio-médiale. Sur l'inspiration, il maintient la position atteinte.
Cette manœuvre doit être répétée plusieurs fois.
En complément, le thérapeute peut faciliter le patient en rotation controlatérale. En antériorisant

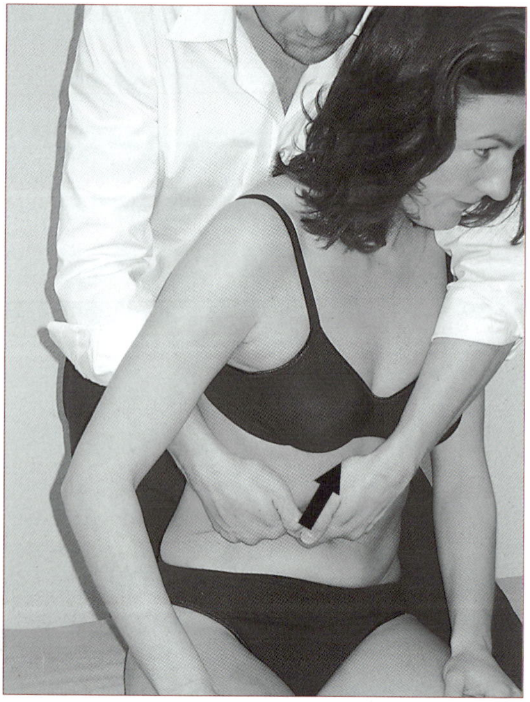

le rein, cette opération facilite sa palpation et, par voie de conséquence, sa mobilisation.

Mobilisation du rein

En se servant du grand psoas selon *Barral*

Position de départ
Le patient est couché sur le dos, jambes fléchies, en déclive.
Le thérapeute se tient debout derrière le patient.

Départ du traitement
Le thérapeute cherche à percevoir le pôle inférieur du rein. Pour ce faire, il fléchit la hanche ipsilatérale. Tout en maintenant la jambe en flexion, il fixe avec sa main active le rein en direction craniomédiale.

Traitement
Sur l'expiration, le thérapeute étend la jambe, ce qui a pour effet d'étirer le psoas et de mobiliser le rein par l'alternance entre point d'appui et point mobile.

L'extension de la jambe peut être combinée avec une abduction ou une adduction, ce qui permet d'apporter un effet mobilisateur supplémentaire.

Mobilisation du rein

En se servant du grand psoas et du relâchement post-isométrique selon *Barral*

Position de départ
Le patient est couché sur le dos, jambes fléchies.
Le thérapeute se tient debout latéralement au patient, du côté de la région à traiter.

Procédure
Le thérapeute place la jambe homolatérale au côté à traiter sur son épaule. D'une main il entre en contact ave le pôle inférieur du rein. De l'autre, il saisit la cuisse de la jambe en élévation par-devant. La flexion de la hanche libère la tension dans le psoas. Lors de l'expiration, le thérapeute mobilise le rein vers le haut et le dedans.

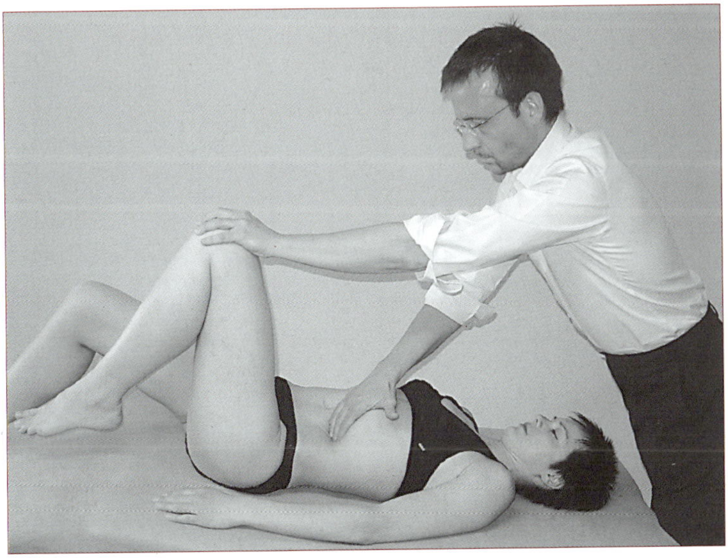

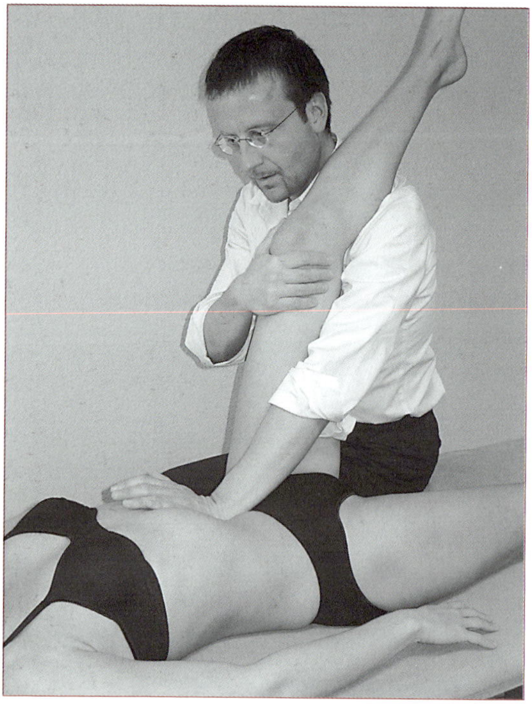

En complément, on peut provoquer des contractions isométriques du psoas et mobiliser le rein durant les phases d'expiration-relâchement.

Le rapprochement du psoas offre au rein un rail de glissement vers l'arrière et le haut.

Traitement du quadrilatère de Grynfelt selon *Barral*

Position de départ

Le patient est couché sur ventre, jambes tendues. Le thérapeute se tient debout latéralement au patient.

Procédure

Le thérapeute pose un ou deux doigts sur la 12e côte côté dorsal et palpe vers le bas en direction de la crête iliaque. Du côté médial du muscle oblique interne de l'abdomen se trouve une loge fasciale formée par la plaque tendineuse du muscle transverse de l'abdomen. Le rein est situé en avant de cette loge et se traite par-dessus ce quadrilatère. Les doigts restent à cet endroit et appuient vers l'avant et le haut pour mobiliser le rein.

Variante

L'autre main peut venir se placer paume à plat sur le rein et aider à la mobilisation.

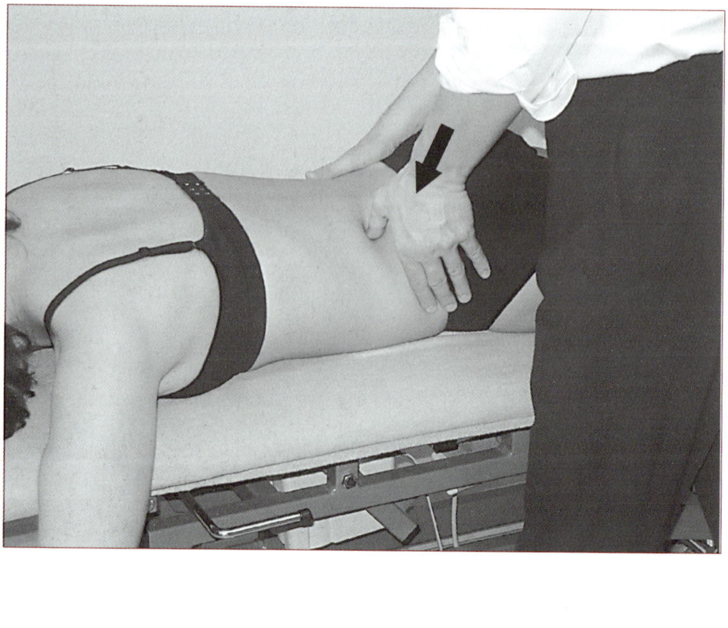

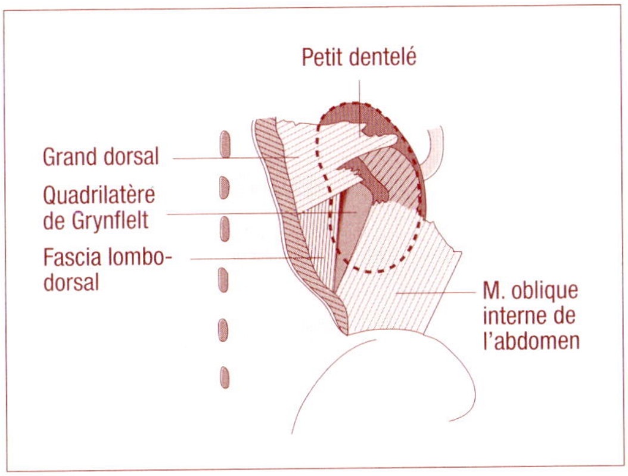

Test et traitement de la motilité du rein selon *Barral*

Position de départ
Le patient est couché sur le dos, jambes tendues. Le thérapeute se tient debout latéralement au patient, du côté de la région à investiguer.

Départ du test
Le thérapeute place une main sur le rein médialement au sigmoïde ou au cæcum en exerçant une légère pression sur l'abdomen.

Déroulement du test
Le thérapeute cherche à ressentir les mouvements de motilité afin de juger de l'amplitude et de la direction de l'inspiration comme de l'expiration ainsi que du rythme du mouvement dans son ensemble. En cas de perturbation de l'un ou l'autre de ces aspects de la motilité, ou *a fortiori* des deux, il convient de traiter.

Traitement
La motilité se traite indirectement. Le thérapeute suit le mouvement non restreint jusqu'au *still point*, s'arrête pendant plusieurs cycles, puis suit le mouvement restreint jusqu'à un nouveau *still point*.
Il peut aussi essayer d'augmenter l'amplitude du mouvement libre (induction). Pour finir, il aura soin de vérifier si le mouvement le plus pauvre s'est amélioré.
La manœuvre doit être répétée jusqu'à ce que la motilité ait retrouvé ses valeurs normales en termes de rythme, de direction et d'amplitude.
C'est dans le plan frontal que la motilité est le plus facile à percevoir.

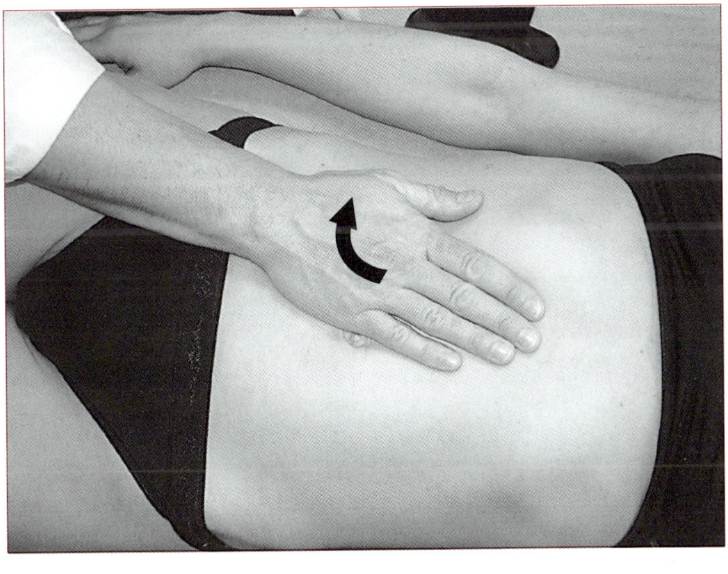

Traitement fascial selon *Finet* et *Williame*

Position de départ
Le patient est couché sur le dos, jambes tendues. Le thérapeute se tient debout latéralement au patient.

Départ du traitement
Le thérapeute pose sa main ventrale sur l'abdomen du patient, au niveau de la projection du rein – bout des doigts dirigé vers le haut et le dedans. La main dorsale vient se placer sur la partie dorsale du gril costal à la même hauteur que la main ventrale. Avec sa main ventrale, le thérapeute appuie ensuite vers l'arrière en exerçant une pression suffisante pour atteindre le plan fascial.

Traitement
Lors de l'inspiration, le thérapeute tire des deux mains simultanément vers le bas. Durant l'expiration, il maintient la position ainsi atteinte, puis il recommence l'opération jusqu'à ce que l'amplitude fasciale maximale soit atteinte. Il relâche alors la traction sur une expiration.
L'opération doit être répétée 4 ou 5 fois.

Techniques circulatoires selon *Kuchera*

Stimulation artérielle

- Techniques diaphragmatiques.

Stimulation veineuse

- Pompage du foie.
- Techniques diaphragmatiques.

Stimulation lymphatique

- Drainage lymphatique du thorax et de l'abdomen.
- Techniques diaphragmatiques.

Régulation du système nerveux autonome

Système nerveux sympathique
Stimulation du tronc sympathique Th10-L1 par :
- Rib-raising.
- Inhibition des muscles paravertébraux.
- Vibrations.
- Manipulations.
- Maitland.

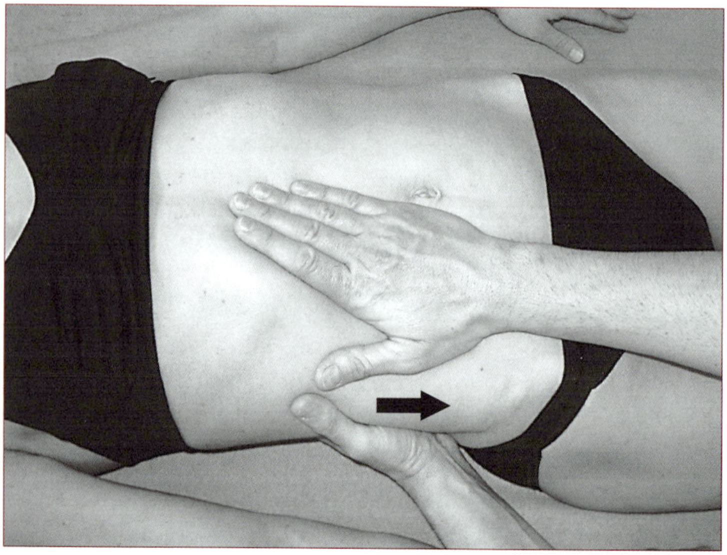

- Stimulation du ganglion aortico-rénal (même technique pour le ganglion mésentérique supérieur).
- Techniques diaphragmatiques.

Système nerveux parasympathique
Stimulation du n. vague par :
- Thérapie cranio-sacrée.
- Techniques laryngiennes.
- Techniques thoraciques (recoïl).
- Techniques diaphragmatiques.

Stimulation des segments S2-4 :
- Techniques de l'articulation sacro-iliaque.
- Technique de la fosse ischio-rectale.
- Plancher pelvien.

Traitement des points réflexes selon *Chapman*

Position

Face antérieure
À environ 2,5 cm de part et d'autre de la ligne médiane et environ 2,5 cm au-dessus de l'ombilic.

Face postérieure
Entre les processus transverses de T12 et L1, à mi-chemin entre processus épineux et extrémité du processus transverse (des deux côtés).

Principe du traitement

Le thérapeute pose un doigt tout doucement sur le point réflexe, puis applique une légère pression. Les points réflexes sont souvent très sensibles. C'est pourquoi il convient de procéder avec la plus grande délicatesse.
Le doigt reste en contact avec le point et effectue des petits mouvements circulaires.
Les points de la face antérieure doivent toujours être traités en premier. On ne passe au point suivant qu'une fois la sensibilité et/ou la consistance du point traité normalisées.
Pour finir, le thérapeute contrôle une dernière fois les points ventraux. Si la normalisation n'a pas tenu ce peut-être l'indice que la pathologie organique est trop prononcée pour qu'il soit possible d'agir dessus à court terme par voie réflexe ou qu'il existe d'autres dysfonctions nécessitant d'être préalablement traitées.

Recommandation au patient

- Pratiquer l'automobilisation en se plaçant en déclive, estomac vide.
- La toux et les éternuements violents peuvent favoriser une ptose en cas de laxité des fixations.
- Boire suffisamment.
- La consommation de jus de citron dilué accroît l'efficacité des manipulations rénales.

Physiologie

Rôle des reins

- Régulation de l'équilibre hydro-électrolytique.
- Régulation de l'équilibre acido-basique.
- Excrétion des substances urinaires physiologiques (urée, créatinine, acide urique, etc.).
- Excrétion des substances étrangères à l'organisme (médicaments).
- Régulation de la tension artérielle (système rénine-angiotensine-aldostérone).
- Production hormonale (érythropoïétine, rénine, calcitriol, prostaglandine).
- Dégradation d'hormones peptidiques.

Pathologies

Symptômes exigeant un examen médical

- Douleurs pulsatiles dans la loge rénale.
- Hématurie.

Néphrolithiase

Définition
Présence de calculs rénaux dans les voies urinaires excrétrices.

Étiologie
Excès de substances lithogènes dans les urines.
Facteurs de risques :
- Manque d'exercice.
- Hydratation insuffisante.
- Prédisposition héréditaire.
- Médicaments (complémentation en calcium, vitaminothérapies [C et D]).
- Goutte.
- Diabète insulinodépendant.
- Affections rénales.
- Hyperparathyroïdie.

Symptomatologie
Asymptomatique tant que les calculs n'obstruent pas les voies urinaires.
Obstruction lithiasique :
- Coliques avec sang dans les urines.
- Nausées.
- Vomissements.
- Douleurs abdominales.
- Douleurs dans les flancs.
- Irradiation dans les parties génitales et l'intérieur des cuisses.

Pyélonéphrite

Définition
Infection du tractus urinaire supérieur par des germes pathogènes.

Étiologie
Virulence élevée des germes combinée à un affaiblissement des défenses immunitaires.

Facteurs prédisposants :
- Obstruction du tractus urinaire.
- Reflux vésico-urétéral.
- Trouble neurogène de la vidange vésicale.
- Maladie lithiasique.
- Diabète insulinodépendant.
- Traitement immunosuppresseur.

Symptomatologie
- Douleurs pulsatiles dans la loge rénale.
- Douleurs dans les flancs.
- Céphalées.
- Sudations.
- Nausées.
- Vomissements.
- Fièvre > 38,5 °C.

Syndrome néphrotique

Définition
Coexistence des symptômes suivants :
- Protéinurie.
- Hypoprotéinémie.
- Dysprotéinémie.
- Hyperlipoprotéinémie.
- Œdèmes.

Étiologie
La maladie est précédée d'affections glomérulaires primaires ou secondaires, telles que :
- Glomérulonéphrite post-streptococcique.
- Glomérulonéphrite d'évolution rapide.

- Maladie systémique, comme par ex. lupus érythémateux.

Symptomatologie

- Micro-hématurie.
- Œdèmes.
- Hypertonie.

Hypernéphrome

Définition

Tumeur maligne du rein la plus fréquente, partant généralement des cellules tubulaires.

Étiologie

Dégénérescence des cellules tubulaires proximales.

Symptomatologie

- Hématurie.
- VS élevée.
- Masse abdominale palpable.
- Hypertonie.
- Perte de poids.
- Anémie.
- Fièvre intermittente.
- Asymptomatique au début.

XI. Vessie

Anatomie et physiologie

Anatomie de la vessie

Généralités

La capacité normale de la vessie est de 500 mL, mais l'urgence mictionnelle apparaît aux alentours de 300 mL.
Après une cure chirurgicale, la vessie peut contenir jusqu'à 2000 mL d'urine en cas de trouble de la vidange.

Situation

La vessie se trouve dans le petit bassin, en arrière de la symphyse pubienne. Lorsqu'elle est vide, son pôle supérieur ne dépasse pas la symphyse pubienne, alors que pleine elle peut être palpable jusqu'à 3 cm au-dessus.

Rapports topographiques

Pelvis féminin

Face supérieure :
- Péritoine.
- Anses grêles.
- Utérus (en fonction de la situation).

Face antérieure :
- Pubis.
- Péritoine.
- Paroi abdominale antérieure (vessie pleine).

Face inférieure :
- Col de l'utérus.
- Vagin.
- Urètre.
- Plancher pelvien (élévateur de l'anus).
- M. obturateur interne.

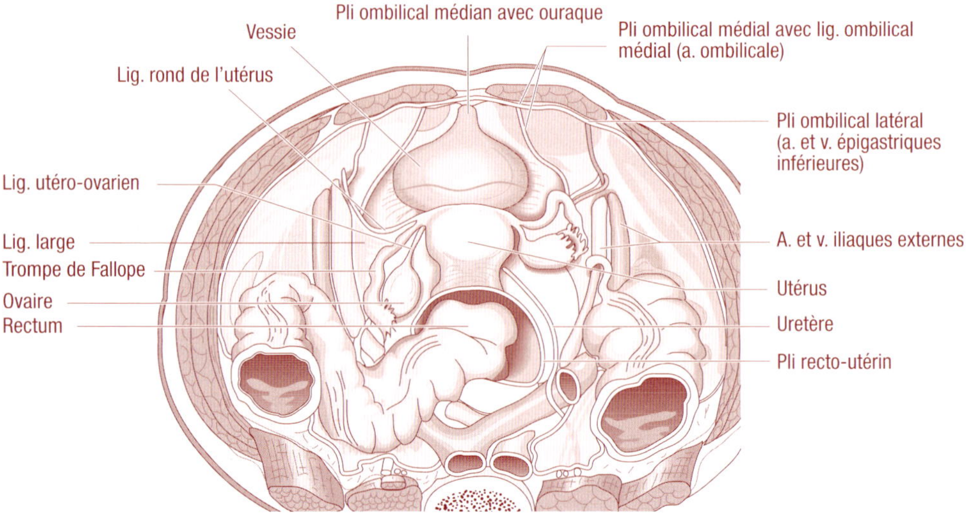

Face postérieure :
- Isthme et col de l'utérus.
- Vagin.
- Uretère.

Face latérale :
Péritoine, donne naissance au lig. large de l'utérus.

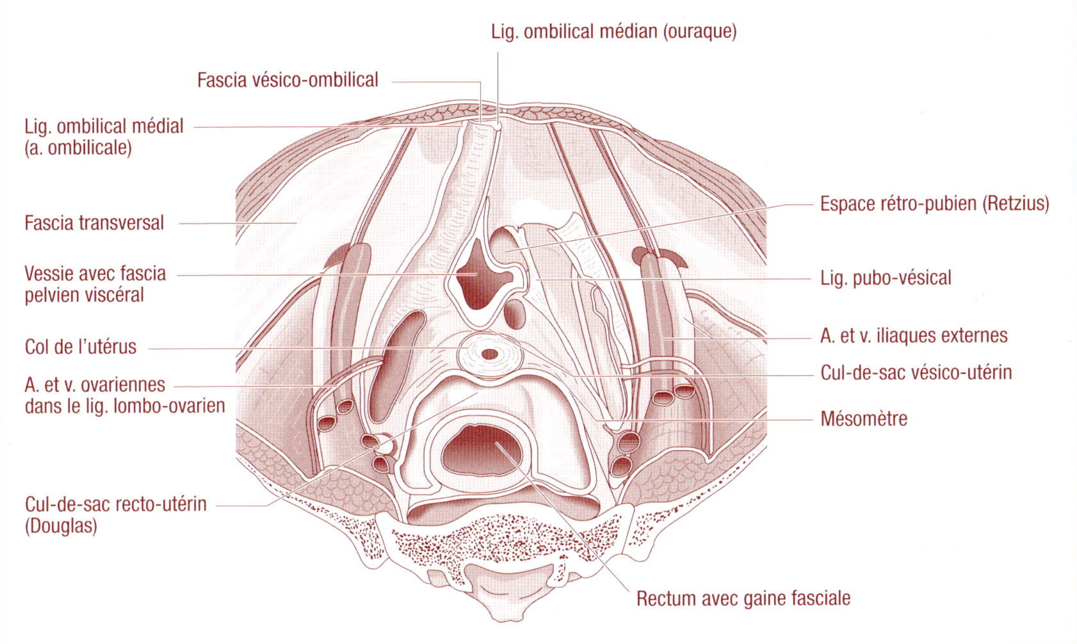

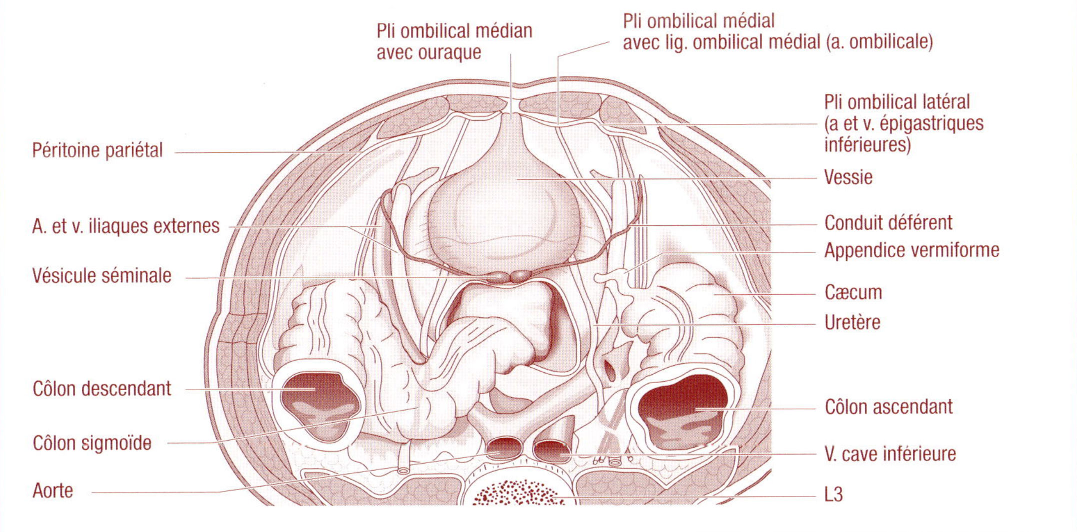

Pelvis masculin

Face supérieure :
- Péritoine.
- Anses intestinales.

Face antérieure :
- Pubis.
- Péritoine.
- Paroi abdominale antérieure (vessie pleine).

Face inférieure :
- Prostate.

Face postérieure :
- Conduit déférent.
- Vésicule séminale.
- Rectum.
- Uretère.
- Péritoine.
- Anses grêles.

Face latérale :
- Péritoine.
- M. élévateur de l'anus.
- M. obturateur interne.

Espace rétro-pubien (espace de Retzius)
Espace compris entre la vessie, le pubis et la paroi abdominale, limité en bas par le lig. pubo-vésical et du côté médial par le lig. ombilical médian.

Moyens de fixité et de suspension

- Péritoine (fixation antérieure, latérale et, chez l'homme, également postérieure).

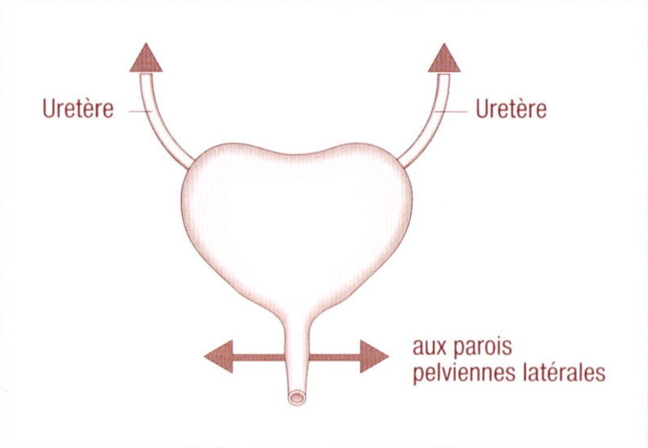

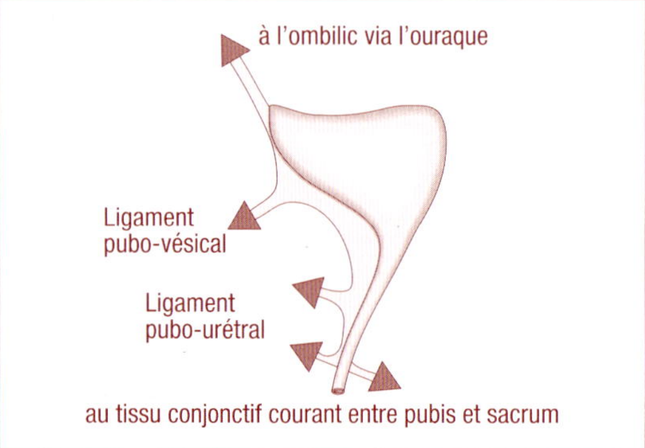

Ligaments de la vessie masculine, vue de face ▶

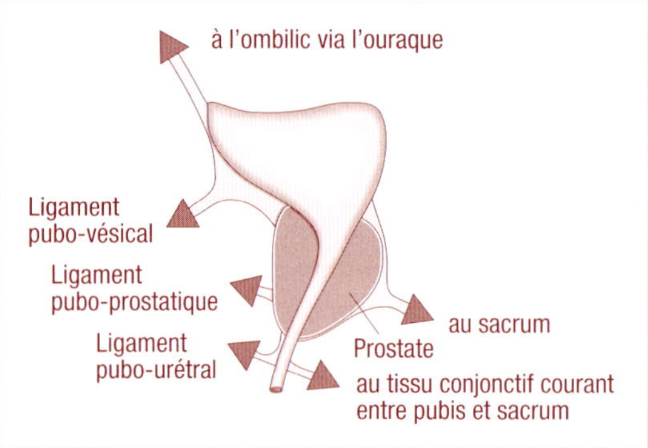

Ligaments de la vessie masculine, vue de côté

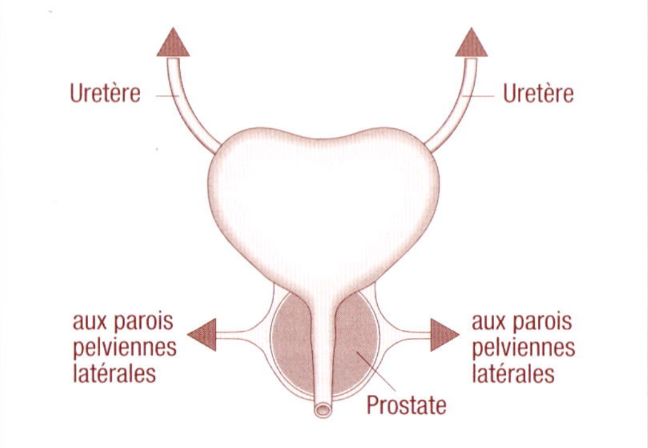

- Lig. ombilical médian (avec ouraque).
- Lig. ombilical médial (a. ombilicale oblitérée).
- Lig. pubo-vésical (avec fibres musculaires provenant de la vessie), correspond au lig. pubo-prostatique.
- Tissu conjonctif du petit bassin.

Circulation

Artérielle

Branches de l'a. iliaque, telles que :
- A. vésicale inférieure.
- A. pudendale interne.
- A. obturatrice.

Veineuse

- Plexus veineux vésical (anastomoses rejoignant le plexus veineux prostatique et le plexus veineux vaginal).
- V. iliaque interne.

Écoulement de la lymphe

- Nœuds iliaques internes et externes.

Innervation

- Sympathique provenant des segments Th7-10 via le plexus inter-mésentérique et les nerfs hypogastriques et rejoignant le plexus hypogastrique inférieur et le plexus vésical.
- Parasympathique (S2-4) via le pl. hypogastrique supérieur qui rejoint le plexus rénal.

Biorythme

Temps max.	15-17 heures.
Temps min.	3-5 heures.

Anatomie de l'uretère

Généralités

L'uretère mesure 25 à 30 cm de long et environ 5 mm d'épaisseur.

On observe trois rétrécissements physiologiques où les calculs rénaux ont tendance à rester coincés.
1. Jonction pyélo-urétérale.
2. Croisement de l'uretère et des vaisseaux iliaques.
3. Jonction urétéro-vésicale (passage le plus étroit).

Situation

Il descend le long du psoas, pénètre dans le petit bassin, à l'entrée duquel il croise le point de division de l'a. iliaque commune (à gauche) ou de l'a. iliaque externe (à droite) et continue à descendre le long de la paroi pelvienne latérale, à proximité du péritoine.

Parcours propre à l'homme

Arrivé à peu près à la hauteur de l'épine ischiatique, l'uretère change de direction pour se porter vers le dedans et l'avant, en direction de la vessie, dont il atteint la paroi postéro-latérale un peu au-dessus de la vésicule séminale, où il croise le conduit déférent. Le conduit déférent est à cet endroit plus proche du péritoine que l'uretère. Plus en aval, l'uretère pénètre dans la vessie obliquement de l'arrière vers l'avant et du côté latéral vers le côté médial.

Parcours propre à la femme

Arrivé à peu près à la hauteur de l'épine ischiatique, l'uretère change de direction pour se porter vers le dedans et l'avant, en direction de la vessie. Il est tout d'abord inclus dans le mésomètre, où il croise l'a. utérine. Plus en aval, il se trouve à environ 1-2 cm de la partie supra-vaginale du col de

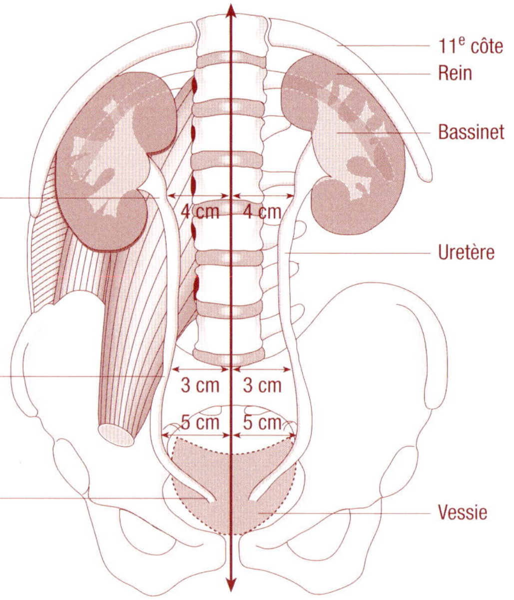

l'utérus. Juste avant d'atteindre la vessie, il repose sur la partie antérieure et latérale du dôme vaginal. Il pénètre ensuite dans la vessie obliquement, comme pour l'appareil masculin.

Rapports topographiques

Voir *Parcours*. Autres rapports :
- Péritoine.
- Fascia du psoas.
- N. génito-fémoral.
- V. cave inférieure (uretère droit).
- Duodénum (uretère gauche).
- Vaisseaux testiculaires/ovariens.
- A. colique droite.
- A. iléo-colique.
- A. mésentérique inférieure ou a. colique gauche.
- Racine du mésentère.
- Racine du mésocôlon sigmoïde.

Moyens de fixité et de suspension

- Capsule adipeuse du rein.
- Péritoine.
- Tissu conjonctif rétro- et extra-péritonéal.

Circulation

Artérielle

L'uretère est alimenté par les branches d'artères se trouvant à proximité :
- A. rénale.
- Aorte abdominale.
- A. testiculaire/ovarienne.
- A. iliaque commune.
- A. iliaque interne.
- A. vésicale inférieure.
- A. utérine.

Veineuse

- V. testiculaire/ovarienne.
- V. iliaque interne.
- Plexus vésical.

Écoulement de la lymphe

- Nœuds iliaques internes/communs/externes.
- Ganglions lombaires.
- Ganglions rénaux.

Innervation

- Sympathique provenant des segments Th10-L1 via les n. petit splanchnique, splanchnique inférieur et splanchniques lombaires 1 et 2, qui rejoignent le plexus solaire, le ganglion aortico-rénal, le plexus rénal et le ganglion rénal postérieur.
- N. vague (par le pl. solaire).
- Parasympathique (S2-4) via le pl. hypogastrique supérieur et rejoignant le plexus rénal.

Physiologie des mouvements selon *Barral*

Mobilité

La vessie bouge dans le même sens que le sacrum et l'utérus, c'est-à-dire vers l'arrière et le haut lors de l'inspiration et vers l'avant et le bas lors de l'expiration.

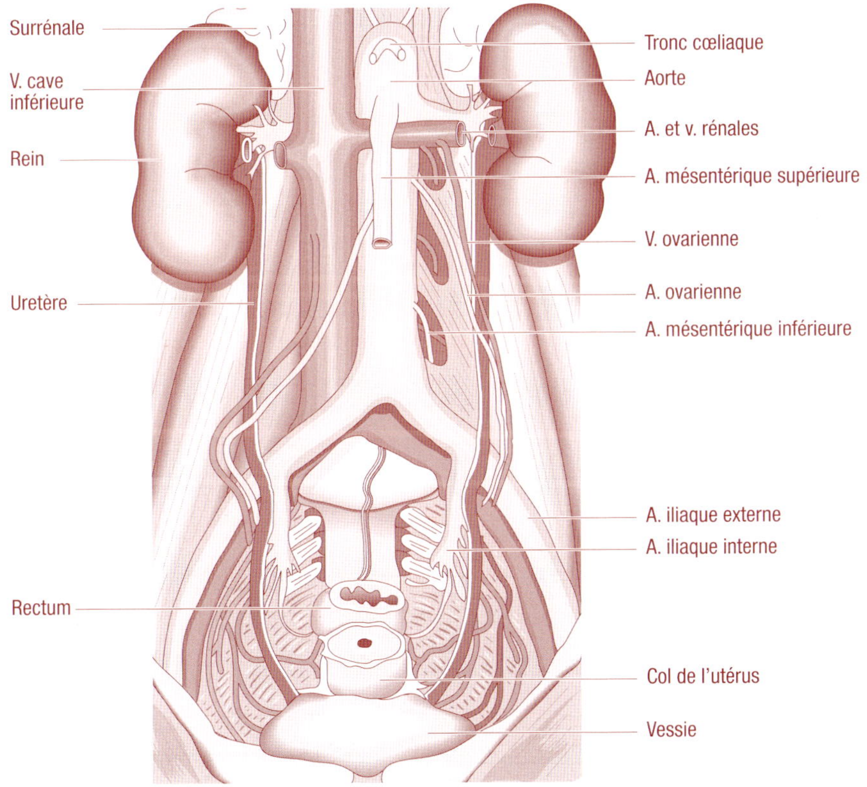

Le remplissage et le processus de vidange créent également un mouvement.

Motilité

Dans l'expir, la main perçoit un mouvement vers l'arrière et le haut. Dans l'inspir, un mouvement vers l'avant et le bas.

Clinique ostéopathique

Symptômes cardinaux

- Hématurie.
- Troubles mictionnels/changements dans la miction.

Dysfonctions caractéristiques

Ptose

Causes possibles :
- Perte d'élasticité du plancher pelvien due à une grossesse, à l'âge ou à une dépression.
- Pression exercée par les organes situés au-dessus en raison de ptoses abdominales.

Adhérences

Causes possibles :
- Intervention chirurgicale, par ex. césarienne.

Spasme

Causes possibles :
- Cystite récidivante.

Dysfonctions structurelles associées

- Sacrum.
- Articulation sacro-coccygienne.
- Symphyse pubienne.
- T7 et 11.
- L1/2.
- Articulation tibio-fibulaire proximale et distale (chaîne allant du m. obturateur interne au biceps fémoral en passant par les ligg. sacro-spinal et sacro-tubéral).

Symptômes atypiques

Voici une liste de symptômes pouvant s'expliquer par des chaînes ostéopathiques ou ressortir de l'interrogatoire du patient [pour l'explication des chaînes ostéopathiques, voir *Symptômes atypiques* dans le chapitre sur le foie, p. 41] :
- Douleurs et blocages récidivants dans la jonction lombo-sacrée.
- Sensation de rupture dans le bas de la colonne lombaire et dans la région de l'articulation sacro-iliaque.
- Crampes vésicales lors de l'extension de la colonne vertébrale ou de l'élévation maximale du bras.

Indications au traitement ostéopathique

- Ptose avec incontinence à l'effort (toux, éternuements, rires) ou écoulement urinaire goutte à goutte.
- Cystite récidivante après exclusion de rétrécissements anatomiques.
- Troubles de la vidange vésicale dus à des cicatrices ou à une hypertrophie de la prostate.
- Reflux vésico-urétéral.
- Calculs vésicaux (exigent toutefois qu'on procède avec beaucoup de circonspection car il y a risque de blessure !).

Contre-indications au traitement ostéopathique

- Grossesse.
- Cathéter.
- Stérilet.
- Hématurie.
- Cystite aiguë.

Tests et traitements ostéopathiques

Test et traitement de la mobilité de la vessie en direction crâniale en décubitus dorsal selon *Barral*

Position de départ

Le patient est couché sur le dos, jambes fléchies.

Le thérapeute se tient debout latéralement au patient.

Déroulement du test pour le lig. ombilical médian

Le thérapeute pose les doigts de ses deux mains sur la paroi abdominale, de part et d'autre et un peu au-dessus de la symphyse pubienne. Il appuie tout d'abord vers l'arrière, puis tire vers le haut de manière à soulever la vessie.

Il recommence ensuite l'opération en plaçant ses doigts un peu plus haut, de part et d'autre de la ligne médiane.

On poursuit ainsi jusqu'au niveau de l'ombilic.

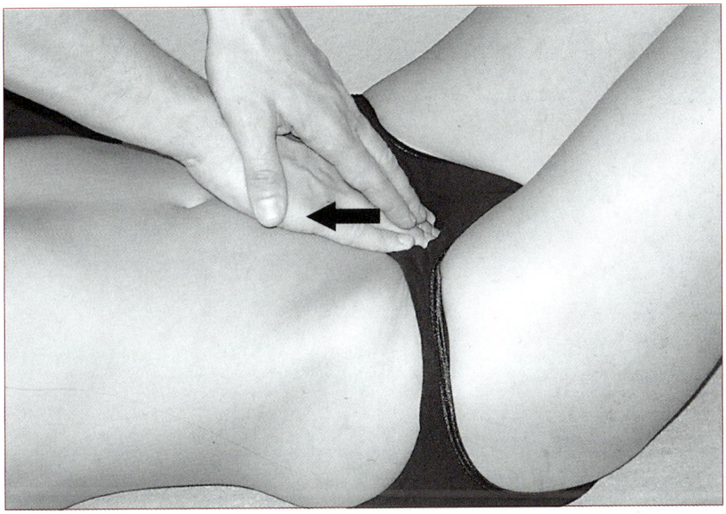

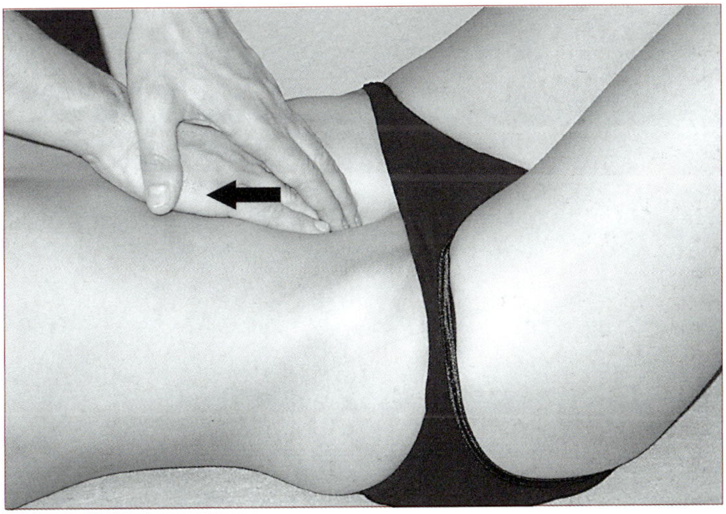

Déroulement du test pour les ligg. ombilicaux médiaux

Le thérapeute éloigne un peu ses doigts de la symphyse pubienne. Il appuie tout d'abord vers l'arrière, puis tire vers le haut et le dedans.

Il recommence ensuite l'opération en plaçant ses doigts un peu plus haut et le dehors et un peu plus loin de la ligne médiane. En suivant ainsi le parcours du ligament, le thérapeute peut repérer les segments douloureux et les tensions atypiques.

Traitement

Le thérapeute pose ses deux mains sur la ligne médiane, entre la symphyse pubienne et l'ombilic, et applique une pression vers l'arrière et le haut. L'étirement du lig. ombilical médian produit une

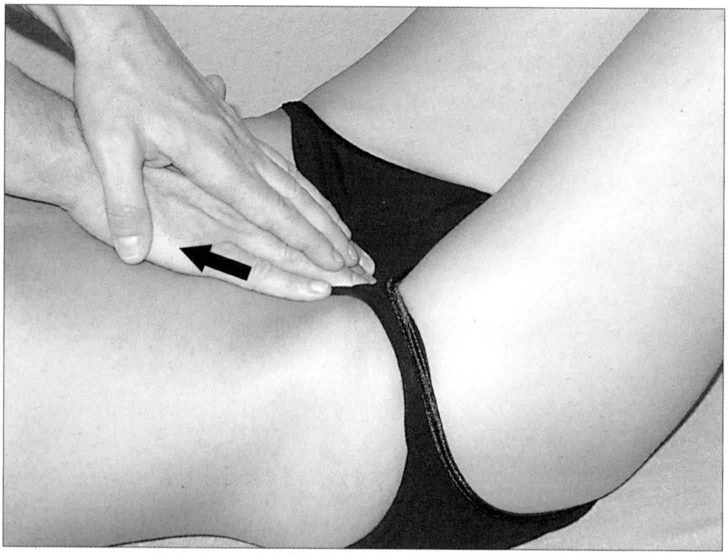

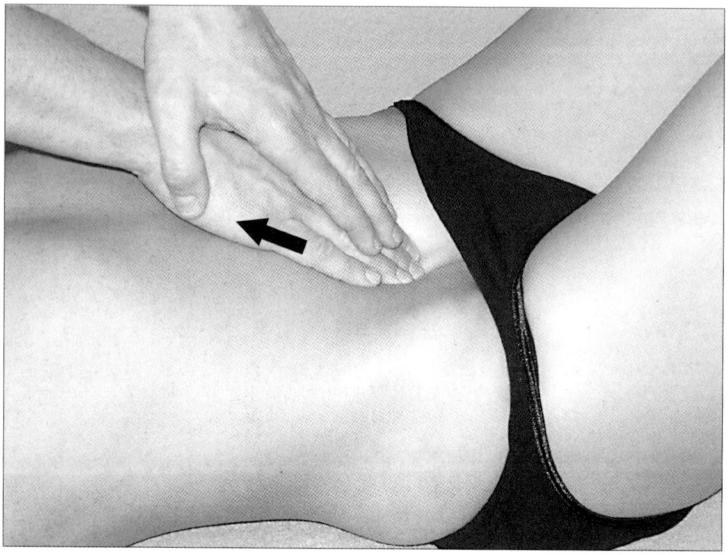

traction mobilisatrice sur la vessie et permet en outre de mobiliser le ligament lui-même.
Le positionnement des mains admet plusieurs variantes. Si le thérapeute place ses doigts de part et d'autre de la ligne médiane, il lui suffit d'appuyer vers l'arrière pour atteindre les ligg. ombilicaux médiaux. La traction mobilisatrice doit alors s'effectuer vers le haut et le dedans, conformément au parcours des ligaments.

Variante
L'un et l'autre test peuvent aussi être effectués en position assise.

Mobilisation vers le haut en position assise selon *Barral*

Position de départ
Le patient est assis, en cyphose.
Le thérapeute se tient debout derrière le patient.

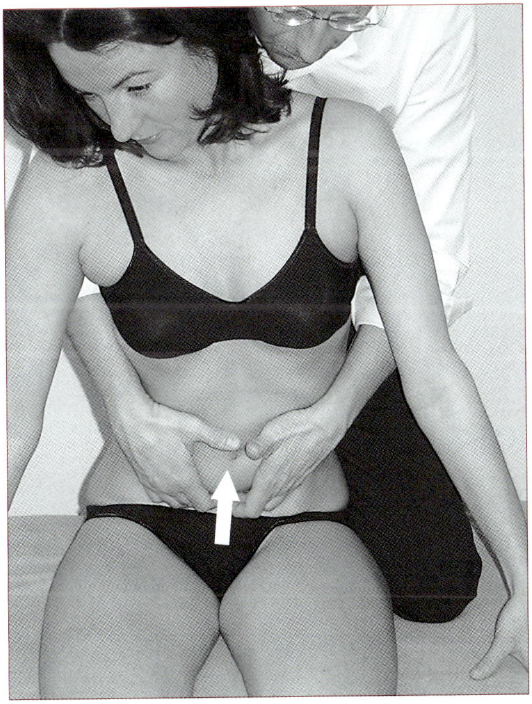

Procédure
Le thérapeute prend contact des deux mains avec la paroi abdominale, doigts de part et d'autre de la ligne médiane, puis il appuie vers l'arrière pour fixer le ligament ombilical médian. Tout en fixant ce point d'appui, le thérapeute redresse le patient, de manière à exercer une traction crâniale sur la vessie. Ce mouvement doit être répété plusieurs fois de manière rythmique.
On peut choisir divers points d'appui sur une ligne reliant la symphyse pubienne à l'ombilic.
Cette manœuvre agit également sur l'utérus ou la prostate.

Mobilisation du lig. pubo-vésical selon *Barral*

Position de départ
Le patient est couché sur le dos, jambes fléchies.
Le thérapeute se tient debout latéralement au patient, au niveau de son épaule.

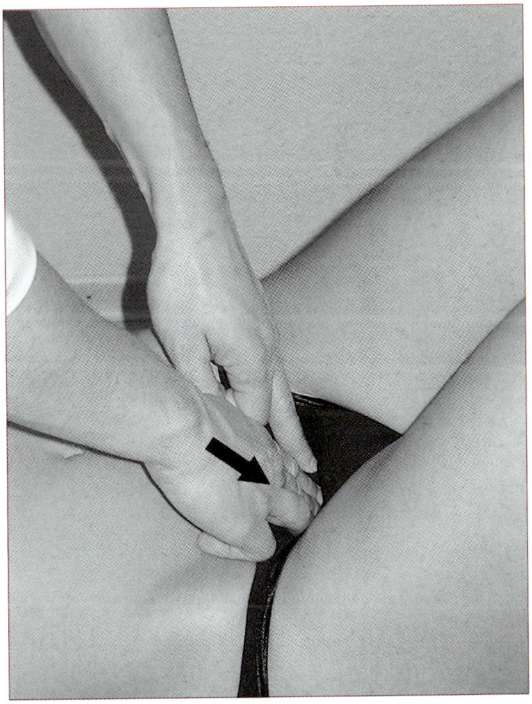

Procédure

Le thérapeute pose les doigts de ses deux mains de part et d'autre de la ligne médiane, juste au-dessus du pubis, à côté de la symphyse pubienne – bout des doigts dirigé vers le bas.

Il applique une légère pression vers l'arrière et le bas de manière à s'insinuer entre la vessie et le pubis (espace rétro-pubien).

Il est important de procéder avec la plus grande délicatesse car, en forçant, on risque de faire mal. Cette pression douce doit être maintenue jusqu'à ce qu'un relâchement des structures – accompagné d'une diminution de la sensibilité – devienne perceptible.

On avance ainsi progressivement en direction médiale.

Technique combinée pour le lig. ombilical médian, les ligg. ombilicaux médiaux et le lig. pubo-vésical en décubitus dorsal selon *Barral*

Position de départ

Le patient est couché sur le dos, jambes fléchies. Le thérapeute se tient debout latéralement au patient, au niveau de son bassin.

Départ du traitement

Le thérapeute pose sa main crâniale sur la paroi abdominale :

1. Pour le lig. ombilical médian, sur une ligne reliant la symphyse pubienne à l'ombilic, en appliquant une pression vers l'arrière.

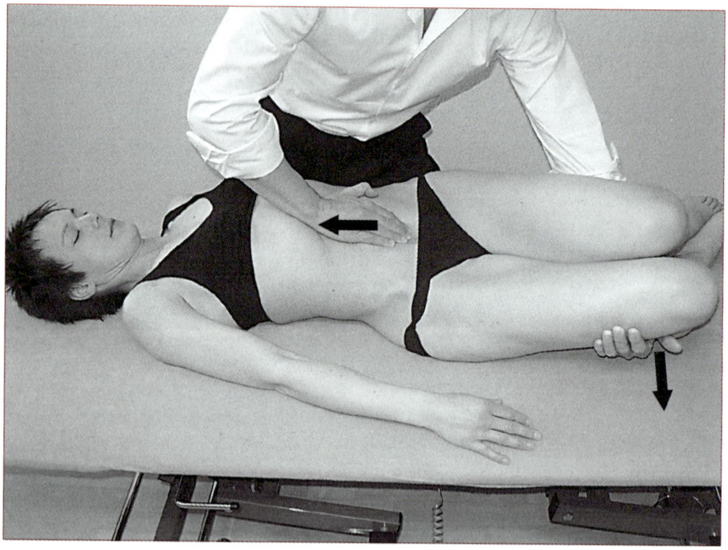

2. Pour le lig. ombilical médial, à côté de la ligne médiane, selon un axe allant du dedans vers le dehors et du bas vers le haut, conformément au parcours du ligament, en appliquant une pression vers l'arrière.

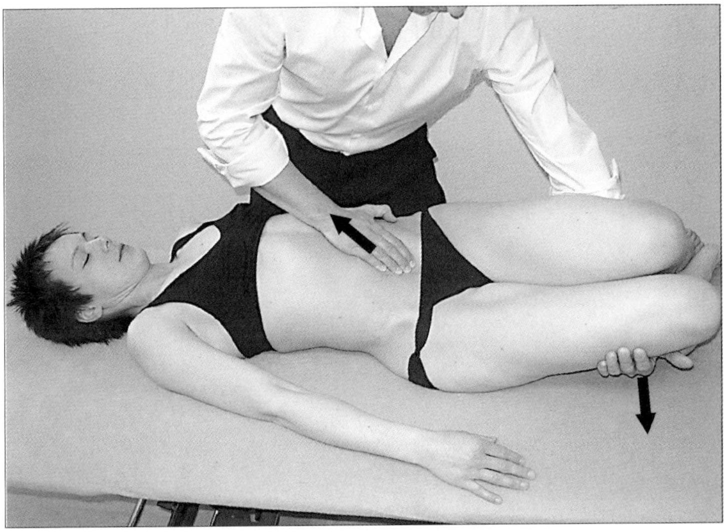

3. Pour le lig. pubo-vésical, au-dessus du pubis et à côté de la symphyse pubienne, en appliquant une pression vers l'arrière et le bas.

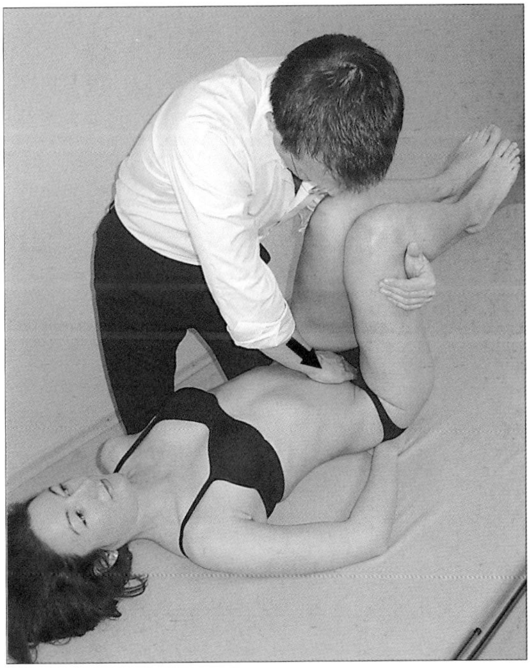

Traitement
De sa main caudale, le thérapeute mobilise les jambes en rotation ipsi- ou controlatérale (les genoux se rapprochent de la table). De sa main crâniale, il maintient ou accentue la traction ainsi créée. Plus les hanches sont fléchies, plus la mobilisation du lig. pubo-vésical est importante.

Technique combinée pour l'étirement de l'uretère en position assise selon *Barral*

Position de départ
Le patient est assis, en cyphose.
Le thérapeute se tient debout derrière le patient.

Déroulement
Le thérapeute entre en contact avec le pôle inférieur du rein (voir ci-dessus) et fixe le rein, puis il redresse le patient et le facilite en rotation ipsilatérale de manière à étirer l'uretère. Ce mouvement doit être effectué plusieurs fois de manière rythmique.

Mobilisation de l'uretère par-dessus le péritoine selon *Barral*

Du fait de la fixation partielle au péritoine postérieur, les techniques péritonéales sont efficaces dans le traitement de l'uretère, et notamment la technique générale de soulagement (voir p. 130).

Technique du foramen obturé

Position de départ
Le patient est couché sur le dos, jambes fléchies.
Le thérapeute se tient debout du côté de la partie à traiter.

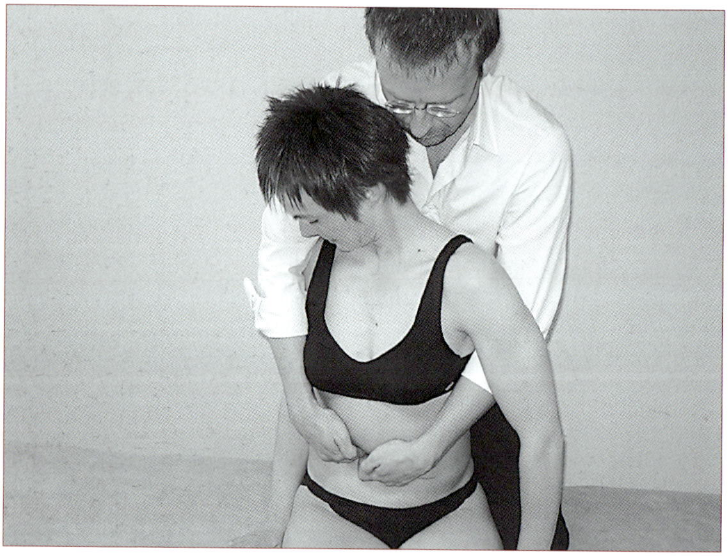

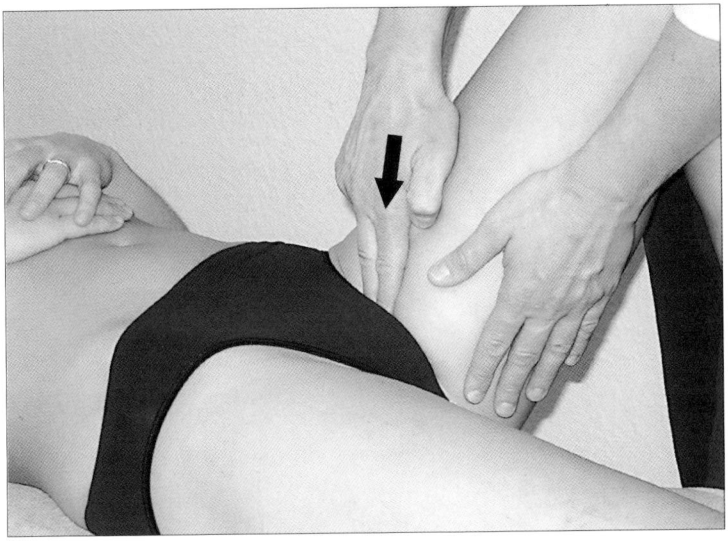

Procédure

Le thérapeute adosse la jambe ipsilatérale du patient contre son abdomen et la maintient avec sa main caudale. Il fait glisser sa main crâniale sur la face interne de la cuisse vers le haut le long des adducteurs jusqu'au m. pectiné.

Une fois là, il enfonce le pouce vers le dedans et l'arrière jusqu'à atteindre le m. obturateur externe, au niveau du foramen obturé, puis il effectue des inhibitions ou des vibrations.

Variante

Le thérapeute peut aussi accéder au foramen obturé en plaçant le pouce en arrière des adducteurs sur le pubis et en palpant vers le haut et le dehors jusqu'à la partie du m. obturateur externe située sur l'avant du foramen.

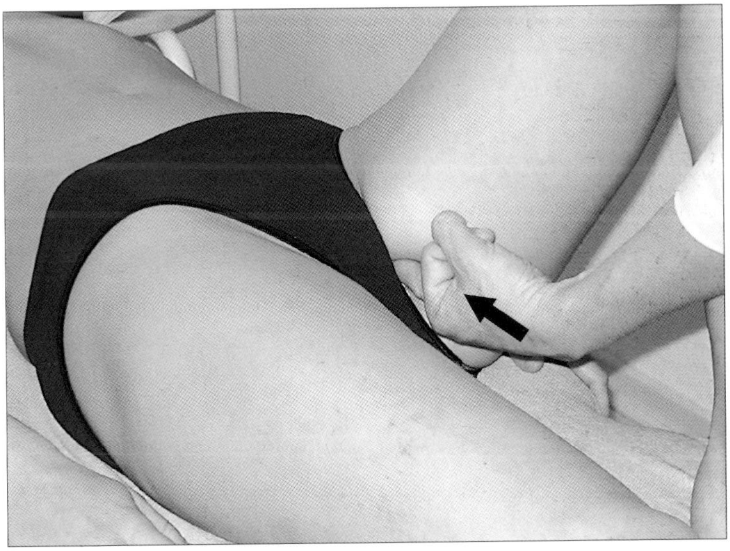

Cette manœuvre stimule la circulation dans les organes pelviens.

Test et traitement de la motilité

De la vessie selon *Barral*

Position de départ
Le patient est couché sur le dos.
Le thérapeute est assis latéralement au patient, au niveau de sa cuisse.

Départ du test
Le thérapeute pose une main sur la ligne médiane, éminence thénar juste au-dessus de la symphyse pubienne, bout des doigts dirigé vers le haut.

Déroulement du test
Le thérapeute cherche à ressentir le mouvement de motilité : dans l'expir, on perçoit normalement un mouvement vers l'arrière et le haut en direction de l'ombilic, et dans l'expir un mouvement inverse.

Le thérapeute peut ainsi juger de l'amplitude et de la direction dans l'inspir comme dans l'expiration ainsi que du rythme du mouvement dans son ensemble. En cas de perturbation de l'un ou l'autre de ces aspects de la motilité, ou *a fortiori* des deux, il convient de traiter.

Traitement
La motilité se traite indirectement. Le thérapeute suit le mouvement non restreint jusqu'au *still point*, s'arrête pendant plusieurs cycles, puis suit le mouvement restreint jusqu'à un nouveau *still point*.

Il peut aussi essayer d'augmenter l'amplitude du mouvement libre (induction). Pour finir, il aura soin de vérifier si le mouvement le plus pauvre s'est amélioré.

La manœuvre doit être répétée jusqu'à ce que la motilité ait retrouvé ses valeurs normales en termes de rythme, de direction et d'amplitude.
C'est dans le plan frontal que la motilité est le plus facile à percevoir.

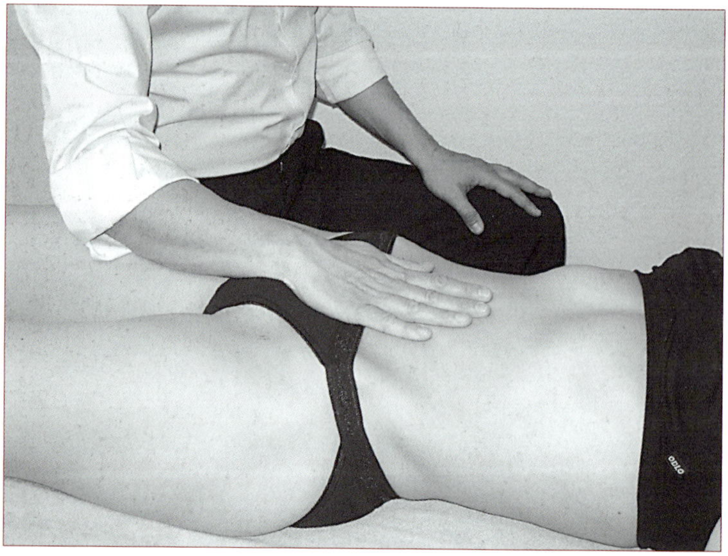

Test et traitement de la motilité

De la vessie et du sacrum simultanément selon *Barral*

Position de départ
Le patient est en décubitus latéral, jambes fléchies. Le thérapeute se tient debout latéralement au patient, au niveau de ses genoux.

Départ du test
Le thérapeute pose une main sur la ligne médiane, éminence thénar juste au-dessus de la symphyse pubienne, bout des doigts orienté vers le haut. La paume de la main caudale entre contact avec le sacrum, bout des doigts dirigé vers le haut.

Déroulement du test
Le thérapeute cherche à ressentir le mouvement de motilité : dans l'expir, la main crâniale est entraînée vers l'arrière et le haut et la main caudale vers l'avant et le bas.

Le thérapeute peut ainsi juger de l'amplitude et de la direction dans l'inspir comme dans l'expiration ainsi que du rythme du mouvement dans son ensemble. En cas de perturbation de l'un ou l'autre de ces aspects de la motilité, ou *a fortiori* des deux, il convient de traiter.

Traitement
La motilité se traite indirectement. Le thérapeute suit le mouvement non restreint jusqu'au *still point*, s'arrête pendant plusieurs cycles, puis suit le mouvement restreint jusqu'à un nouveau *still point*.
Il peut aussi essayer d'augmenter l'amplitude du mouvement libre (induction). Pour finir, il aura soin de vérifier si le mouvement le plus pauvre s'est amélioré.
La manœuvre doit être répétée jusqu'à ce que la motilité ait retrouvé ses valeurs normales en termes de rythme, de direction et d'amplitude.
C'est dans le plan frontal que la motilité est le plus facile à percevoir.

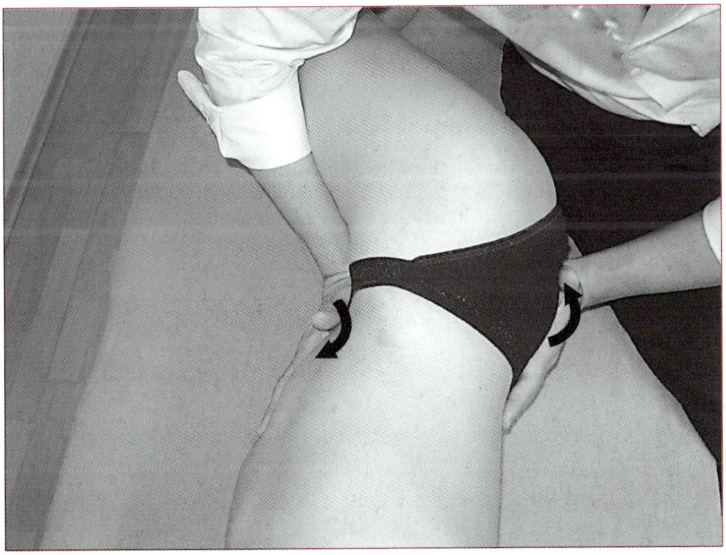

Techniques circulatoires selon *Kuchera*

Stimulation artérielle

- Techniques diaphragmatiques.
- Technique du foramen obturé.

Stimulation veineuse

- Pompage du foie.
- Techniques diaphragmatiques.
- Technique du foramen obturé.

Stimulation lymphatique

- Drainage lymphatique du thorax et de l'abdomen.
- Techniques diaphragmatiques.

Régulation du système nerveux autonome

Système nerveux sympathique
- Rib-raising Th12-L2.
- Inhibition des muscles paravertébraux.
- Vibrations.
- Manipulations.
- Maitland.
- Stimulation du ganglion mésentérique inférieur.
- Techniques diaphragmatiques.

Système nerveux parasympathique
Stimulation du n. vague pour l'uretère :
- Thérapie cranio-sacrée.
- Techniques laryngiennes.
- Techniques thoraciques (recoïl).
- Techniques diaphragmatiques.

Stimulation des segments S2-4 :
- Techniques de l'articulation sacro-iliaque.
- Technique de la fosse ischio-rectale.
- Plancher pelvien.

Traitement des points réflexes selon *Chapman*

Position pour la vessie

Face antérieure
Autour de l'ombilic. Un peu latéralement par rapport à la symphyse pubienne, entre les branches pubiennes.

Face postérieure
Bord supérieur de l'extrémité du processus transverse de L2 (des deux côtés).

Position pour l'urètre

Face antérieure
Bord interne de la branche pubienne supérieure, à proximité du bord supérieur de la symphyse pubienne (des deux côtés).

Face postérieure
Bord supérieur de l'extrémité du processus transverse de L2 (des deux côtés).

Principe du traitement

Le thérapeute pose un doigt tout doucement sur le point réflexe, puis applique une légère pression. Les points réflexes sont souvent très sensibles. C'est pourquoi il convient de procéder avec la plus grande délicatesse.
Le doigt reste en contact avec le point et effectue des petits mouvements circulaires.
Les points de la face antérieure doivent toujours être traités en premier. On ne passe au point suivant qu'une fois la sensibilité et/ou la consistance du point traité normalisées.
Pour finir, le thérapeute contrôle une dernière fois les points ventraux. Si la normalisation n'a pas

tenu ce peut-être l'indice que la pathologie organique est trop prononcée pour qu'il soit possible d'agir dessus à court terme par voie réflexe ou qu'il existe d'autres dysfonctions nécessitant d'être préalablement traitées.

Recommandations au patient

- Pour prévenir les calculs urinaires et les cystites, il est souhaitable que le patient boive 2 à 3 L d'eau par jour.

Automobilisation de la vessie par traction fasciale au niveau de l'ouraque

Couché sur le dos ou en déclive, le patient pose ses mains sur son ventre au-dessus du pubis, appuie vers l'arrière, puis tire des deux mains en direction de l'ombilic.

Physiologie

Mécanisme du remplissage et de la vidange de la vessie

La vessie se remplit par à-coups. L'orifice de l'uretère s'ouvre et se ferme sous l'action de mouvements péristaltiques.
L'uretère pénètre obliquement dans la vessie, ce qui fait que, en l'absence d'ondes péristaltiques, la pression intra-vésicale maintient l'orifice urétéral fermé, évitant ainsi toute possibilité de reflux urinaire.

La miction

Le plancher pelvien se relâche, ce qui entraîne une descente de la vessie et une déformation en entonnoir du col vésical. L'urine envahit la vessie jusqu'au sphincter interne donnant sur l'urètre. Le détrusor se contracte (innervation parasympathique), l'entonnoir s'accentue et le sphincter s'ouvre.

Les muscles urétraux et le sphincter externe se relâchent.
À la fin de la miction, le plancher pelvien se contracte ainsi que les deux sphincters, et la vessie retrouve sa forme initiale.

Pathologie

Symptômes exigeant un examen médical

- Hématurie.
- Troubles mictionnels/changements dans la miction.

Cystite

Définition
Infection des voies urinaires supérieures par des germes pathogènes.

Étiologie
Virulence élevée des germes combinée à un affaiblissement des défenses immunitaires.
Facteurs prédisposants :
- Rétrécissement des voies urinaires, par ex. hypertrophie de la prostate.
- Reflux vésico-urétéral.
- Trouble neurogène de la vidange vésicale.
- Maladie lithiasique.
- Diabète insulinodépendant.
- Traitement immunosuppresseur.

Symptomatologie
- Dysurie.
- Pollakiurie.
- Températures subfébriles.

XII. Utérus/Trompes de Fallope/Ovaire

Anatomie et physiologie

Anatomie de l'utérus

Généralités

- Piriforme.
- Pèse entre 30 et 120 g, mesure 7 à 9 cm de long (6-8 chez la nullipare).

Fonction

- Empêche les germes de pénétrer dans la cavité utérine et dans la cavité abdominale.
- Permet le passage du sperme.
- Porte et alimente le fœtus.
- Expulse l'enfant en se contractant.

Composition macroscopique

- Portion interstitielle.
- Col.
- Corps.
- Fond.
- Isthme.

Situation

Flexion =	Inclinaison entre axe longitudinal du col et axe longitudinal du corps.
Normale :	Antéflexion (l'axe du corps chez la femme debout est quasiment horizontal, tandis que l'axe du col est dirigé vers l'arrière et le bas).
Version =	Inclinaison de l'axe cervical vers l'axe longitudinal.
Normale :	Antéversion (axe cervical incliné vers l'avant).
Position =	Emplacement de la portion vaginale dans l'excavation pelvienne.
Normale :	La portion se trouve à la hauteur de la ligne inter-iliaque, au milieu du bassin ou un peu à droite.

Paramètres influant sur la situation

- État de l'appareil de maintien de l'utérus.
- Taux de remplissage de la vessie et du rectum.
- Processus de rétrécissement et de compression dans le petit bassin.

Projection sur la paroi du tronc

- Tiers inférieur de l'utérus : juste au-dessus de la symphyse pubienne.
- Partie supra-vaginale du col : articulation sacro-iliaque.

Rapports topographiques

- Péritoine.
- Vessie.
- Rectum.
- Vagin.
- Anses grêles.
- Côlon sigmoïde.
- Trompe de Fallope.
- Ovaire.
- Uretère.
- A. et v. utérines.

Moyens de fixité et de suspension

- Plancher pelvien (élévateur de l'anus).
- Ligg. suspenseur de l'ovaire, utéro-ovarien, rond de l'utérus.
- Lig. large de l'utérus/pli large.
- Ligg. sacro-utérin et recto-utérin.
- Lig. vésico-utérin.

Circulation

Artérielle

- A. utérine (naissant de l'a. iliaque interne) anatomisée avec l'a. ovarienne (naissant de l'aorte).

Veineuse

V. utérine et différents plexus débouchant dans la v. iliaque interne.

Écoulement de la lymphe

- Ganglions lombaires.
- Nœuds inguinaux superficiels.
- Nœuds iliaques externes.
- Nœuds obturateurs.

Innervation

Sympathique provenant des segments Th10-L2 via les nn. splanchniques, qui rejoignent le ganglion cœliaque/mésentérique supérieur et inférieur et le plexus rénal.
Les nerfs sont reliés par des vaisseaux (a. ovarienne) ou des fibres nerveuses indépendantes aux plexus hypogastriques et au plexus utéro-vaginal.
D'après certains auteurs, il existerait une innervation post-ganglionnaire provenant des 4 ganglions sacrés et du ganglion coccygien.

Innervation sacrée parasympathique provenant de S2-4 et rejoignant le plexus hypogastrique inférieur et le plexus utéro-vaginal.

Anatomie de l'ovaire

Généralités

Taille : 4 x 2 x 1 cm.
Poids : 6 à 8 g.

Fonction

Les ovaires sont les gonades femelles. Ils produisent en outre des œstrogènes, des gestagènes et des stéroïdes.

Situation

En position debout, l'ovaire se trouve sur le lig. large de l'utérus (côté postérieur) et entre le lig. suspenseur de l'ovaire et le lig. utéro-ovarien, dans un repli du péritoine.
Son axe longitudinal est quasiment vertical.
Chez la nullipare, l'ovaire est situé plus haut que chez la multipare.

La fossette ovarienne est limitée par les structures suivantes :

- M. obturateur interne (côté latéral).
- V. iliaque externe (côté ventral).
- A. ombilicale, a. obturatrice, n. obturateur (côté caudal).
- Uretère, vaisseaux iliaques internes (côté craniodorsal).

Rapports topographiques

- Fossette ovarienne.
- Péritoine.
- Fascia du psoas (via l'insertion du lig. suspenseur de l'ovaire).
- Ilium.
- Vaisseaux ovariens.
- A. utérine.

- Cæcum (ovaire droit).
- Appendice (ovaire gauche).
- M. piriforme (chez la multipare).
- N. obturateur.

Projections sur la paroi abdominale

Les ovaires se projettent sur une ligne reliant l'épine iliaque antéro-supérieure (EIAS) au bord supérieur de la symphyse pubienne, à proximité du bord médial du psoas.

Moyens de fixité et de suspension

- Lig. suspenseur de l'ovaire (reliant l'ovaire à l'ilium et au fascia du psoas).
  C'est ce ligament qui conduit les vaisseaux ovariens et les nerfs jusqu'à l'ovaire.
- Lig. utéro-ovarien (reliant l'ovaire à l'angle latéral du corps utérin).
- Revêtement péritonéal comprenant aussi le mésovarium. Recouvre également les deux ligaments supérieurs.

Circulation

Artérielle

- A. utérine (naissant de l'a. iliaque interne).
- A. ovarienne.

Veineuse

- V. ovarienne.
  À droite : écoulement dans la v. cave inférieure.
  À gauche : écoulement dans la v. rénale gauche, puis dans la v. cave inférieure.
- V. utérine et différents plexus débouchant dans la v. iliaque interne.

Écoulement de la lymphe

Ganglions lombaires.

Innervation

L'innervation sympathique de l'ovaire provient des mêmes segments que celle de l'utérus.
N. vague.

Physiologie des mouvements selon *Barral*

Mobilité

L'utérus est très mobile. Sa position dépend du cycle menstruel, de taux de remplissage de la vessie et du rectum ainsi que de l'emplacement des anses grêles.

Vessie pleine
L'utérus est poussé vers l'arrière.

Rectum plein
L'utérus est poussé vers l'avant.

Rectum et vessie pleins
L'utérus est poussé vers le haut.

Grossesse
L'utérus est poussé vers le haut.
Les tractions cicatricielles provoquent des déplacements latéraux.
Les trompes de Fallope sont également très mobiles. Au début de l'ovulation, les franges accomplissent des mouvements rythmiques dans trois plans.
Le transport de l'ovocyte est assuré par des contractions segmentales et péristaltiques de l'ensemble de la trompe ainsi que par les mouvements des cils et des franges de la trompe.
La position de l'ovaire dépend du mouvement de l'utérus.

Motilité

Utérus
Comme pour la vessie : la main perçoit dans l'expir un mouvement vers l'arrière et le haut, et dans l'inspir, un mouvement vers l'avant et le bas.

Ovaire
Ovaire gauche – Rotation horaire et légèrement vers le haut.
Ovaire droit – Rotation antihoraire et légèrement vers le haut.

Clinique ostéopathique

Symptômes cardinaux

- Douleurs liées au cycle et à la menstruation.
- Saignements ou écoulement.

Dysfonctions caractéristiques

Adhérences/fixations

Causes possibles :
- Cures chirurgicales.
- Infections.
- Grossesse extra-utérine.
- Avortement.

Ptose

Causes possibles :
- Perte d'élasticité due à une grossesse.
- Déroulement d'un accouchement (ventouses, épisiotomie importante).
- Perte d'élasticité liée à l'âge.

Spasme

Causes possibles :
- Infections.
- Psychosomatiques.
- En provoquant l'occlusion des ostiums tubaires, le spasme peut être cause de troubles de la fertilité ou de l'ovulation.

Stase circulatoire dans le petit bassin

Dysfonctions structurelles associées

- Jonction lombo-sacrée.
- Douleurs rotuliennes réflexes (proximité topographique avec le n. obturateur).
- Traduction manquante.
- T12/L1.
- Occiput-temporal à droite.
- Articulation tibio-fibulaire proximale et distale.
- Os naviculaire.

Symptômes atypiques

Voici une liste de symptômes pouvant s'expliquer par des chaînes ostéopathiques ou ressortir de l'interrogatoire du patient [pour l'explication des chaînes ostéopathique, voir *Symptômes atypiques* dans le chapitre sur le foie, p. 41] :
- Malaise abdominal bas.
- Lombalgie.
- Douleurs menstruelles.
- Troubles ovulatoires.
- Hémorroïdes.
- Varices.
- Cystite récidivante.

Indications au traitement ostéopathique

Voir *Symptômes atypiques.* Autres indications :
- Chirurgie uro-génitale.
- Césarienne.
- Épisiotomie.
- Chirurgie intestinale, par ex. appendicectomie.
- Troubles ménopausiques.

Contre-indications au traitement ostéopathique

- Grossesse.
- Stérilet.
- Infections.
- Douleurs à l'examen palpatoire ne répondant pas au traitement ostéopathique et pouvant perdurer sans amélioration plusieurs jours après le traitement.

Tests et traitements ostéopathiques

Test et traitement du fond de l'utérus selon *Barral*

Position de départ
La patiente est couchée sur le dos, jambes fléchies, éventuellement tenues passivement par le thérapeute.
Le thérapeute se tient debout latéralement à la patiente.

Départ du test
Le thérapeute pose sa main controlatérale sur la paroi abdominale, un peu au-dessus de la symphyse pubienne, dans la région de l'insertion du grand droit de l'abdomen.
Il appuie délicatement vers l'arrière afin d'entrer en contact avec la région située du côté latéral du fond de l'utérus.

Déroulement du test
Le thérapeute teste la mobilité du fond utérin en appliquant une pression latérale vers soi. Ce faisant, il prête attention à la sensibilité et aux tensions atypiques.
Plus la hanche est fléchie, plus la manipulation est facile.

Traitement
En plaçant les mains de part et d'autre de l'utérus et en les mouvant simultanément, le thérapeute peut mobiliser l'organe en translation. Pour un relâchement optimal de la paroi abdominale, il est important que les hanches soient bien fléchies.

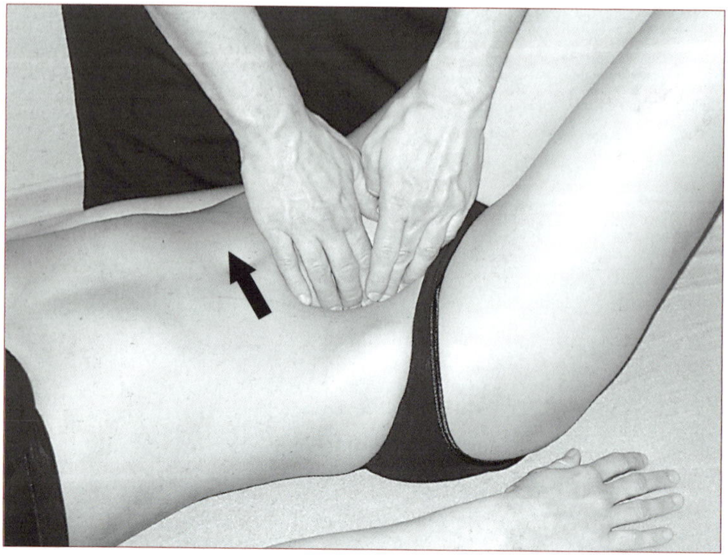

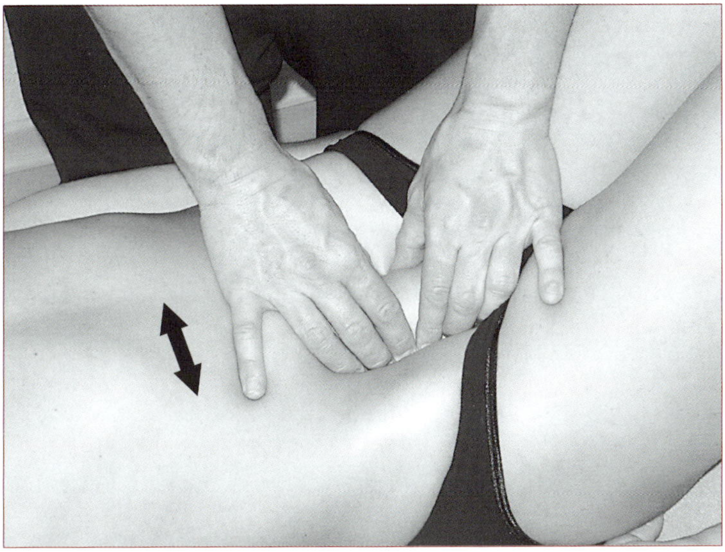

Variante
Cette manœuvre peut aussi se faire d'un seul côté, ce qui marche aussi très bien en décubitus latéral.

Test et traitement de l'ovaire et du lig. large de l'utérus selon *Barral*

Position de départ
La patiente est couchée sur le dos, jambes fléchies. Le thérapeute se tient debout latéralement à la patiente.

Départ du traitement
Après avoir visualisé la projection de l'ovaire sur la paroi abdominale (voir p. 203), le thérapeute pose sa main sur une ligne reliant l'épine iliaque antéro-supérieure (EIAS) au bord supérieur de la symphyse pubienne, à proximité du bord médial du psoas.
Il enfonce lentement ses doigts vers l'arrière afin d'atteindre la région à tester, puis il évalue la différence d'élasticité entre un côté et l'autre tout en prêtant attention à la sensibilité et aux tensions atypiques.

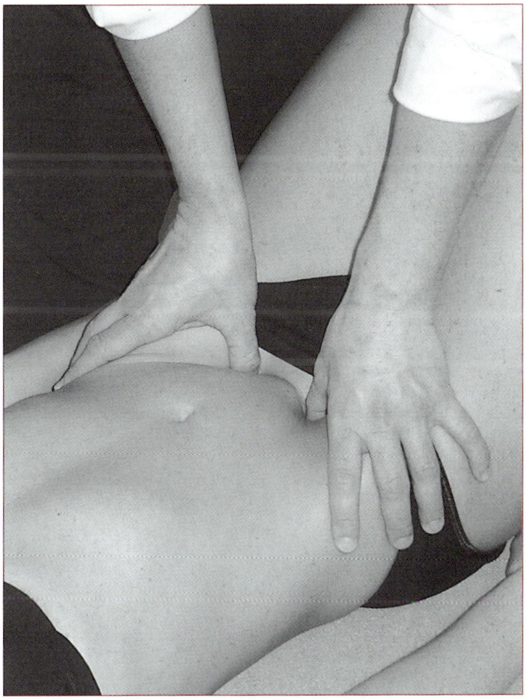

Cette région étant souvent très sensible, il convient de toujours procéder avec la plus grande délicatesse.

Traitement
Le thérapeute peut favoriser le relâchement des structures en effectuant des inhibitions, des vibrations ou des petits rebonds sur le ligament.

Variante
Cette manœuvre peut aussi se faire d'un seul côté, en décubitus latéral.

Mobilisation de l'utérus par-dessus le lig. ombilical médian et les ligg. ombilicaux médiaux en décubitus dorsal selon *Barral*

Ces manipulations sont décrites dans le chapitre consacré à la vessie, à la page 191. Outre une amélioration de la mobilité de la vessie, elles permettent d'évaluer et de traiter la mobilité entre vessie et utérus.

> **Remarque**
> On peut dire de manière générale que le test et le traitement de l'un ou l'autre de ces deux organes ont toujours une incidence sur le second.

Mobilisation combinée de l'utérus en décubitus dorsal en utilisant les jambes comme bras de levier selon *Barral*

Position de départ
La patiente est couchée sur le dos, jambes fléchies. Le thérapeute se tient debout latéralement à la patiente, au niveau de son bassin.

Départ du traitement
Le thérapeute pose sa main crâniale de manière à atteindre le fond utérin ou le lig. large controlatéral, tandis que la main caudale maintient les jambes de la patiente.

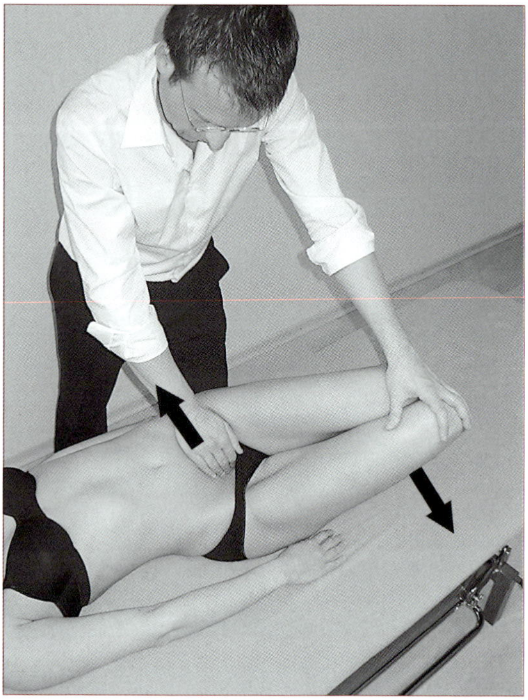

Traitement
La main crâniale mobilise l'utérus en direction médiale et le fixe une fois arrivée en bout de course, tandis que la main caudale éloigne les jambes de la patiente jusqu'à ce que l'étirement se transmette à l'utérus (mettre le genou en contact avec la table). En cas de ptose vésico-utérine, la main crâniale peut exercer une traction mobilisatrice supplémentaire vers le haut.

Technique du foramen obturé

Position de départ
La patiente est couchée sur le dos, jambes fléchies. Le thérapeute se tient debout du côté de la partie à traiter.

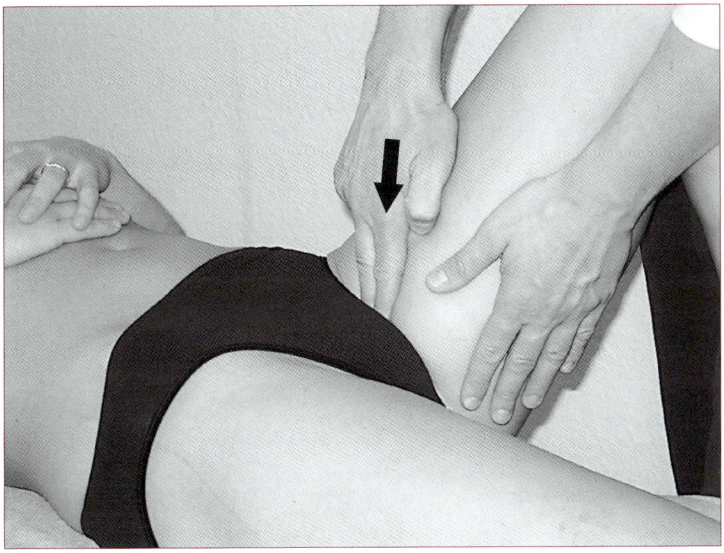

Procédure

Le thérapeute adosse la jambe ipsilatérale de la patiente contre son abdomen et la maintient avec sa main caudale. Il fait glisser sa main crâniale sur la face interne de la cuisse vers le haut le long des adducteurs jusqu'au m. pectiné. Une fois là, il enfonce le pouce vers le dedans et l'arrière jusqu'à atteindre le m. obturateur externe, au niveau du foramen obturé, puis il effectue des inhibitions ou des vibrations.

Variante

Le thérapeute peut aussi accéder au foramen obturé en plaçant le pouce en arrière des adduc-

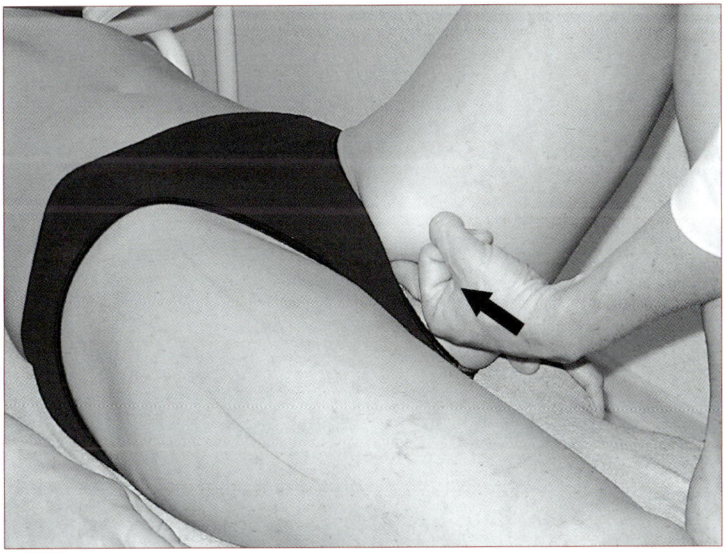

teurs sur le pubis et en palpant vers le haut et le dehors jusqu'à la partie du m. obturateur externe située sur l'avant du trou.
Cette manœuvre stimule la circulation dans les organes pelviens.

Test et traitement de la motilité selon *Barral*

Motilité de l'utérus

Position de départ
La patiente est couchée sur le dos, jambes fléchies. Le thérapeute se tient debout latéralement à la patiente, au niveau de son bassin.

Départ du test
Le thérapeute pose une main sur la ligne médiane, juste au-dessus de la symphyse pubienne, bout des doigts dirigé vers le haut.

Déroulement du test
Le thérapeute cherche à ressentir le mouvement de la motilité : dans l'expir, la main est entraînée vers l'arrière et le haut, en direction de l'ombilic. Dans l'inspir, on observe un mouvement inverse. Le thérapeute peut ainsi juger de l'amplitude et de la direction de l'inspir comme de l'expir ainsi que du rythme du mouvement dans son ensemble. En cas de perturbation de l'un ou l'autre de ces aspects de la motilité, ou *a fortiori* des deux, il convient de traiter.

Traitement
La motilité se traite indirectement. Le thérapeute suit le mouvement non restreint jusqu'au *still point*, s'arrête pendant plusieurs cycles, puis suit le mouvement restreint jusqu'à un nouveau *still point*. Il peut aussi essayer d'augmenter l'amplitude du mouvement libre (induction). Pour finir, il aura soin de vérifier si le mouvement le plus pauvre s'est amélioré.
La manœuvre doit être répétée jusqu'à ce que la motilité ait retrouvé ses valeurs normales en termes de rythme, de direction et d'amplitude.

Motilité tubo-ovarienne

Position de départ
La patiente est couchée sur le dos, jambes tendues. Le thérapeute se tient debout du côté controlatéral.

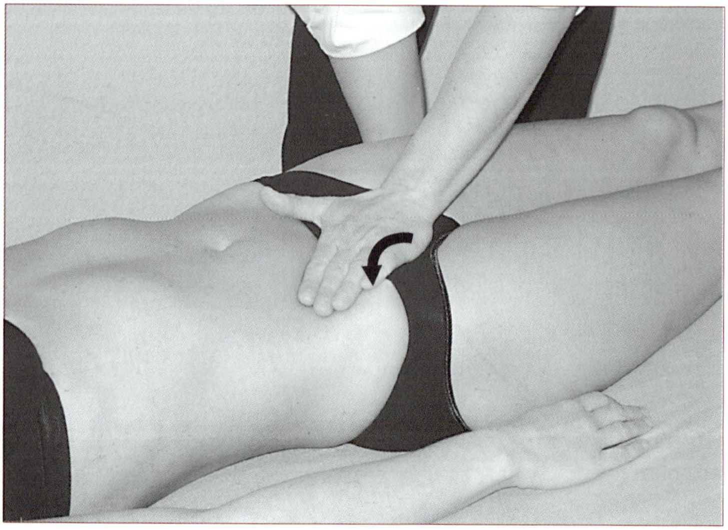

Procédure
Le thérapeute pose sa main à plat sur une ligne reliant l'EIAS et la symphyse pubienne, bout des doigts dirigé vers le haut et légèrement vers le dehors. Le test et le traitement correspondent à ce qui a été décrit au point précédent.

Techniques circulatoires selon *Kuchera*

Stimulation artérielle

- Techniques diaphragmatiques.
- Technique du foramen obturé.

Stimulation veineuse

- Pompage du foie.
- Techniques diaphragmatiques.
- Technique du foramen obturé.

Stimulation lymphatique

- Drainage lymphatique du thorax et de l'abdomen.
- Techniques diaphragmatiques.

Régulation du système nerveux autonome – Trompe et ovaire

Système nerveux sympathique
- Rib-raising Th10-11.
- Inhibition des muscles paravertébraux.
- Vibrations.
- Manipulations.
- Maitland.
- Stimulation du ganglion mésentérique supérieur.
- Techniques diaphragmatiques.

Système nerveux parasympathique
Stimulation du n. vague par :
- Thérapie cranio-sacrée.
- Techniques laryngiennes.
- Techniques thoraciques (recoïl).
- Techniques diaphragmatiques.

Stimulation des segments S2-4 :
- Techniques de l'articulation sacro-iliaque.
- Technique de la fosse ischio-rectale.
- Plancher pelvien.

Régulation du système nerveux autonome – Utérus

Système nerveux sympathique
- Rib-raising Th12-L2.
- Inhibition des muscles paravertébraux.
- Vibrations.
- Manipulations.
- Maitland.
- Stimulation du ganglion mésentérique supérieur.
- Techniques diaphragmatiques.

Système nerveux parasympathique
Stimulation des segments S2-4 :
- Techniques de l'articulation sacro-iliaque.
- Technique de la fosse ischio-rectale.
- Plancher pelvien.

Traitement des points réflexes selon *Chapman*

Position pour l'utérus

Face antérieure
Sur le bord supérieur de la jonction entre rameau supérieur du pubis et ischium, du côté latéral de la symphyse pubienne (des deux côtés).

Face postérieure
Entre l'épine iliaque postéro-supérieure et le processus épineux de L5 (des deux côtés).

Position pour le lig. large de l'utérus

Face antérieure
De la face latérale du grand trochanter jusqu'à 5 cm au-dessus du genou (des deux côtés).

Face postérieure
Entre l'épine iliaque postéro-supérieure et le processus épineux de L5 (des deux côtés).

Position pour un myome

Face antérieure
Sur le côté latéral de la symphyse pubienne (des deux côtés).

Face postérieure
De la pointe du processus transverse de L5 jusqu'au-dessus de la crête iliaque sur environ 3 cm.

Position pour l'ovaire

Face antérieure
Du côté ventral et latéral de la symphyse pubienne, du bord supérieur au bord inférieur (des deux côtés).

Face postérieure
Extrémité médiale des 9e et 10e EIC.

Position pour la trompe/le conduit déférent

Face antérieure
À mi-chemin entre le cotyle et l'échancrure ischiatique (des deux côtés).

Face postérieure
Entre l'épine iliaque postéro-supérieure et le processus épineux de L5 (des deux côtés).

Position de la prostate

Face antérieure
De la face latérale du grand trochanter jusqu'à 5 cm au-dessus des genoux (des deux côtés) et du côté latéral de la symphyse pubienne (comme pour l'utérus).

Face postérieure
Entre l'épine iliaque postéro-supérieure et le processus épineux de L5 (des deux côtés).

Principe du traitement

Le thérapeute pose un doigt tout doucement sur le point réflexe, puis applique une légère pression. Les points réflexes sont souvent très sensibles. C'est pourquoi il convient de procéder avec la plus grande délicatesse.
Le doigt reste en contact avec le point et effectue des petits mouvements circulaires.
Les points de la face antérieure doivent toujours être traités en premier. On ne passe au point suivant qu'une fois la sensibilité et/ou la consistance du point traité normalisées.
Pour finir, le thérapeute contrôle une dernière fois les points ventraux. Si la normalisation n'a pas tenu ce peut-être l'indice que la pathologie organique est trop prononcée pour qu'il soit possible d'agir dessus à court terme par voie réflexe ou qu'il existe d'autres dysfonctions nécessitant d'être préalablement traitées.

Recommandations au patient

Patiente souffrant d'un syndrome prémenstruel (SPM)

- Privilégier les aliments riches en tryptophane, comme les noix de cajou, les graines de tournesol, le veau ou la poitrine de dinde.
- Régime pauvre en sel.
- Réduire le plus possible la consommation d'alcool et de café.
- Alimentation riche en magnésium (fruits à coque, céréales complètes, légumes).
- Alimentation riche en fer (viandes maigres, raisins secs, moules, légumes vert foncé).

Prévention de l'ostéoporose et de l'athérosclérose

- Apports accrus en vitamine D (saumon, thon, emmental).
- Apports accrus en vitamine K (épinards, brocoli, chou vert, thé vert).
- Apports accrus en calcium (fromage, sardines, chou vert, yaourt).
- Éviter les aliments riches en phosphore (viande rouge, aliments transformés industriellement, Cola).
- Limiter la consommation de café, de protéines et de sel.
- Éviter les graisses saturées (viande, œufs, produits laitiers entiers) et les graisses solidifiées (biscuits industriels, barres), privilégier les graisses insaturées (huile de noix, de graines, d'olive).
- L'ail, l'oignon, le gingembre et le piment fort ont un effet vasculo-protecteur.
- Manger du poisson 2 ou 3 fois par semaine.
- Apports accrus en anti-oxydants (agrumes, légumes verts et légumes jaunes).
- Faire de l'exercice aide à prévenir aussi bien l'ostéoporose que l'athérosclérose. Les sports d'endurance, tels que jogging, marche rapide, randonnée, ski de fond ou roller en ligne, sont particulièrement recommandés.

Physiologie

Les hormones sexuelles sont soumises à un cycle régulateur commandé par l'hypothalamus, l'hypophyse et les ovaires.

Hypothalamus

L'hypothalamus produit la gonadolibérine qui stimule la production et la libération par l'adénohypophyse d'hormones gonadotropes.

Hypophyse

Hormone folliculostimulante (FSH)

Détermine dans l'ovaire :

- la maturation des follicules ;
- la production de récepteurs de l'œstradiol ;
- la production d'œstradiol à partir de la testostérone (stimule la spermatogenèse dans le testicule).

Hormone lutéinisante (LH)

Détermine dans l'ovaire :

- la production d'œstrogène et de progestérone ;
- la mutation de la paroi folliculaire conduisant à l'ovulation (stimule la synthèse de la testostérone dans le testicule).

La gonadotrophine chorionique humaine (HCG) du placenta correspond plus ou moins à la LH.

Hormones de l'ovaire

Œstrogènes

La plupart des œstrogènes sont formés dans l'ovaire. Le cholestérol, molécule de départ, est transformé par étapes en testostérone, qui elle-même sera ultérieurement transformée en œstradiol. La transformation d'androgènes en œstrogènes se produit également dans d'autres tissus (voir ci-dessous) ainsi que dans les testicules.
La phase de formation des œstrogènes coïncide avec la phase de maturation des follicules.

Effets :

- Stimulation de la croissance des organes génitaux femelles.
- Régénération et croissance de l'endomètre.

- Sécrétion d'un mucus fluide, filant et claire (facilitant la pénétration des spermatozoïdes).
- Favorisent le mouvement de la trompe de Fallope ainsi que la production de la sécrétion dans la trompe.
- Croissance de l'épithélium vaginal et contribution au maintien d'une flore vaginale équilibrée.
- Stimulation de la croissance des glandes mammaires.
- Formation de la couche adipeuse sous-cutanée (morphologie féminine).
- Développement des caractères sexuels secondaires (poil pubien, pigmentation des mamelons et de la vulve).
- Antidépresseurs.

Progestérone

Est formée à partir de cholestérol, uniquement dans l'ovaire et le placenta. La production de la progestérone a lieu durant la phase lutéinique.

Effets :
- Transformation de l'endomètre proliférant sous l'influence des œstrogènes.
- Formation d'un mucus cervical visqueux imperméable aux spermatozoïdes.
- Exclusion accrue des cellules épithéliales vaginales.
- Baisse du tonus des muscles utérins et diminutions des contractions utérines – mise au repos de l'utérus durant la grossesse.
- Baisse générale du tonus des muscles lisses sous l'influence de la progestérone.
- Stimulation de la croissance des glandes mammaires.
- Hausse de la température du corps de 0,4-0,6 °C.

En résumé, on peut dire que les œstrogènes préparent l'organisme à la conception et la progestérone à la grossesse.

Cycle ovarien

Maturation des follicules

La chute de la progestérone dans le corps jaune après la menstruation est une rétro-action négative qui provoque une libération accrue de FSH par l'hypophyse.
S'ensuit la maturation de plusieurs follicules.

Phase de recrutement

La formation d'œstrogènes dans les follicules est stimulée par la LH et la FSH. L'élévation du taux d'œstrogènes provoque une diminution de la libération de FSH, ce qui conduit au déclin de la plupart des follicules avant qu'ils soient arrivés à maturité.

Phase de sélection

Le follicule le plus mûr atteint l'ovulation car il contient une quantité suffisante de FSH et d'œstrogènes intrinsèques pour ne plus dépendre dans sa croissance de la FSH extrinsèque.

Ovulation

La libération de l'ovocyte par le follicule rompu est induite par un pic de LH et la production naissante de progestérone.

Phase lutéinique

Sous l'influence de la LH et de la FSH, le corps jaune fabrique des œstrogènes et de la progestérone. En l'absence de fertilisation, l'involution du corps jaune commence au bout de 10-12 jours.
En revanche, s'il y a fertilisation, le corps jaune reste en fonction. L'ovule produit de l'HCG, ce qui alimente la production hormonale dans le corps jaune.

Cycle de la muqueuse utérine

Phase de prolifération

Après la menstruation, les œstrogènes provoquent la croissance d'une nouvelle muqueuse. Ce processus dure environ 10 jours.

Phase de sécrétion

La progestérone stimule la croissance glandulaire dans la nouvelle muqueuse, ce qui se traduit par la formation d'une grande quantité de sécrétion.

Menstruation

En l'absence de fertilisation, le taux de progestérone baisse du fait du déclin du corps jaune. La disparition de ce stimulus hormonal modifie le métabolisme et la circulation dans la muqueuse utérine, ce qui conduit pour finir à un saignement par rupture et à une fibrinolyse. Du fait de la fibrinolyse, le sang menstruel ne coagule pas. La perte moyenne de sang est de 30 à 80 mL.

Régénération

La plaie se referme sous l'action des œstrogènes.

Ménopause

C'est entre 45 et 55 ans que la plupart des femmes connaissent les grands changements hormonaux caractéristiques de cette période de la vie. Les changements organiques s'accompagnent de nombreux symptômes.
Dès la quarantaine, les ovaires subissent des transformations : certains vaisseaux se sclérosent, le nombre de follicules diminue et ils deviennent moins réactifs aux hormones hypophysaires. On assiste alors à des cycles anovulatoires, raison pour laquelle il devient difficile de tomber enceinte.
Une fois tous les follicules disparus, la production ovarienne d'œstrogènes s'interrompt.

Le manque d'œstrogènes peut avoir les conséquences suivantes :

- Symptômes neurovégétatifs, telles que bouffées de chaleur, vertiges, palpitations, sudations, paresthésies.
- Troubles des règles ordinaires avant la survenue de la ménopause.
- Altérations atrophiques de la muqueuse des organes génitaux : perte d'élasticité, peau sèche et fine, vulnérabilité accrue, atrophie.
- Altérations cutanées : peau fine, sèche, ridée.
- Athérosclérose (les hormones féminines ont un effet préventif contre les maladies vasculaires).
- Ostéoporose.
- Les altérations psychiques, telles que dépression, irritabilité, troubles du sommeil ou nervosité, ne sont pas uniquement imputables au manque d'œstrogènes, mais peuvent aussi être dues aux transformations physiques et aux sentiments qu'elles entraînent.
- Incontinence.
- Ptose organique (vessie, utérus).

Pathologie

Symptômes exigeant un examen médical

- Saignements entre les règles.
- Changements dans la menstruation (particulièrement forte, prolongée, trop fréquente, irrégulière).
- Saignements de contact.
- Saignements post-ménopausiques.
- Pertes brunes pré- ou post-menstruelles.
- Écoulement (inhabituel, sombre, fétide).
- Sensation de corps étranger dans le bas de l'abdomen.
- Troubles vésicaux inhabituels, problèmes de fréquence des selles ou douleurs.

Myome

Définition
Tumeur bénigne des muscles utérins - dégénérescence possible.

Étiologie
Les œstrogènes semblent provoquer la croissance incontrôlée des muscles.

Symptomatologie
La nature des symptômes est fonction du site, de la taille, du sens de la propagation et du nombre des myomes. Selon le cas, on peut observer les symptômes suivants :
- Changements dans la menstruation (plus longue, plus forte, saignements entre les règles, changement de caractère de la douleur).
- Tableau d'abdomen aigu.
- Urgences mictionnelles plus fréquentes.
- Vidange intestinale plus difficile.
- Troubles de la fertilité.

Endométriose

Définition
Présence hors de la cavité utérine de tissu comparable à la muqueuse utérine et réagissant aux incitations hormonales.

Étiologie
Reflux de sang menstruel dans les trompes de Fallope (menstruation rétrograde) et développement du tissu endométrial en dehors de l'utérus.

Symptomatologie
La nature des symptômes est fonction de l'emplacement du tissu :
- Douleurs menstruelles (généralement 1 à 3 jours avant la menstruation et commençant à diminuer à l'acmé des saignements).
- Menstruation plus forte, prolongée.
- Stérilité.
- Grossesse extra-utérine.
- Kystes ovariens.
- Adhérences avec l'environnement anatomique.
- Lombalgies.

Salpingite/ovarite

Définition
Inflammation des trompes de Fallope/des ovaires.

Étiologie
Infection par des germes pathogènes. Mode de propagation :
- Par voie ascendante via le vagin et l'utérus.
- Par communication avec l'environnement anatomique (par ex. appendice).
- Par voie hématogène (par ex. tuberculose, typhus, virus).

Symptomatologie
- Douleurs abdominales basses.
- Fièvre.
- Saignements entre les règles.
- Troubles mictionnels.
- Inflammation bilatérale avec dominance fréquente des symptômes d'un côté.

XIII. Thorax

Anatomie et physiologie

■ Anatomie du cœur

Généralités

Le cœur est à peu près gros comme le point et pèse environ 300 g.
Il est divisé par un septum en une moitié droite et une moitié gauche, qui normalement ne communiquent pas entre elles. Chacune des moitiés est pourvue d'une oreillette et d'un ventricule. Oreillette et ventricule sont séparés l'un de l'autre par une valve auriculo-ventriculaire.
Les vaisseaux partant du ventricule sont pourvus d'un autre type de valves, plus petites, dites valvules semi-lunaires. Ces deux types de valves sont des replis de l'endocarde, couche interne du cœur. Elles fonctionnent comme des soupapes, qui laissent passer le sang dans un sens et l'empêchent de revenir.

Flux sanguin dans le corps

Le sang pauvre en oxygène issu de la circulation systémique pénètre dans l'oreillette droite via les v. caves supérieure et inférieure.
La v. cave supérieure est le vaisseau collecteur pour le sang venant des extrémités supérieures ainsi que des régions céphalique et cervicale. La v. cave inférieure conduit le sang venant de l'abdomen, du petit bassin et des extrémités inférieures.

Le sang passe dans le ventricule droit en franchissant la valve auriculo-ventriculaire du cœur droit (valve tricuspide), puis il se déverse dans l'a. pulmonaire en franchissant la valvule semi-lunaire (valvule pulmonaire). Le sang pauvre en oxygène est ré-artérialisé dans le réseau capillaire du poumon, puis il est acheminé jusqu'à l'oreillette gauche via la v. pulmonaire. Après avoir franchi la valve auriculo-ventriculaire du cœur gauche (valve mitrale), le sang pénètre dans le ventricule gauche, puis il est propulsé via la valvule semi-lunaire (valvule aortique) dans l'aorte et l'ensemble du corps.
Le cœur fonctionne comme une pompe à la fois aspirante et propulsive dans un système en circuit fermé.

Composition pariétale

La paroi du cœur se compose de trois tuniques. La plus externe, l'épicarde, est une couche de tissu conjonctif qui se prolonge par le péricarde.
La tunique intermédiaire, appelée myocarde, est constituée de cellules musculaires striées anastomosées et reliées par leurs extrémités (syncytium). Cette organisation particulière permet la propagation d'influx électriques à travers le myocarde. Le myocarde est environ trois fois plus épais au niveau du ventricule gauche que du ventricule droit. Cela est dû à la différence de pression nécessaire pour propulser le sang hors de l'un et l'autre ventricule : la circulation pulmonaire connaît un régime de pression d'environ 25 mmHg, tandis qu'il faut à la circulation systémique surmonter une pression systolique d'environ 120 mmHg.
La tunique interne, appelée endocarde, se compose également de tissu conjonctif.

Système de transmission des stimuli

Le système cardiaque de transmission des stimuli se compose de cellules musculaires qui, de par leur organisation, ont la capacité de produire elles-mêmes des stimuli. Le cœur a pour stimulateur naturel le nœud sinusal, amas de la grosseur d'un pois situé à l'embouchure de la v. cave supérieure sur l'oreillette droite. Il produit des stimuli selon une fréquence de 70-80/min. Après une conduction diffuse de l'influx aux oreillettes, les stimuli sont captés par le nœud auriculo-ventriculaire, situé entre oreillette et ventricule droit. De là, le potentiel d'action est transmis au faisceau de His, situé du côté droit du septum inter-ventriculaire. Le faisceau se divise ensuite rapidement en deux piliers puis se ramifie vers la pointe du cœur dans l'ensemble des parois ventriculaires en réseau de Purkinje.

Situation

Le cœur et le péricarde, dans lequel il est enveloppé, sont situés dans le médiastin, avec la pointe orientée vers l'avant, le bas et la gauche et la base orientée vers l'arrière, le haut et la droite. La moitié droite du cœur est tournée vers la paroi thoracique antérieure, tandis que la moitié gauche se porte vers l'arrière.

Projection sur la paroi du tronc

La limite droite du cœur se projette sur la paroi thoracique antérieure à la hauteur de l'insertion sternale des côtes 2 à 6 – à environ 2-3 cm du sternum. Il est limité en bas par le diaphragme.
La limite gauche du cœur se présente de la manière suivante : partant en haut d'un point situé à environ 2 cm de l'insertion sternale de la 2e côte, elle descend obliquement jusqu'à la pointe du corps, située à la hauteur du 5e EIC, à environ 2 cm de la ligne médio-claviculaire, côté médial.

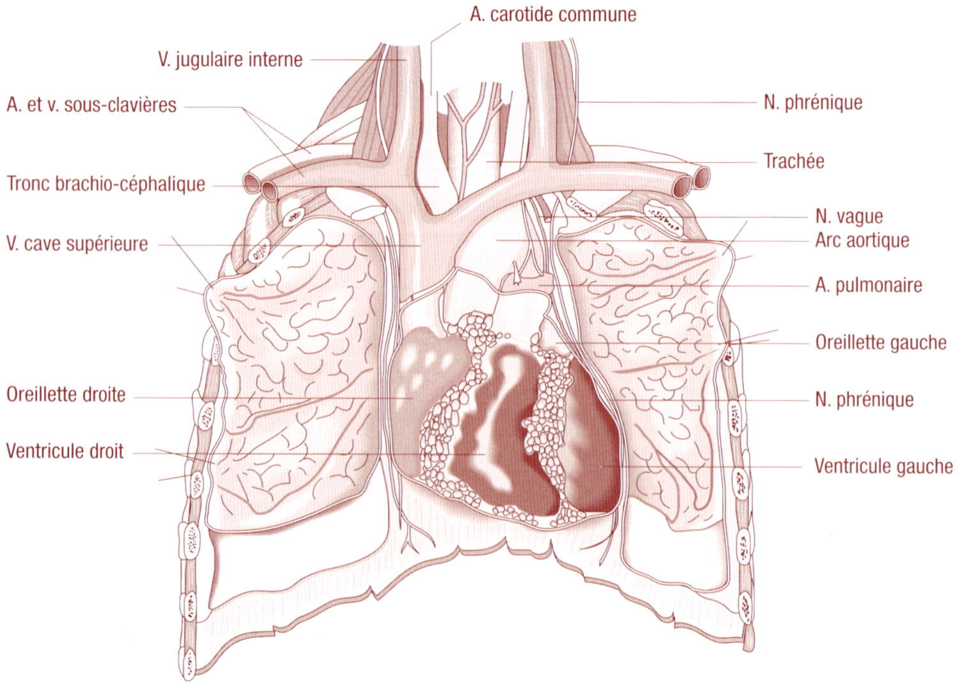

Le point le plus caudal du cœur, situé sur l'arrière, se trouve lors de l'expiration à la hauteur du corps de T10 et descend lors de l'inspiration d'une hauteur de vertèbre et demie.

Rapports topographiques

Face latérale

- Poumon, des deux côtés.
- N. phrénique, des deux côtés.

Face antérieure

- Dans le triangle péricardique : sternum.
- Côtes 2-6.
- Thymus.

Face postérieure

- Rachis.
- Œsophage.
- Aorte.
- Bronches.
- A et v. pulmonaires.

Face inférieure

- Diaphragme.

Face supérieure

- A. et v. pulmonaires.
- V. cave supérieure.
- Aorte.

Moyens de fixité et de suspension

Bien que solidement fixé au médiastin par l'intermédiaire du péricarde, le cœur se meut librement et sans frictions en raison de la nature séreuse de la membrane péricardique.

En haut, le cœur est suspendu aux vaisseaux entrant et sortant.
Le péricarde possède différents points de fixation dans toutes les directions.

Ligg. phrénico-péricardiques

Devant à droite, le péricarde adhère fermement au diaphragme. Ailleurs, il s'en détache d'un bloc.

Ligg. sterno-péricardiques

Relient le péricarde au manubrium et au processus xiphoïde.

Ligg. vertébro-péricardiques

Ligg. cervico-péricardiques

Ligg. viscéro-péricardiques

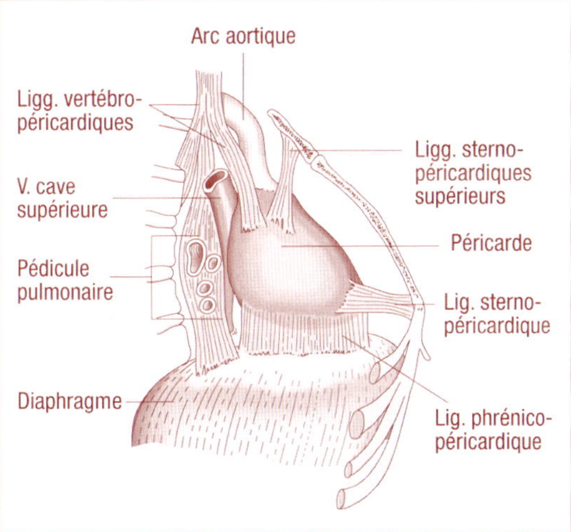

Structures ligamentaires du péricarde

Il existe des liens entre l'œsophage, les bronches et les veines pulmonaires.
Du côté latéral, le péricarde est uni à la plèvre pariétale par du tissu conjonctif.

Le péricarde et ses moyens de fixité sont inclus dans le système fascial du « tendon central », qui s'étend de la base du crâne jusqu'au petit bassin.

Circulation

Les artères coronaires droite et gauche naissent du sinus aortique (renflement à la base de l'aorte, au-dessus de la valvule aortique).
Les artères coronaires sont des artères terminales fonctionnelles, c'est-à-dire qu'elles ne forment entre elles aucune anastomose : si une branche de l'une ou l'autre de ces deux artères est obstruée, le tissu myocardique qu'elle alimente est détruit.

Artérielle

- A. coronaire gauche :
  - Ventricule gauche.
  - Paroi antérieure du ventricule droit.
  - Septum inter-ventriculaire.
- Branche circonflexe de l'a. coronaire gauche.
- Oreillettes droite et gauche.
- A. coronaire droite :
  - Ventricule droit (la plus grande partie).
  - Septum inter-ventriculaire.

Veineuse

- Sinus coronaire :
  - Vaisseau collecteur des grosses veines coronaires. Il débouche dans l'oreillette droite et draine environ un tiers du sang veineux. Les petites veines débouchent directement dans les cavités cardiaques, généralement dans l'oreillette droite.

Écoulement de la lymphe

La lymphe rejoint les nœuds médiastinaux antérieurs, situés en avant de la bifurcation trachéale, et les nœuds lymphatiques entourant les gros vaisseaux proches du cœur.

Innervation

- Sympathique provenant des segments Th1-4 via les nn. grand et petit splanchniques.
- N. vague.

Les deux systèmes neurovégétatifs se rejoignent dans le pl. cardiaque. Le plexus, d'où partent des nerfs autonomes courant parallèlement aux artères coronaires, enveloppe l'aorte et la racine des autres gros vaisseaux proches du cœur.

- N. phrénique – assure l'innervation sensible du péricarde conjointement avec les nerfs sympathiques et parasympathiques.

Biorythme

Temps max.	11-13 h.
Temps min.	23-01 h.

Anatomie du poumon

Généralités

Les poumons remplissent les parties latérales de la cage thoracique. Le poumon gauche est un peu plus petit car le cœur occupe une partie de la cavité thoracique gauche.

Le poumon gauche se compose de deux lobes divisés en 9 segments. Le poumon droit possède trois lobes et dix segments. Chacun des segments est alimenté en air par une bronche segmentaire. Ces bronches rejoignent les bronches lobaires, qui convergent pour former la bronche souche. Les deux bronches souches fusionnent pour former la trachée.
C'est dans les alvéoles que se produisent les échanges gazeux. Nous en possédons environ 300 à 400 millions, ce qui représente une superficie totale de 100 à 140 m^2.

Les deux poumons sont entourés par la plèvre viscérale, qui se transforme en plèvre pariétale dans la zone de fixation des poumons. L'espace séparant les poumons de la plèvre est remplie de liquide, ce qui assure à ceux-ci une mobilité importante et sans friction, malgré la solidité des moyens de fixation.

Situation

La cavité pleurale, comprise entre les deux feuillets pleuraux, sert en partie d'espace de réserve pour permettre aux poumons de se dilater en cas de grande inspiration. C'est pourquoi nous décrirons les limites de la plèvre séparément de celles des poumons.

Limites de la plèvre

Supérieure
Environ 3 cm au-dessus de la 1re côte, aspect couenneux.

Antéro-médiale
En arrière du sternum, à gauche avec empreinte cardiaque.

Postéro-médiale
Corps de T1-12, espace paravertébral.

Inférieure

Ligne médio-claviculaire :	7e côte.
Ligne axillaire antérieure :	8e côte.
Ligne axillaire :	9e côte.
Ligne axillaire postérieure :	10e côte.
Ligne scapulaire :	11e côte.
Espace paravertébral :	12e côte.

Limites des poumons

Correspondent du point de vue crânial et paravertébral aux limites pleurales. En ce qui concerne la limite inférieure, elle se trouve à un ou deux espaces intercostaux au-dessus de celles de la plèvre lors d'une inspiration neutre.
En cas d'inspiration ou d'expiration profonde, la limite inférieure des poumons descend ou monte d'environ un espace intercostal.

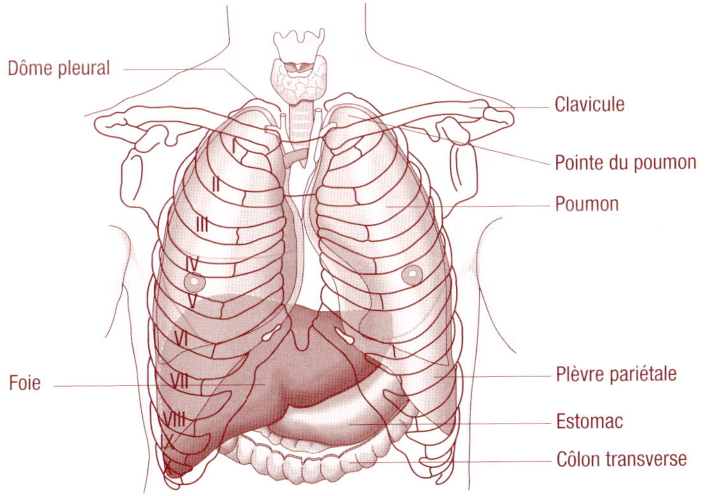

Topographie des poumons et de la plèvre : vue antérieure

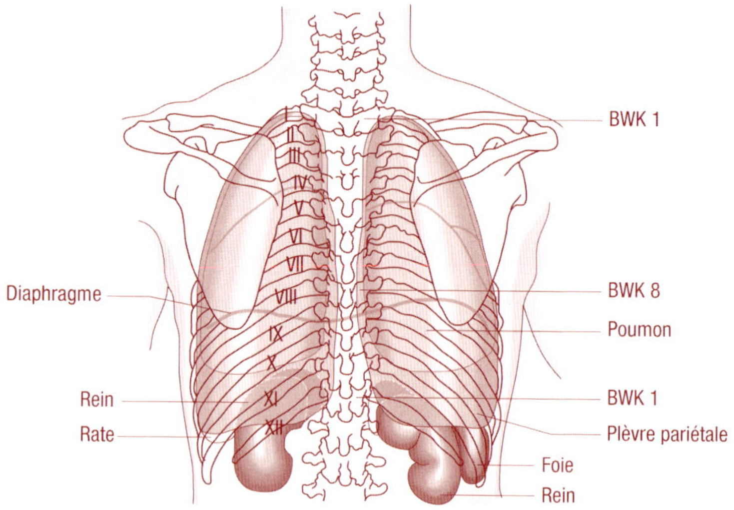

Le poumon gauche est dans l'ensemble plus bas que le poumon droit, car celui-ci est poussé vers le haut par le foie.

Emplacement des scissures

Scissure oblique gauche

Commence du côté postérieur près de la 4ᵉ articulation costo-vertébrale et se termine du côté antérieur près de la 6ᵉ articulation chondro-sternale après un parcours oblique autour de la cage thoracique.

Entretient un rapport étroit avec les 5ᵉ et 6ᵉ côtes du côté antérieur et avec les 4ᵉ et 5ᵉ côtes du côté postérieur.

Scissure oblique droite

Elle commence du côté postérieur près de la 3ᵉ articulation costo-vertébrale et se termine du côté antérieur près de la 6ᵉ côte.

Elle entretient un rapport étroit avec les 5ᵉ et 6ᵉ côtes du côté antérieur et avec les 3ᵉ, 4ᵉ, 5ᵉ et 6ᵉ côtes du côté postérieur.

Scissure horizontale droite

Elle naît de la scissure oblique, côté postérieur, sous la scapula, à la hauteur des côtes 4/5, et se termine côté antérieur sous la 3ᵉ articulation chondro-sternale. Cette articulation et la 4ᵉ côte sont très proches de la scissure.

Rapports topographiques

- Côte 1-12, en fonction de la position respiratoire.
- Clavicule.
- Sternum.
- A. et v. sous-clavières.
- N. phrénique.
- A. et v. péricardio-phréniques.
- N. vague.
- N. laryngé récurrent.
- Trachée.
- Bronches souches.
- A. et vv. pulmonaires.
- Aorte (gauche).
- Œsophage (à droite).

- Cœur (à gauche plus qu'à droite).
- Diaphragme.
- V. azygos.
- V. hémi-azygos.

Moyens de fixité et de suspension

La force d'adhérence due à la pression négative régnant dans la cavité pleurale empêche les poumons, très élastiques, de se rétracter jusqu'au hile.

La plèvre pariétale est solidement accolée à la face interne de la cage thoracique : on trouve des moyens de fixité fasciaux au niveau du sternum et des côtes sur toute leur longueur. La plèvre est aussi fermement attachée au diaphragme. Elle recouvre les organes avoisinants et engaine également le médiastin sans réelles fixations.
Le ligament pulmonaire, qui naît de la face inférieure du hile pulmonaire, est un repli de la plèvre pariétale. Il s'insère sur le diaphragme.

Le dôme pleural est pourvu des ligaments suspenseurs qui relient la plèvre à la 1re côte et au corps de C6 à T1 :

- Lig. costo-pleural.
- Lig. transverso-pleural.
- Lig. vertébro-pleural.

Circulation

L'a. et la v. pulmonaires, vaisseaux publics (qui servent à l'échange gazeux), se ramifient avec l'arbre bronchique jusqu'aux capillaires, qui forment un réseau autour des alvéoles.

Les vaisseaux privés (qui alimentent le tissu pulmonaire en oxygène et en nutriments) naissent comme suit.

Artérielle

Branches bronchiques :

- Aorte thoracique pour le poumon gauche.
- 3e et 4e artères intercostales pour le poumon droit.

Veineuse

Vv. bronchiques.
Débouchent dans les vv. pulmonaires ou les vv. azygos et hémi-azygos.

Innervation

Système nerveux sympathique, provenant des segments Th1/2 à Th5/6

- Les fibres rejoignent le pl. pulmonaire et continuent le long de l'arbre bronchique à la périphérie des poumons.

Système nerveux parasympathique

- N. vague.

Biorythme

Temps max.	3-5 heures.
Temps min.	15-17 heures.

Anatomie du médiastin

On entend par médiastin l'espace intra-thoracique présentant les limites suivantes :

AV
Sternum.

ARR
Rachis.

HT
Défilé thoracique.

BAS
Diaphragme.

DH
Les deux poumons.

Cet espace renferme un certain nombre de structures essentielles à la vitalité de l'ensemble de l'organisme :
Cœur et péricarde.
Les grosses artères et veines du corps :
- Aorte.
- A. pulmonaire.
- V. cave supérieure.
- Vv. pulmonaires.
- Œsophage.
- Trachée.
- Bronches souches.
- N. vague.
- N. phrénique.
- Tronc sympathique.
- Thymus.
- V. azygos.
- V. hémi-azygos.
- Conduit thoracique.

Ces organes et structures circulatoires sont reliés entre eux par du tissu conjonctif, ce qui permet une bonne cohésion à l'intérieur du médiastin. Il est en outre important que la mobilité soit suffisante pour permettre des mouvements amples du tronc, des bras, de la tête et du cou. Il faut par exemple que l'œsophage et les autres organes puissent s'étirer de haut en bas lors des extensions du cou.
L'expansion des poumons et les mouvements du diaphragme exigent également de la part des organes et structures environnantes une bonne mobilité, car le médiastin est de fait continuellement soumis à une alternance entre pression et traction.

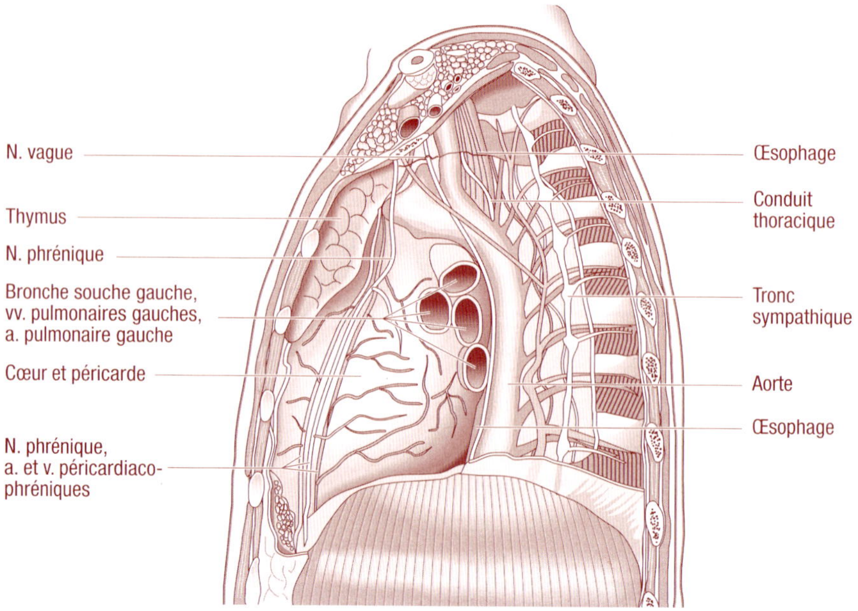

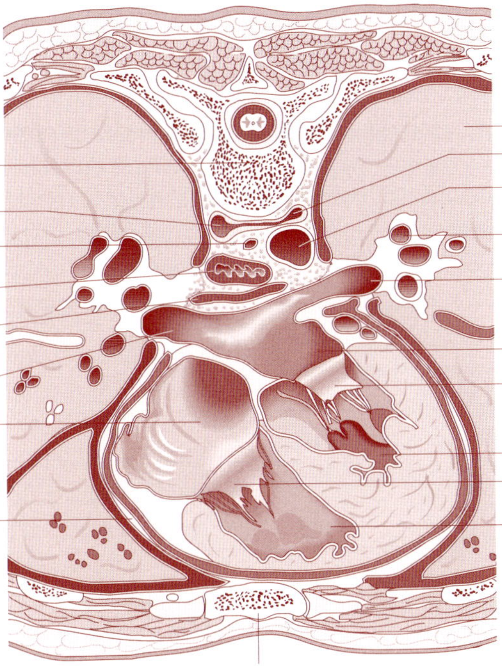

Enfin, les battements de cœur, du fait des oscillations qu'ils engendrent, influent également sur les structures médiastinales.

On voit donc que dans cet espace, en apparence immobile, les organes sont soumis à un mouvement constant bien que souvent minime.

Cela importe beaucoup pour le retour sanguin vers le cœur, dépendant en partie de la dépression thoracique, ainsi que pour les structures neurales, stimulées au sens ostéopathique du terme par le mouvement constant.

Le médiastin fait partie intégrante du système fascial du « tendon central ». Il constitue la portion thoracique d'un faisceau de fascias s'étendant de la base du crâne jusqu'au petit bassin. Aussi, des adaptations peuvent-elles se produire au niveau des structures fasciales du médiastin, donnant lieu à des symptômes thoraciques ayant leur origine ailleurs dans le corps.

Du fait de l'importance vitale des structures médiastinales, les tiraillements s'exerçant sur les fascias peuvent engendrer des altérations fonctionnelles significatives. Qu'on songe à ce sujet à l'innervation vagale ou au tableau de la hernie hiatale !

Physiologie des mouvements

Le mouvement thoracique régulier est créé par la respiration. On observe en moyenne 12 à 14 cycles respiratoires par minute entraînant un élargissement et un rétrécissement rythmiques du diamètre sagittal et transversal de la cage thoracique.

D'un point de vue biomécanique, on distingue un mouvement costal dans deux directions : l'axe de rotation des premières côtes, qui passe par les articulations costo-transversaires et costo-vertébrales, est quasiment parallèle au plan frontal – il en résulte lors de l'expiration un élargissement principale-

ment du diamètre sagittal de la cage thoracique. L'élévation des côtes qui se produit lors de l'inspiration entraîne par conséquent avant tout un agrandissement du diamètre thoracique transversal.
Les côtes moyennes se meuvent selon un axe formant un angle à 45° avec le plan sagittal. Le mouvement inspiratoire provoque ici un élargissement du diamètre sagittal et transversal.
Le mouvement des côtes provoque une élévation du sternum en direction crâniale et un accroissement de la distance par rapport à la colonne vertébrale – lors de l'inspiration, le sternum est poussé vers l'avant et vers le haut. On observe à cette occasion un mouvement aussi bien des articulations sterno-costales que des articulations chondro-costales.
Au niveau de la jonction chondro-costale, les cartilages costaux sont soumis à une torsion primordiale pour le retour élastique et passif du thorax de la position inspiratoire à la position expiratoire complète.
L'inspiration est un processus commandé par les muscles respiratoires : l'état stable nécessite l'intervention du diaphragme, des scalènes et des mm. parasternaux. Comme décrit précédemment, ils élargissent le diamètre sagittal et transversal de la cage thoracique. Le diaphragme agrandit le diamètre thoracique vers le bas et soulève les côtes.
La contraction du diaphragme entraîne un mouvement descendant avec déplacement des organes abdominaux vers le bas et l'avant. Le mouvement vers l'avant est dû à la souplesse de la paroi abdominale, qui n'oppose aucune résistance active au déplacement des organes abdominaux lors de l'inspiration.
À l'état stable, l'expiration est un processus passif commandé par les forces de rétraction élastique du thorax. En cas d'inspiration profonde, plusieurs muscles inspiratoires accessoires aident en outre à l'expansion thoracique.

Il s'agit notamment des muscles suivants :
- Mm. intercostaux externes.
- Petit dentelé postérieur et supérieur.
- Grand dentelé.
- Grand pectoral.
- Petit pectoral.
- Sterno-cléido-mastoïdien.
- Érecteurs du rachis.

L'inspiration profonde entraînant une extension de la colonne vertébrale, les extenseurs du rachis peuvent être comptés au nombre des muscles respiratoires accessoires.

L'expiration forcée nécessite également l'intervention de muscles accessoires. Il s'agit notamment des muscles suivants :
- Muscles abdominaux (mm. oblique interne et oblique externe de l'abdomen, grand droit de l'abdomen, m. transverse de l'abdomen).
- Mm. intercostaux internes.
- Mm. subcostaux.
- Mm. transverses du thorax.
- Petit dentelé postérieur et inférieur.
- Grand dorsal.

Clinique ostéopathique

Symptômes cardinaux

- Signes d'angor.
- Baisse soudaine des performances.
- Stases dans la grande et la petite circulation.
- Dyspnée avec stridor inspiratoire ou expiratoire.
- Crachats sanglants.

Dysfonctions caractéristiques

Adhérences/fixations

Causes possibles :
- Cause fasciale comme expression d'une adaptation secondaire à une autre dysfonction.

- Cicatrices post-opératoires.
- Symphyses pleurales, par ex. après une infection.

Dysfonctions structurelles associées

- T1-5.
- Côtes 1-5 des deux côtés.
- Clavicule (fixation fasciale).
- Articulations sterno-costales 1-7 des deux côtés.
- Lésions sternales intra-osseuses.

Symptômes atypiques

Voici une liste de symptômes pouvant s'expliquer par des chaînes ostéopathiques ou ressortir de l'interrogatoire du patient [pour l'explication des chaînes ostéopathiques, voir *Symptômes atypiques* dans le chapitre sur le foie, p. 41] :

- Mouvement respiratoire de faible amplitude en station stable.
- Creux supra-claviculaire comblé.
- Hypercyphose thoracique.
- Cyphose cervicale (jonction cervico-thoracique hypomobile).
- Blessure thoracique par compression révélée par l'anamnèse, par ex. ceinture de sécurité lors d'un accident de voiture.

Indications au traitement ostéopathique

Perte de mobilité

Le volume courant à l'état stable est d'environ 500 mL. La respiration approfondie avec volumes inspiratoires significativement supérieurs exige un effort corporel. Le travail musculaire et le mouvement des côtes et du rachis sont nettement plus importants.

Conformément au principe ostéopathique de l'économie et au principe directeur selon lequel structure et fonction s'interdéterminent, on constate qu'à l'état stable le thorax travaille au quotidien de manière très économique : avec une dépense minimale d'énergie, il fournit à l'organisme une quantité suffisante d'oxygène. Cette forme de respiration nécessitant de la part du thorax un minimum d'amplitude de mouvement, on assiste au fil du temps à une perte de mobilité de la cage thoracique – la structure s'adapte à la sollicitation fonctionnelle. Cette perte de mobilité est très progressive et passe inaperçue. Les syndromes qui se développent au fil du temps sont de ce fait rarement mis en rapport avec une diminution de la mobilité thoracique.

Le syndrome du défilé thoracique, les céphalées et la PSH sont trois exemples parmi d'autres des affections qui exigent un examen attentif de la mobilité thoracique. En raison de l'appartenance du thorax au système fascial du « tendon central », il est indispensable de procéder à une analyse ostéopathique détaillée du maintien thoracique, et cela afin de pouvoir distinguer cause et effet. Bien que le thorax paraisse rigide, il cède facilement aux tractions fasciales pathologiques, ce qui se traduit par des altérations du maintien. Une intervention chirurgicale dans la partie inférieure de l'abdomen, par ex. une césarienne, peut, du fait de la cicatrice post-opératoire, provoquer des tractions fasciales contraignant le thorax à la flexion pour détendre la cicatrice.

Lorsqu'une altération du maintien se prolonge, la structure finit par s'adapter à la fonction, ce qui donne lieu au développement de syndromes thoraciques autonomes (voir ci-dessus).

La rigidité acquise du thorax a une incidence sur les organes de la cavité thoracique.

La diminution consécutive de l'extensibilité des poumons finit par retentir négativement sur le cœur. On observe une diminution du retour veineux au cœur ainsi que de la stimulation normale des nerfs autonomes par pression et traction.

Contre-indications au traitement ostéopathique

Les techniques thoraciques nécessitent parfois un grand déploiement de force et le recours au recoïl, ce qui explique le nombre relativement important de contre-indications :

- Fractures.
- Ostéoporose.
- Troubles du rythme cardiaque.
- Infarctus du myocarde.
- Angor instable.
- Stimulateur cardiaque ou défibrillateur implanté.
- Tumeurs.
- Infections fébriles.
- Cures chirurgicales récentes, par ex. pontage coronarien.

Tests et traitements ostéopathiques

Test et traitement des ligg. du processus coracoïde selon *Barral*

Position de départ
Le patient est couché sur le dos.
Le thérapeute se tient debout du côté de la partie à traiter.

Procédure
Le thérapeute palpe les ligg. coraco-acromial, trapézoïde et conoïde afin de juger de leur sensibilité. Il frictionne ou inhibe ensuite les zones douloureuses jusqu'à ce que la douleur ait disparu. Ce faisant, il dose la pression de manière à dépasser tout juste le seuil douloureux, ce qui lui permet ensuite d'évaluer le succès du traitement.

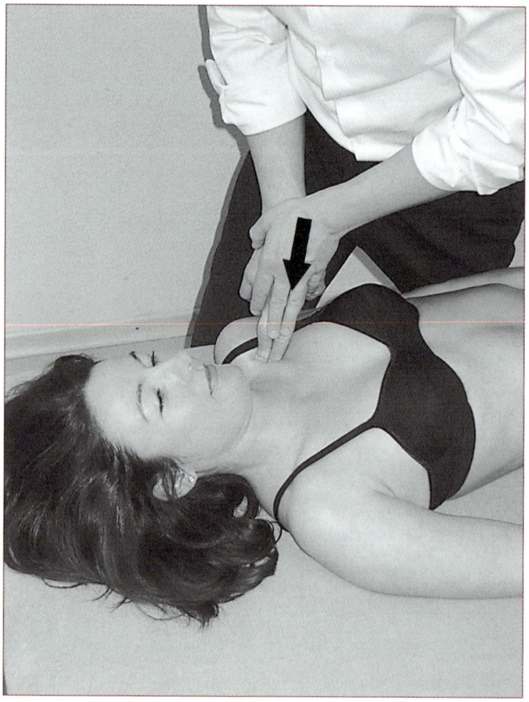

Test et traitement du lig. costo-claviculaire selon *Barral*

Position de départ
Le patient est couché sur le dos.
Le thérapeute se tient debout du côté de la partie à traiter.

Procédure
Le thérapeute palpe le lig. costo-claviculaire afin de juger de sa sensibilité.
Il frictionne ou inhibe ensuite les zones douloureuses jusqu'à ce que la douleur ait disparu. Ce faisant, il dose la pression de manière à dépasser tout juste le seuil douloureux, ce qui lui permet ensuite d'évaluer le succès du traitement.

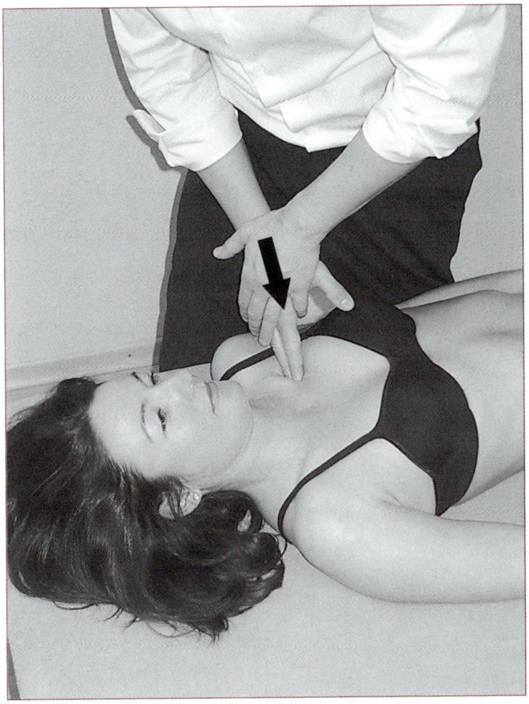

Compression et décompression de la clavicule dans l'axe longitudinal selon *Barral*

Position de départ
Le patient est couché sur le dos.
Le thérapeute se tient debout du côté de la partie à traiter.

Départ du test en compression
De sa main latérale, le thérapeute saisit l'extrémité acromiale de la clavicule entre l'éminence thénar et l'éminence hypothénar. De sa main médiale, il saisit l'extrémité sternale de la clavicule de la même manière. Les doigts des deux mains s'entrecroisent.

Déroulement du test en compression
Le thérapeute comprime la clavicule des deux mains simultanément. Ce faisant, il prête attention aux tensions intra-osseuses et fasciales ainsi qu'à la sensibilité à la compression. Dans un deuxième temps, le thérapeute translate la clavicule vers le dedans et vers le dehors.

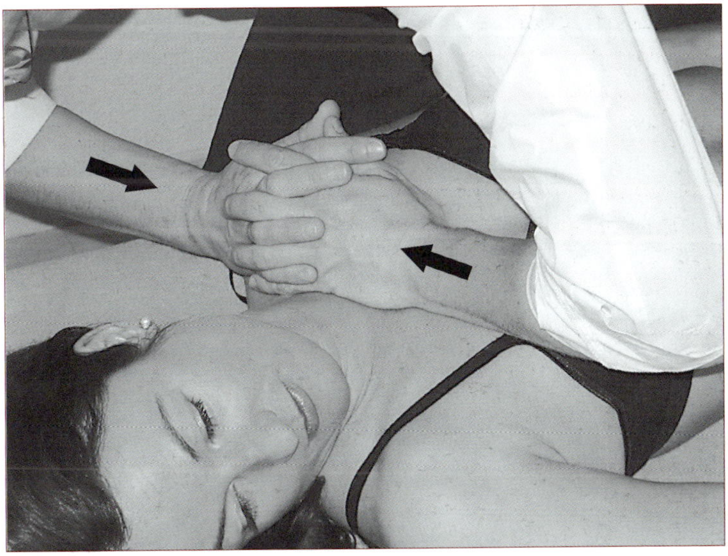

Traitement en compression

Le thérapeute translate la clavicule vers le dedans et vers le dehors.

Autre possibilité : soumettre la clavicule à un déroulement fascial tout en la comprimant.

Le traitement peut se terminer par un recoïl : pendant 1 ou 2 cycles respiratoires, le thérapeute augmente la compression sur l'expiration et la maintient sur l'inspiration. Lorsque la compression maximale est atteinte, il relâche subitement la pression sur l'inspiration suivante.

Départ du test en décompression

Le thérapeute place ses mains comme décrit cidessus sur les extrémités acromiale et sternale de la clavicule, mais en croisant les mains de manière à ce que la main médiale soit posée sur l'extrémité acromiale et la main latérale sur l'extrémité sternale. Le bout des doigts est dirigé en sens opposé.

Déroulement du test en décompression

Le thérapeute écarte ses mains l'une de l'autre en suivant l'axe longitudinal de la clavicule.

Ce faisant, il prête attention aux tensions intraosseuses et fasciales ainsi qu'à la sensibilité à la décompression.

Traitement en décompression

Tout en décomprimant la clavicule, le thérapeute évalue les tensions et mobilise par une traction continue ou intermittente.

Le traitement peut se terminer par un recoïl : pendant 1 ou 2 cycles respiratoires, le thérapeute augmente la compression sur l'expiration et la maintient sur l'inspiration. Lorsque la décompression maximale est atteinte, il relâche subitement la pression sur l'inspiration suivante.

Mobilisation fasciale de la clavicule

Position de départ

Le patient est couché sur le dos.

Le thérapeute se tient debout du côté de la partie à traiter.

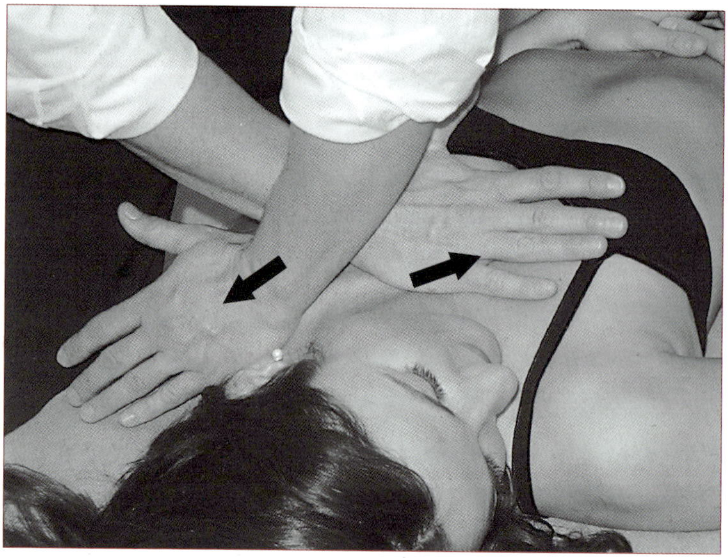

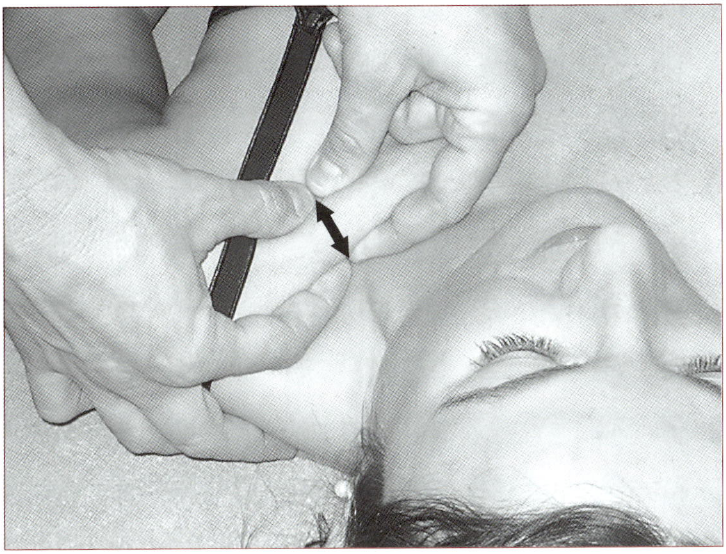

Départ du test
Le thérapeute pose ses deux index sur la face postérieure de la clavicule de manière à pouvoir palper celle-ci sur toute sa longueur.
Les deux pouces viennent se placer de la même manière sur la face antérieure de la clavicule.

Déroulement du test
Le thérapeute mobilise la clavicule vers l'avant et vers l'arrière sur toute sa longueur. Ce faisant, il prête attention aux tensions faciales et à la sensibilité.

Traitement
Les tensions peuvent être libérées par compression ou étirement et il est également possible de procéder à une mobilisation rythmique.

Compression et décompression du sternum selon *Barral*

Position de départ
Le patient est couché sur le dos.
Le thérapeute se tient debout latéralement au patient.

Départ du test en compression
De sa main crâniale, le thérapeute saisit l'extrémité crâniale du sternum entre l'éminence thénar et l'éminence hypothénar. De sa main caudale, il saisit l'extrémité xyphoïdale du sternum de la même manière. Les doigts des deux mains s'entrecroisent.

Déroulement du test en compression
Le thérapeute comprime le sternum des deux mains simultanément. Ce faisant, il prête attention aux tensions intra-osseuses et fasciales ainsi qu'à la sensibilité à la compression. Dans un deuxième temps, le thérapeute déplace le sternum vers le haut et vers le bas.

Traitement en compression
Le thérapeute déplace le sternum vers le haut et vers le bas.
Autre possibilité : soumettre le sternum à un déroulement fascial tout en le comprimant.
Le traitement peut se terminer par un recoïl : pendant 1 ou 2 cycles respiratoires, le thérapeute augmente la compression sur l'expiration et la maintient sur l'inspiration. Lorsque la compression

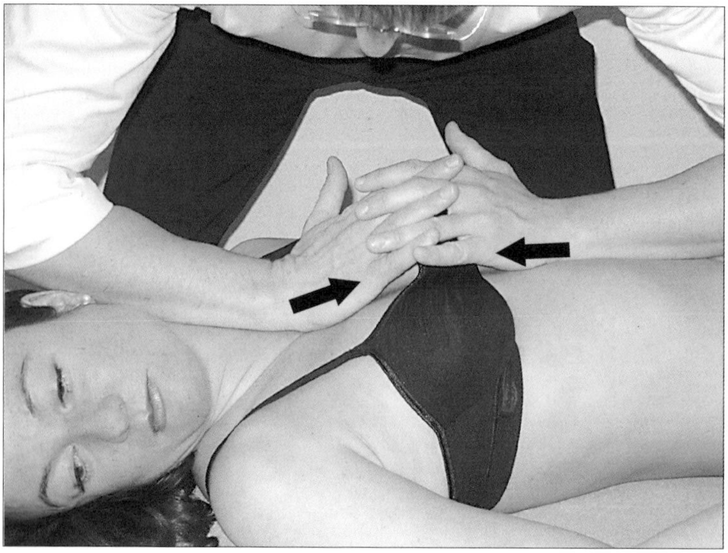

maximale est atteinte, il relâche subitement la pression sur l'inspiration suivante.

Départ du test en décompression
Le thérapeute place ses mains comme décrit ci-dessus sur les extrémités crâniale et xiphoïdale du sternum, mais en croisant les mains et en dirigeant le bout des doigts en sens opposé.

Déroulement du test en décompression
Le thérapeute écarte ses mains l'une de l'autre en suivant l'axe longitudinal du sternum.

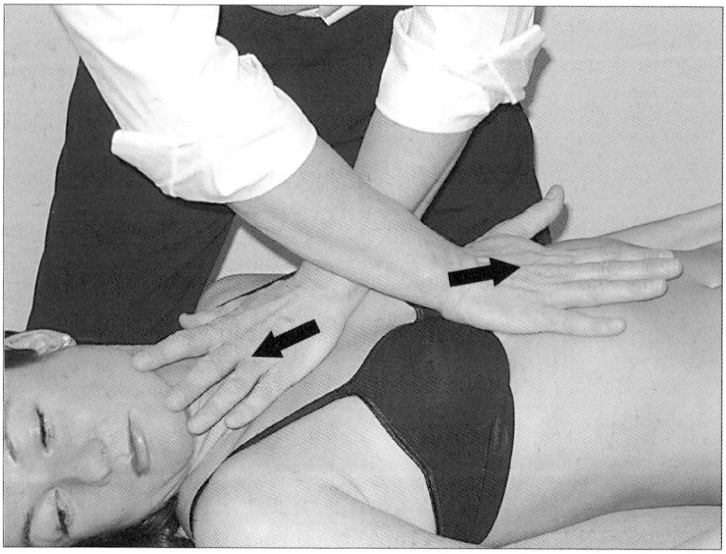

Ce faisant, il prête attention aux tensions intra-osseuses et fasciales ainsi qu'à la sensibilité à la décompression.

Traitement en décompression
Tout en décomprimant le sternum, le thérapeute évalue les tensions et mobilise par une traction continue ou intermittente.
Le traitement peut se terminer par un recoïl : pendant 1 ou 2 cycles respiratoires, le thérapeute augmente la compression sur l'expiration et la maintient sur l'inspiration. Lorsque la décompression maximale est atteinte, il relâche subitement la pression sur l'inspiration suivante.

Mobilisation de la jonction manubrio-sternale

Position de départ
Le patient est couché sur le dos.
Le thérapeute se tient debout latéralement au patient.

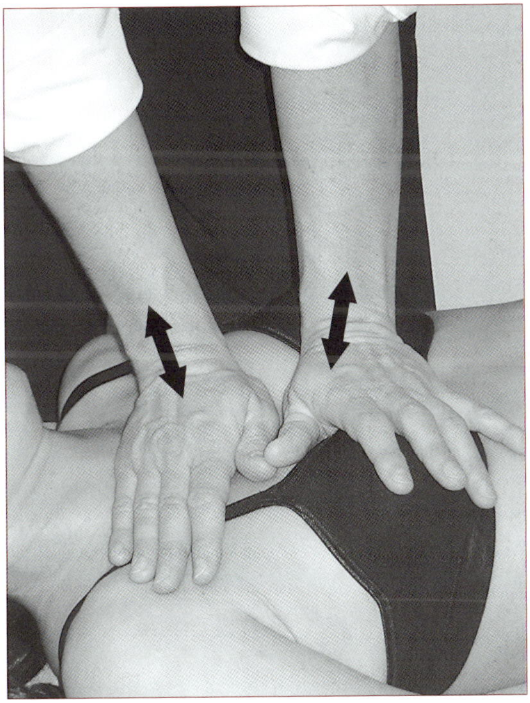

Départ du test
Le thérapeute pose sa main crâniale sur le manubrium, éminence thénar contre la jonction manubrio-sternale. La main caudale vient se poser sur le corps du sternum, éminence thénar contre la jonction manubrio-sternale. La jonction manubrio-sternale se trouve donc exactement entre les deux éminences thénar.

Déroulement du test
Le thérapeute appuie alternativement sur le manubrium et sur le sternum en direction postérieure. Ce faisant, il prête attention aux tensions intra-osseuses et fasciales ainsi qu'à la sensibilité à la mobilisation.

Traitement
Pour mobiliser la jonction manubrio-sternale, le thérapeute exerce une pression intermittente en direction postérieure. Cette manœuvre doit être effectuée selon un rythme calme et continu jusqu'à ce que toute tension ait disparu.

Mobilisation de la jonction xipho-sternale

Position de départ
Le patient est couché sur le dos.
Le thérapeute se tient debout latéralement au patient.

Départ du test
Le thérapeute pose sa main crâniale sur le sternum, éminence thénar contre la jonction xipho-sternale. La main caudale vient se poser sur le processus xiphoïde, éminence thénar contre la jonction xipho-sternale. La jonction xipho-sternale se trouve donc exactement entre les deux éminences thénar.

Déroulement du test
Le thérapeute appuie alternativement sur le processus xiphoïde et sur le sternum en direction pos-

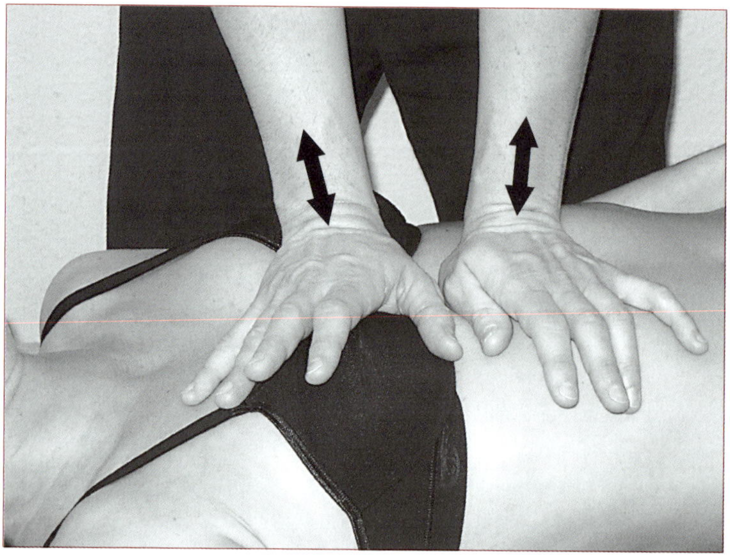

térieure. Ce faisant, il prête attention aux tensions intra-osseuses et fasciales ainsi qu'à la sensibilité à la mobilisation.

Traitement
Pour mobiliser la jonction xipho-sternale, le thérapeute exerce une pression intermittente en direction postérieure. Cette manœuvre doit être effectuée selon un rythme calme et continu jusqu'à ce que toute tension ait disparu.

Mobilisation des articulations sterno-costales

Position de départ
Le patient est couché sur le dos.

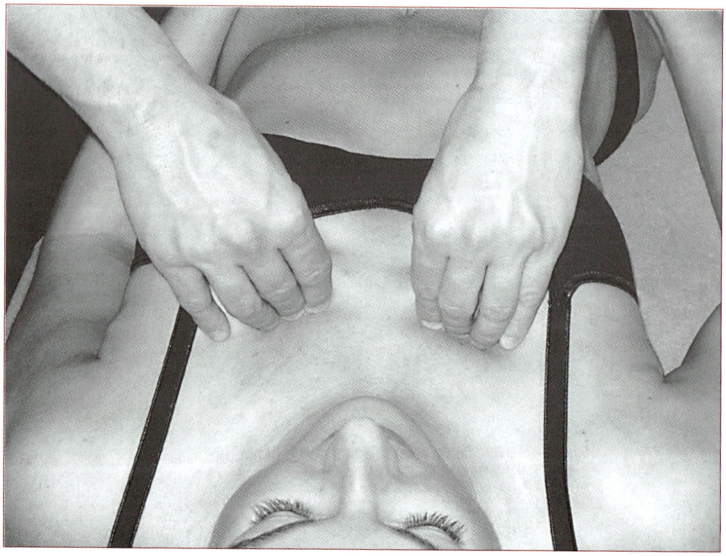

Le thérapeute se tient debout latéralement au patient.

Départ du test
Le thérapeute saisit les côtes à proximité du sternum entre le pouce et l'index.

Déroulement du test
Il appuie sur les côtes en direction crâniale, caudale et postérieure tout en prêtant attention aux tensions fasciales et à la sensibilité à la mobilisation.

Traitement
La mobilisation selon l'axe cranio-caudale avec pression vers l'arrière s'effectue par un mouvement simultané et opposé des deux mains, comparable à un mouvement de pédalage. La manœuvre se poursuit jusqu'à ce que toute tension ait disparu.

Soulèvement du sternum selon *Barral*

Position de départ
Le patient est couché sur le dos.

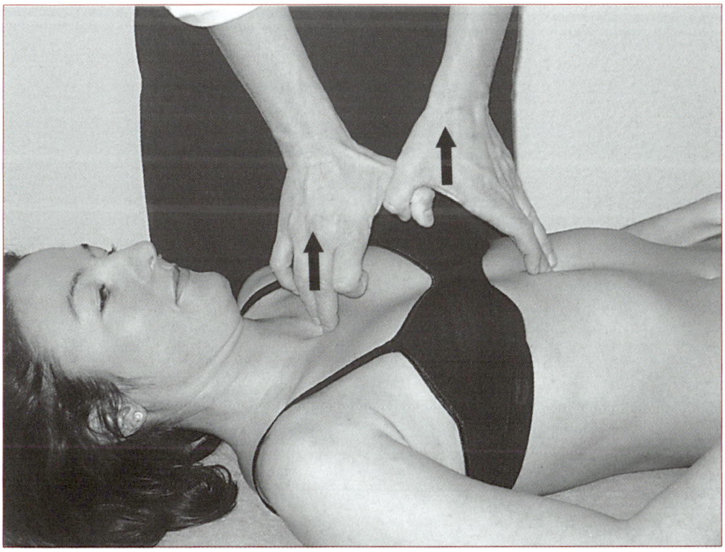

Le thérapeute se tient debout latéralement au patient.

Départ du traitement
Le médius de la main crâniale entre en contact avec le sternum dans le creux sus-sternal. La main caudale saisit la pointe du sternum entre deux doigts, de part et d'autre du processus xiphoïde. Les deux pouces s'accrochent l'un l'autre au-dessus du sternum de manière à ce que celui-ci se retrouve pris en pince. Une légère pression s'exerce à l'une et l'autre extrémité du sternum.

Traitement
Des deux mains, le thérapeute tire vers le haut, comme s'il voulait détacher le sternum de la cage thoracique. La position doit être maintenue jusqu'à ce qu'un relâchement fascial devienne perceptible, c'est-à-dire environ 1 ou 2 minutes.
Cette manœuvre permet d'influer efficacement sur les fascias du médiastin.

Mobilisation du m. sous-clavier selon Barral

Position de départ
Le patient est en décubitus latéral.
Le thérapeute se tient debout derrière le patient.

Départ du test
De sa main crâniale, le thérapeute saisit l'épaule du patient, tandis que le pouce ou les deux premiers doigts de la main caudale s'insinuent sous la clavicule.

Déroulement du test
La main caudale palpe le m. sous-clavier pour en évaluer les tensions et la sensibilité.

Traitement
La main caudale fixe le m. sous-clavier et reste immobile, tandis que la main crâniale mobilise l'épaule autour du point d'appui sur le m. sous-clavier.

Mobilisation du m. triangulaire du sternum selon *Barral*

Position de départ
Le patient est couché sur le dos.
Le thérapeute se tient debout latéralement au patient.

Départ du traitement
Il faut se représenter le m. triangulaire du sternum comme une pyramide inversée. La main caudale est posée sur le tiers inférieur du sternum. La main crâniale passe par-dessus la main caudale et vient se placer de l'autre côté sur les côtes (2-5 côté gauche, 3-6 côté droit), au niveau de la jonction chondro-costale.

Traitement
Le thérapeute écarte ses deux mains l'une de l'autre en exerçant une légère pression, puis relâche par un recoïl. Cette manœuvre doit être effectuée 3-4 fois sur chaque insertion costale du muscle.

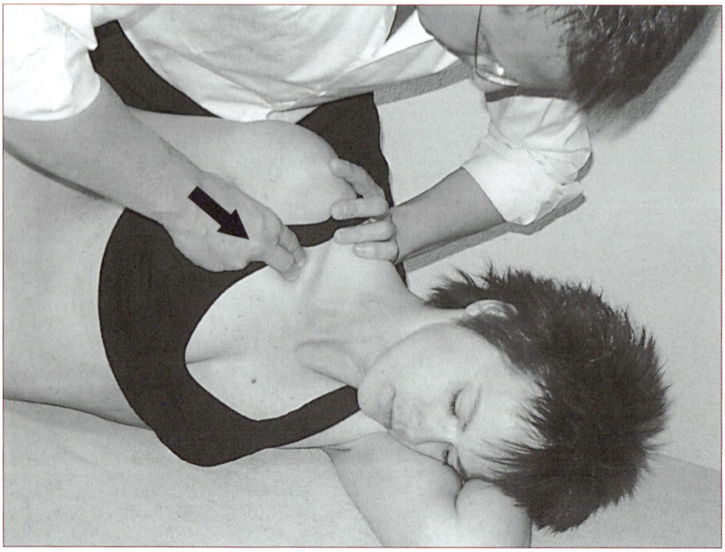

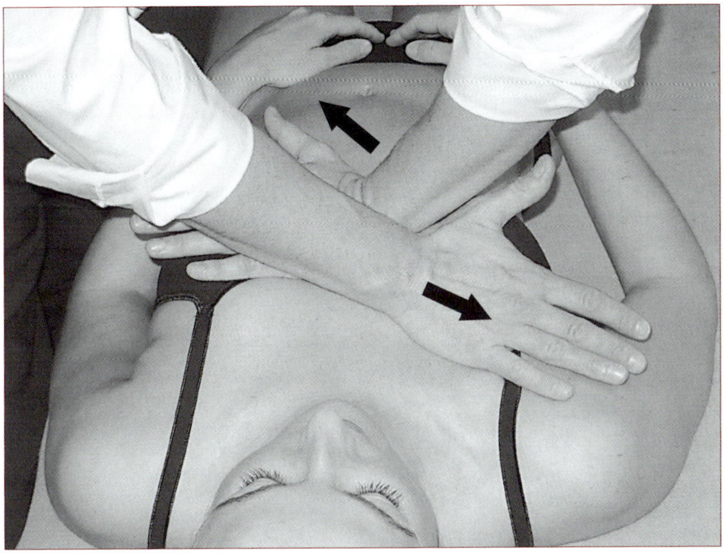

Mobilisation du fascia clavi-pectoral selon *Barral*

Position de départ

Le patient est couché sur le dos.
Le thérapeute se tient debout derrière le patient.

Départ du traitement

Le patient soulève la tête et la tourne vers la gauche. Le thérapeute passe sa main droite sous la tête du patient et saisit son épaule gauche par-devant. Le patient appuie sa tête sur l'avant-bras du thérapeute.
La main gauche du thérapeute vient se poser sur le gril costal droit, éminence thénar en contact avec le bord inférieur de la clavicule, bout des doigts orienté vers le bas et le dehors.

Traitement

Le thérapeute demande au patient d'inspirer profondément, puis, lors de l'expiration suivante, il pousse avec sa main gauche vers le bas et le dehors en exerçant une légère pression vers l'arrière. La pression est maintenue sur l'inspiration suivante et accentuée sur l'expiration. Cette manœuvre doit être effectuée 3-4 fois, puis le thérapeute relâche subitement la pression au début d'une inspiration.

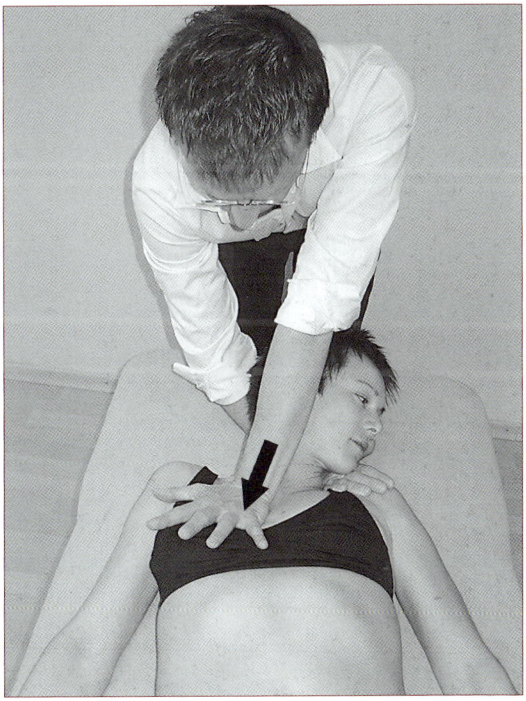

Mobilisation du creux supra-claviculaire

Position de départ
Le patient est couché sur le dos.
Le thérapeute se tient debout derrière le patient.

Départ du traitement
Le thérapeute place ses deux pouces dans les creux supra-claviculaires, puis appuie en direction caudale pour tester la tension fasciale et la sensibilité.

Traitement
Avec ses pouces ou ses doigts, le thérapeute inhibe ou frictionne les zones des creux supra-claviculaires présentant une tension fasciale élevée ou une sensibilité anormale. La manœuvre doit être effectuée jusqu'à ce que l'état du tissu se soit normalisé.

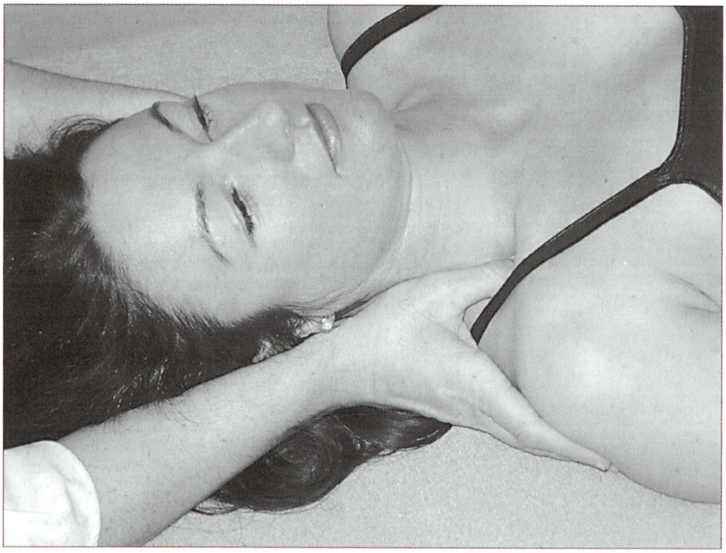

Soulèvement des pectoraux selon *Barral*

Position de départ
Le patient est couché sur le dos.
Le thérapeute se tient debout derrière le patient.

Traitement
Le thérapeute prend fermement le grand et le petit pectoral en pince entre le pouce et les doigts des deux côtés, puis il tire le tissu vers le haut. La position atteinte doit être maintenue pendant 1 ou 2 minutes.
Un relâchement fascial perceptible se produit rapidement. Si la traction est tout d'abord douloureuse, la douleur disparaît après quelques instants.

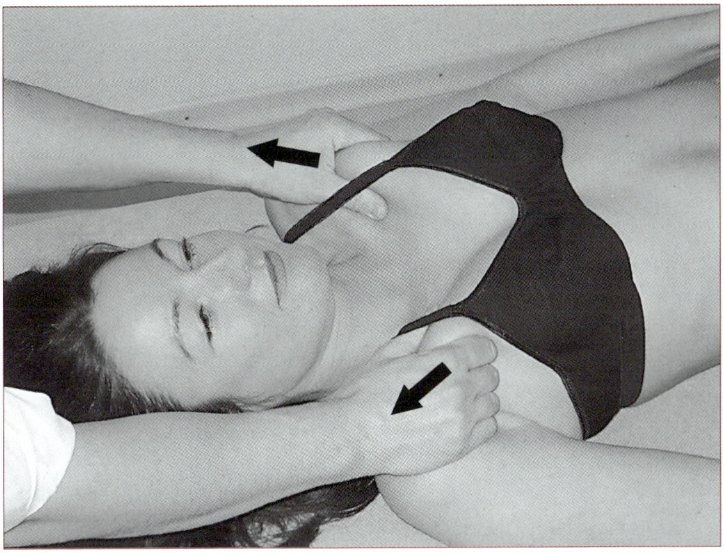

Mobilisation du médiastin selon *Barral*

Position de départ
Le patient est en décubitus latéral.
Le thérapeute se tient debout derrière le patient.

Départ du traitement
Le thérapeute pose sa main ventrale sur le tiers inférieur du sternum, bout des doigts dirigé vers le haut. La main dorsale vient se placer sur la colonne vertébrale, à l'aplomb du manubrium, bout des doigts également dirigé vers le haut.

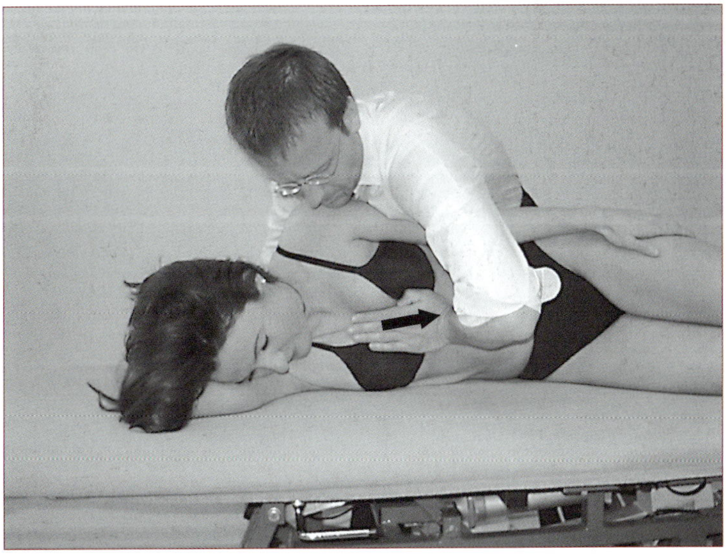

Traitement
De sa main dorsale, le thérapeute applique une pression vers le bas et l'avant, tandis que la main ventrale appuie vers le haut et l'arrière. Il relâche ensuite la pression subitement et simultanément (rebond), puis répète l'opération 8 à 10 fois.
Il déplace ensuite ses mains de manière à ce que celle de devant soit maintenant sur le manubrium et celle de derrière sur la colonne vertébrale à l'aplomb du tiers inférieur du sternum. La pression exercée par la main ventrale s'applique cette fois vers le haut et l'arrière, tandis que la pression exercée par la main ventrale s'applique vers le bas et l'avant.

Relâchement fascial sterno-costal en décubitus ventral

Position de départ
Le patient est couché sur le ventre.
Le thérapeute se tient debout devant le patient.

Procédure
Le patient décolle légèrement ses épaules de la table. Le thérapeute pose les quatre doigts de ses deux mains sur les espaces intercostaux 2-5 des deux côtés, dans la région de la jonction sterno-costale, puis demande au patient de reposer les épaules sur la table. Les doigts restent en place.

Variante
On peut rester dans cette position (inhibition) jusqu'à ce que le relâchement fascial devienne perceptible, mais il est également possible d'accroître la pression exercée par les doigts afin d'augmenter l'effet mobilisateur.
Le thérapeute peut aussi placer ses doigts sur la jonction chondro-costale. La procédure est la même.

Mobilisation fasciale par-dessus les artères coronaires

Position de départ
Le patient est couché sur le dos.
Le thérapeute se tient debout sur le côté gauche du patient.

Procédure
Le thérapeute croise ses mains, pose la gauche sur la 3e articulation chondro-sternale gauche et la

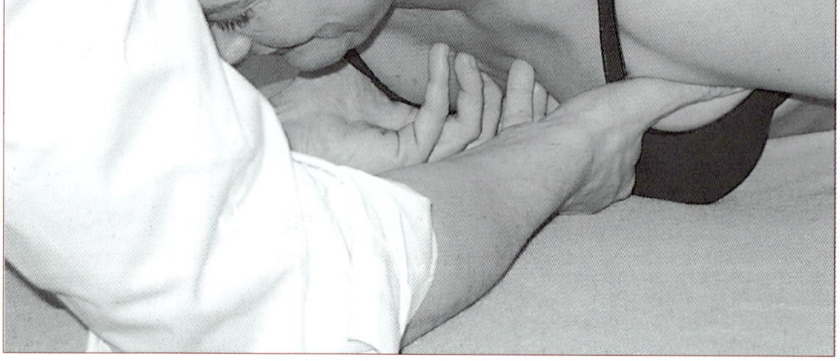

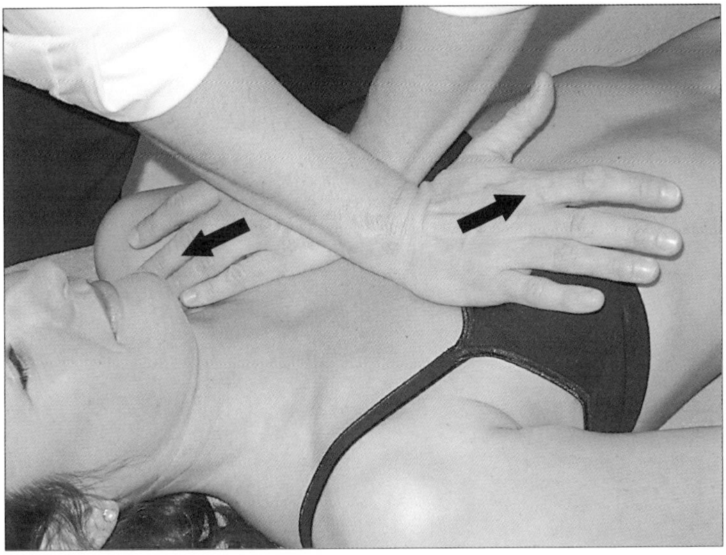

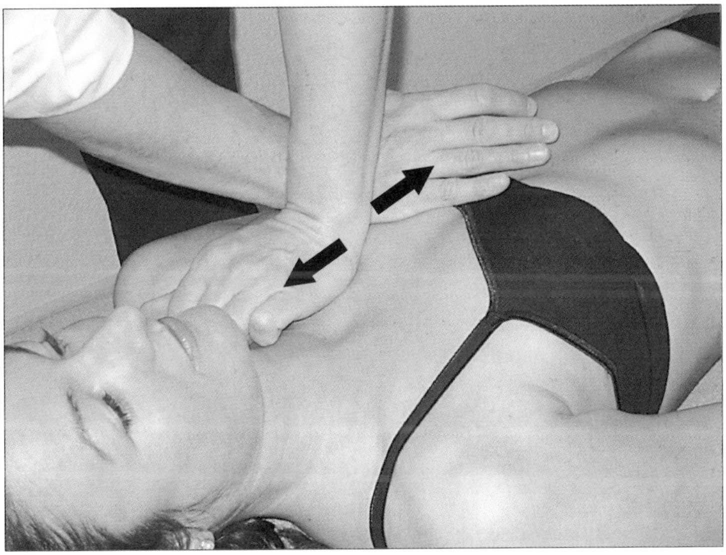

droite entre les 3e et 4e articulations chondro-sternales droites, pour l'artère coronaire droite. Lors de l'expiration, il éloigne les mains l'une de l'autre selon un angle de 40° par rapport à la ligne médiane tout en appuyant légèrement vers l'arrière.

Pour la branche inter-ventriculaire de l'artère coronaire gauche, le thérapeute pose sa main entre les 3e et 4e articulations chondro-sternales gauches. L'axe de traction forme ici avec la ligne médiane un angle de 20°.

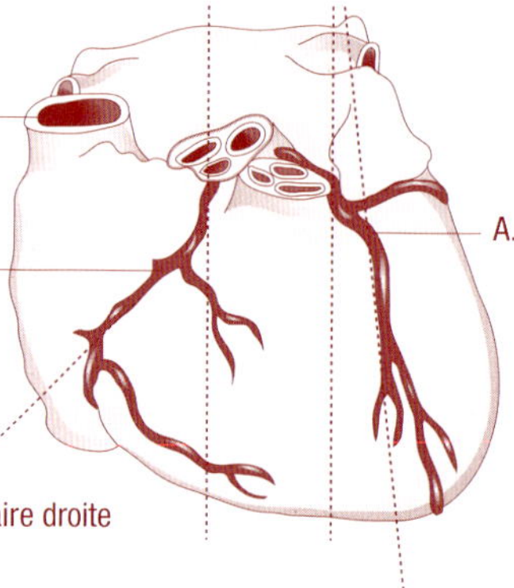

Traitement des poumons et de la plèvre

La mobilité de la plèvre pariétale est liée à celle du thorax. Toutes les techniques qui permettent de mobiliser le thorax ont également un effet positif sur la plèvre (traitement « externe » des poumons). Outre les techniques décrites, on peut aussi recourir à la position d'étirement ou à des manœuvres de compression.

Les techniques empruntées à la thérapie respiratoire, qui permettent une ventilation maximale des poumons, peuvent être conçues comme traitement « interne des poumons ».

La mobilisation « externe » du thorax et le traitement ventilatoire « interne » constituent ensemble une forme très efficace de traitement ostéopathique des poumons.

En effectuant régulièrement les exercices de Fulford décrits ci-après, le patient pourra lui-même améliorer considérablement sa mobilité thoracique.

Techniques circulatoires et réflexes selon *Kuchera*

Stimulation lymphatique

- Drainage lymphatique du thorax et de l'abdomen.
- Techniques diaphragmatiques.

Régulation du système nerveux autonome

Système nerveux sympathique

- Rib-raising Th1-6.
- Inhibition des muscles paravertébraux.
- Vibrations.
- Manipulations.
- Maitland.

Système nerveux parasympathique

Stimulation du n. vague par :

- Thérapie cranio-sacrée.
- Techniques laryngiennes.
- Techniques thoraciques (recoïl).

Traitement des points réflexes selon *Chapman*

Position pour le cœur

Face antérieure
2e EIC, à proximité du sternum (des deux côtés).

Face postérieure
Entre les processus transverses de T2 et T3, à mi-chemin entre processus épineux et extrémité du processus transverse (des deux côtés).

Position pour les bronches

Face antérieure
2e EIC, à proximité du sternum (des deux côtés).

Face postérieure
Sur T2 à mi-chemin entre processus épineux et extrémité du processus transverse, jusqu'à l'extrémité crâniale du corps vertébral (des deux côtés).

Position pour le poumon supérieur

Face antérieure
3e EIC, à proximité du sternum (des deux côtés).

Face postérieure
Entre les processus transverses de T3 et T4, à mi-chemin entre processus épineux et extrémité du processus transverse (des deux côtés).

Position pour le poumon inférieur

Face antérieure
4e EIC, à proximité du sternum (des deux côtés).

Face postérieure
Entre les processus transverses de T4 et T5, à mi-chemin entre processus épineux et extrémité du processus transverse (des deux côtés).

Principe du traitement

Le thérapeute pose un doigt tout doucement sur le point réflexe, puis applique une légère pression. Les points réflexes sont souvent très sensibles. C'est pourquoi il convient de procéder avec la plus grande délicatesse.
Le doigt reste en contact avec le point et effectue des petits mouvements circulaires.
Les points de la face antérieure doivent toujours être traités en premier. On ne passe au point suivant qu'une fois la sensibilité et/ou la consistance du point traité normalisées.
Pour finir, le thérapeute contrôle une dernière fois les points ventraux. Si la normalisation n'a pas tenu ce peut-être l'indice que la pathologie organique est trop prononcée pour qu'il soit possible d'agir dessus à court terme par voie réflexe ou qu'il existe d'autres dysfonctions nécessitant d'être préalablement traitées.

Recommandations au patient

Capacité de mouvement du thorax

La respiration profonde sollicite l'ensemble de la capacité de mouvement du thorax. Pratiquer une activité sportive est un bon moyen pour maintenir une mobilité thoracique optimale. Les sports d'endurance sont pour cela particulièrement recommandés. Ils permettent également d'entretenir le système cardiovasculaire et la fonction pulmonaire.

Prévention de l'athérosclérose

- Activité sportive.
- Arrêt du tabac.
- Réduction du surpoids.

Conseils diététiques

- Faire baisser le taux de cholestérol et de triglycérides.

- Préférer les graisses poly-insaturées aux graisses saturées et hydrogénées.
- Privilégier les aliments riches en fibres.
- Manger ail, oignon, gingembre et piment fort.
- Augmenter l'apport en anti-oxydants (vitamines A, C, E et autres) par une consommation accrue de fruits et de légumes.

Les 5 exercices selon *Fulford*

Les exercices ci-dessous ont pour but d'aider le patient à améliorer et entretenir par lui-même sa mobilité thoracique. Chacun d'eux doit être effectué deux minutes par jour en respirant lentement et profondément selon son propre rythme (comme décrit pour le 1er exercice).

Exercice 1 : Exercice respiratoire

Position initiale
Assis sur une chaise, dos droit, pieds écartés de la largeur des épaules, à plat au sol un peu en avant des genoux, mains posées sur les cuisses.

Procédure
Expirer profondément par le nez tout en appliquant la langue contre le palais, puis expirer par la bouche tout en conservant la langue en contact avec le palais afin de créer une résistance.

Exercice 2 : Étirement de la partie supérieure de la cage thoracique

Position initiale
Debout, pieds écartés de la largeur des épaules.

Procédure
Lever les bras sur le côté jusqu'à hauteur d'épaule, une paume dirigée vers le haut, l'autre vers le bas.

Exercice 3 : Rotation de la colonne vertébrale

Position initiale
Couché sur le dos.
Bras en croix (abduction à 90°), une main posée paume à plat, l'autre tournée vers le plafond. Les jambes sont croisées en ciseaux.

Procédure
Tout en gardant les deux épaules plaquées au sol, montez la jambe du dessus sur le côté de manière à ce qu'elle forme un angle de 90° avec la jambe du dessous. Maintenir la position 2 minutes, puis changer de côté.

Exercice 4 : Étirement longitudinal de la colonne vertébrale

Position initiale
Assis sur une chaise, pieds écartés de la largeur du bassin.

Procédure
Poser les mains sur les genoux, puis descendre progressivement le long des tibias jusqu'aux pieds. Les mains sont placées de manière à ce que les pouces soient orientés vers l'extérieur. La tête est relâchée et suit le mouvement d'enroulement.

Exercice 5 : Étirement de la poitrine et du ventre

Position initiale
Debout contre un mur.
Les talons, les fesses, les épaules et l'occiput sont en contact avec le mur.

Procédure
Monter les bras le long du mur au-dessus de la tête, paumes vers le plafond (flexion maximale).

Physiologie

Physiologie du cœur

Nous avons choisi de décrire ici l'action mécanique du cœur gauche, mais le déroulement est le même pour le cœur droit.

Systole

Phase de contraction

- Le ventricule est rempli de sang.
- La phase commence avec le début de la contraction ventriculaire.

La contraction du ventricule provoque une augmentation de la pression intra-ventriculaire. Lorsque cette pression excède la pression auriculaire, la valve auriculo-ventriculaire se ferme (les valvules semi-lunaires ne sont pas encore ouvertes). Les cordages tendineux et les muscles papillaires empêchent la valve auriculo-ventriculaire de se retourner dans l'oreillette. La surface de chacun des cuspides dont se compose la valve est plus grande que l'orifice à obturer. L'apposition des bords des cuspides permet une fermeture hermétique de la valvule au moindre changement dans la taille du ventricule. Les ventricules ont un volume invariable, mais subissent une déformation sphérique (contraction isovolumétrique). Toutes les fibres musculaires changent de longueur de manière active ou passive.
Durée de la phase : 60 ms au repos.

Phase d'éjection

Elle commence au moment où la pression intraventriculaire gauche devient supérieure à la pression aortique diastolique (80 mmHg). Les valvules semi-lunaires s'ouvrent et la pression continue à augmenter jusqu'à égaler la pression systolique (environ 120-130 mmHg). La contraction ventriculaire finit par diminuer et la pression retombe. Lorsqu'elle devient inférieure à la pression aortique, les valvules semi-lunaires se referment et la systole est terminée.
Au repos, environ la moitié du contenu ventriculaire (130 mL) est ainsi éjectée (= volume systolique).

Diastole

Phase de relâchement

Toutes les valves et valvules sont fermées pendant environ 50 ms. La pression ventriculaire tombe à presque 0 mmHg – en deçà de 2-4 mmHg (pression auriculaire), les valves auriculo-ventriculaires s'ouvrent.

Phase de remplissage

Le remplissage du ventricule se produit lors d'une phase passive rapide (voir ci-dessous) et sous l'action de la contraction auriculaire concomitante. En cas de fréquence cardiaque normale, le remplissage du ventricule est déjà quasiment terminé lorsque l'oreillette se contracte – apportant 8 % supplémentaires.
La phase rapide de remplissage du cœur commence lors de la phase d'éjection. Comme nous l'avons vu plus haut, le sang est exprimé hors du ventricule. Or, il y a en même temps aspiration de sang à l'intérieur des oreillettes.
En voici l'explication : le cœur est ancré au diaphragme par le péricarde – la pointe du cœur constitue un point fixe. Les oreillettes sont fixées par les vaisseaux et constituent donc également un point fixe. Le plan valvulaire cardiaque constitue le point mobile.
Du fait de la contraction ventriculaire, le plan valvulaire se déplace en direction de la pointe du cœur. Les oreillettes relâchées sont étirées, ce qui crée un effet aspirant sur les vaisseaux afférents – les oreillettes se remplissent.
Lorsque les muscles ventriculaires se relâchent, le plan valvulaire retourne à sa position initiale et les valves auriculo-ventriculaires s'ouvrent. Le sang auriculaire forme une masse inerte qui reste sur place et sur laquelle s'étend le ventricule – qui se remplit rapidement de manière passive.

Ce mécanisme est particulièrement important en cas d'accélération de la fréquence cardiaque avec diastole écourtée.

Bruits du cœur

1er bruit = bruit de contraction
- Au début de la systole.
- La contraction isovolumétrique des ventricules met les valvules auriculo-ventriculaires en action, ce qui suscite un bruit.

2e bruit = bruit valvulaire
- Au début de la diastole.
- C'est la fermeture des valvules semi-lunaires qui suscite le 2e bruit.

3e bruit
Secousse de la paroi ventriculaire provoquée par l'afflux de sang lors de la phase de remplissage du cœur – audible chez l'enfant.
4e bruit
Contraction des oreillettes – à la fin de l'onde P de l'ECG – physiologique chez le jeune, expression chez l'adulte d'un effort accru des oreillettes.

Dynamique cardiaque – Adaptation aux variations de l'effort

Le retour veineux au cœur n'est pas constant. Il est par exemple plus important en position couchée qu'en station debout du fait de l'influence de la gravité. La pression sanguine change souvent d'une minute à l'autre. Le cœur doit pouvoir réagir à ces variations permanentes d'afflux de manière à ce que le flux sanguin reste régulier et exempt de stases. L'irrégularité du flux sanguin peut être due à deux troubles distincts : la surcharge de pression et la surcharge volumique.

Surcharge volumique aiguë

Par ex. infusion, insuffisance valvulaire.
Un remplissage accru du cœur en fin de diastole déclenche par un mécanisme d'autorégulation, appelé mécanisme de Frank-Starling, une augmentation du volume systolique.

Surcharge de pression aiguë

Par ex. augmentation de la pression sanguine, sténose valvulaire.
Le ventricule doit travailler contre une pression accrue. L'adaptation se fait par étapes :
1. Le volume systolique baisse car le ventricule n'est pas assez puissant pour éjecter un volume sanguin équivalent face à la pression accrue.
2. Le volume résiduel augmente.
3. Le mécanisme de Frank-Starling se déclenche.

En cas de surcharge de pression ou de surcharge volumique chronique, le cœur s'hypertrophie et son poids peut augmenter de 500 g. Étant donné que la vascularisation du cœur est assurée par des artères terminales, il y a donc risque d'insuffisance cardiaque.

Énergétique cardiaque

Le cœur travaille uniquement en aérobie et il ne peut pas contracter de dette d'oxygène, contrairement aux muscles squelettiques. Au repos, il consomme environ 10 % des réserves d'oxygène du corps et 40 % lors d'un effort. Il épuise au repos 75 % de l'oxygène des artères coronaires. Le cas échéant, les besoins accrus en oxygène sont couverts par une augmentation de l'irrigation.
Les artères coronaires se remplissent lors de la diastole et le contenu du sinus coronaire est exprimé lors de la systole.
Le cœur transforme le glucose, les acides gras libres et le lactate.

Physiologie du poumon

Irrigation

En ce qui concerne l'irrigation du poumon, il existe des différences régionales en fonction de la position du corps : en station debout, la région basale est mieux irriguée que le sommet. En revanche, le sommet est mieux aéré car la pression partielle en oxygène y est de 114 mmHg contre 92 mmHg.

Vasoconstriction pulmonaire hypoxique
En cas de baisse de la pression partielle en oxygène dans une zone alvéolaire donnée (indice de la teneur de l'air en oxygène), les artérioles de ce segment se contractent, ce qui provoque une diminution de l'irrigation des zones pulmonaires mal ventilées et une augmentation du flux sanguin dans les zones bien ventilées.
Si, en vertu de ce mécanisme, plusieurs zones pulmonaires se voient privées d'irrigation, il peut se produire une augmentation de la résistance dans la circulation pulmonaire avec surcharge ventriculaire droite. Du fait de l'impact négatif qu'elles ont sur la mobilité thoracique, certaines déviations du rachis, comme par ex. la scoliose grave, peuvent être à l'origine de cette pathologie.

Régulation respiratoire
La régulation respiratoire passe principalement par le contrôle chimique de la teneur du sang en gaz carbonique et en oxygène ainsi que par la mesure du pH sanguin.
Le taux de gaz carbonique dans le sang est le premier moteur de la respiration : s'il augmente, la respiration s'accélère pour l'éliminer. Le passage du pH en dessous de 7,4 produit le même effet. Les récepteurs de ces deux valeurs se trouvent principalement dans le bulbe rachidien, qui renferme également le centre respiratoire.
La teneur du sang en oxygène est mesurée dans l'arc aortique et le sinus carotidien, mais l'information est transmise au bulbe rachidien, où elle est traitée. Si elle baisse d'environ un tiers par rapport à sa valeur normale, la respiration s'accélère. L'organisme réagit donc beaucoup plus vite à l'augmentation du taux de gaz carbonique et à la diminution du pH qu'à la baisse du taux d'oxygène.

Autres moteurs de la respiration :
- Travail des muscles.
- Chaleur ou froid.
- Changement de la température corporelle.
- Douleur.
- Adrénaline et progestérone.
- Baisses de la tension artérielle.

Pathologies

Symptômes exigeant un examen médical

- Signes d'angor.
- Baisse soudaine des performances.
- Stases dans la petite et la grande circulation.
- Dyspnée avec stridor inspiratoire ou expiratoire.
- Crachats sanglants.

Maladie coronaire

Définition
Rétrécissement des vaisseaux cardiaques du fait d'altérations artériosclérotiques du myocarde avec défaut d'oxygénation.

Étiologie de l'artériosclérose
- Prédisposition familiale.
- Âge.
- Sexe masculin.
- Taux de cholestérol élevé (augmentation de la valeur globale et du taux de cholestérol LDL, baisse du taux de cholestérol HDL).
- Augmentation des triglycérides.

- Hypertension artérielle.
- Diabète insulinodépendant.
- Tabagisme.
- Manque d'exercice.
- Hypertonie.

Symptomatologie

Angor

- Douleurs rétro-sternales ou sentiment d'oppression thoracique de courte durée provoquée par l'activité physique, le froid, un repas copieux ou le surmenage psychologique.
- Irradiation possible dans les bras, les épaules, le cou et la mâchoire inférieure.
- La douleur répond bien à la nitroglycérine en spray et l'accès cesse à l'arrêt de l'effort.

Infarctus du myocarde

- Symptômes semblables à ceux de l'angor, mais plus durables et ne répondant pas à l'administration de nitroglycérine.
- Angoisse.
- Sensation de faiblesse.
- Sueurs, nausées, vomissements.
- Irradiation possible dans le haut de l'abdomen.
- Tachycardie.
- Pâleur cutanée.
- Extrémités froides et moites.

Trouble ventilatoire obstructif

Définition

Rétrécissement et déplacement des voies respiratoires.

Étiologie

- Présence de mucus dans les voies respiratoires.
- Tuméfaction des muqueuses.
- Spasme des muscles bronchiaux.
- Obstruction extra-thoracique.
- Tumeur.
- Aspiration d'un corps étranger.

Symptomatologie

Dyspnée avec stridor inspiratoire ou expiratoire.
Tableaux cliniques comprenant l'obstruction des voies respiratoires :

- Asthme.
- Bronchite.
- Emphysème.
- Mucoviscidose.
- Tumeurs bronchiques.
- Faux croup.

Trouble ventilatoire restrictif

Définition

Diminution de la capacité d'expansion des poumons, du thorax et du diaphragme.

Étiologie

- Résection pulmonaire.
- Fibrose pulmonaire.
- Pachypleurite.
- Épanchement pleural.
- Scoliose.
- Paralysie des muscles respiratoires.
- Obésité.
- Pneumothorax.

Symptomatologie

Dyspnée.

Bibliographie

Baenkler H.-W., Fritz D., Füeßl H.S. et autres : *Duale Reihe Innere Medizin.* Stuttgart : Thieme, 2001.

Barral J.-P., Mercier P. : *Manipulations viscérales 1.* Paris : Elsevier, 1983.

Barral J.-P., Mercier P. : *Manipulations viscérales 2.* Paris : Elsevier, 1983.

Barral J.-P. : *Le Thorax.* Paris : Maloine, 1989.

Barral J.-P. : *Manipulations uro-génitales.* Paris : Maloine, 1995.

Benninghoff Anatomie : *Makroskopische un mikroskopische Anatomie des Menschen – Band 1, hrsg von J. Staubesand. 13. Auflage.* München : Urban & Schwarzenberg, 1985.

Benninghoff Anatomie : *Makroskopische und mikroskopische Anatomie des Menschen – Band 2, hrsg von K. Fleischhauer. 13./14. Auflage.* München : Urban & Schwarzenberg, 1985.

Benninghoff Anatomie : *Makroskopische und mikroskopische Anatomie des Menschen – Band 3, hrsg von W. Zenker. 13./14. Auflage.* München : Urban & Schwarzenberg, 1985.

Bouchet A., Cuilleret J. : *Anatomie 4 – l'abdomen, la région rétro-péritonéale, le petit bassin, le périnée. 2e édition.* Paris : Simep SA, Masson, 2001.

Dahmer J. : *Anamnese und Befund. 9. Auflage.* Stuttgart : Thieme, 2002.

Finet G., Williame C. : *Biométrie de la dynamique viscérale et nouvelles normalisations ostéopathiques.* Limoges : Jollois, 1992.

Klinker R., Silbernagl S. (Hrsg.) : *Lehrbuch der Physiolgie. 4. Auflage.* Stuttgart : Thieme, 2003.

Knoche H. : *Lehrbuch der Histologie. 1. Auflage.* Berlin : Springer, 1979.

Kuchera M.L., Kuchera W.A. : *Ostheopatic Considerations in Systemic Dysfunction. 2nd edition.* Columbus : Greyden Press, 1994.

Lang, F. : *Pathophysiologie – Pathobiochemie. 4. Auflage.* Stuttgart : Enke, 1990.

Netter F.H. : *Atlas der Anatomie des Menschen. 3. Auflage.* Stuttgart : Thieme, 2003.

Netter F.H. : *Netter's Innere Medizin.* Stuttgart : Thieme, 2000.

Paoletti S. : *Les Fascias – Rôle des tissus dans la mécanique humaine.* Sully Éditions, 2002.

Schmidt R.F., Thews G. (Hrsg.) : *Physiologie des Menschen. 28. Auflage.* Berlin : Springer, 2000.

Schmidt-Mathiesen H. (Hrsg.), Hepp (Hrsg.) : *Gynekologie und Geburtshilfe. 9. Auflage.* Stuttgart : Schattauer, 1998.

Silbernagl S., Despopoulos A. : *Taschenatlas der Physiologie. 3. Auflage.* Stuttgart : Thieme, 1988.

Sobotta J. (coordonné par Putz R. et Pabst R.) : *Atlas d'anatomie humaine – tome 1. Tête, cou, membre supérieur. 4e édition.* Éditions médicales internationales, 2000.

Sobotta J. (coordonné par Putz R. et Pabst R.) : *Atlas d'anatomie humaine – tome 2. Tronc, viscères, membre inférieur. 4e édition.* Éditions médicales internationales, 2000.

Stone C. : *Science in the Art of Osteopathy : Osteopathic Principles and Models.* Nelson Thornes (Publishers) Ltd, 1998.

Waligora J., Perlemuter L. : *Anatomie, Enseignement des centres hospitalo-universitaires. (1. Abdomen), 1re édition.* Paris : Masson, 1975.

Waligora J., Perlemuter L. : *Anatomie, Enseignement des centres hospitalo-universitaires. (2. Abdomen et petit bassin), 1re édition.* Paris : Masson, 1975.

Whitaker R.H., Borley N.R. : *Instant Anatomy.* Blackwell Science, 2000.

Zimmermann M. : *Mikronährstoffe in der Medizin. 2. Auflag.* Heidelberg : Haug, 2001.

Index

B

C

D

E

F

I

N

O

P

Q

R

S

T

Z